医药卫生类普通高等教育校企合作"双元规划"精品教材

病 理 学

方义湖　乔北辰　任亚丽　**主编**

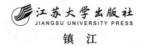

江苏大学出版社
JIANGSU UNIVERSITY PRESS
镇 江

图书在版编目（CIP）数据

病理学 / 方义湖，乔北辰，任亚丽主编 . --镇江：
江苏大学出版社，2023.6
ISBN 978-7-5684-1968-0

Ⅰ.①病… Ⅱ.①方… ②乔… ③任… Ⅲ.①病理学
Ⅳ.①R36

中国国家版本馆 CIP 数据核字（2023）第 094327 号

病理学

Binglixue

主　　编 / 方义湖　乔北辰　任亚丽
责任编辑 / 仲　蕙
出版发行 / 江苏大学出版社
地　　址 / 江苏省镇江市京口区学府路 301 号（邮编：212013）
电　　话 / 0511-84446464（传真）
网　　址 / http：//press. ujs. edu. cn
排　　版 / 北京世纪鸿文制版技术有限公司
印　　刷 / 廊坊市伍福印刷有限公司
开　　本 / 889 mm×1 194 mm　　1/16
印　　张 / 19
字　　数 / 602 千字
版　　次 / 2023 年 6 月第 1 版
印　　次 / 2023 年 6 月第 1 次印刷
书　　号 / ISBN 978-7-5684-1968-0
定　　价 / 69.00 元

如有印装质量问题请与本社营销部联系（电话：0511-84440882）

PREFACE 前 言

在全民健康背景下，培养符合社会需求的医学人才是关系到医学可持续发展的根本问题。随着社会的发展、科技的进步，以及人民群众对健康水平和生活质量要求的日益提高，我国医学教育也得到了长足发展。提高医学教育水平是满足社会对高素质医学人才培养需求的基础和本质，辅助本、专科层次医学生系统学习病理学与病理生理学是我们编写《病理学》的根本目的。

本教材各章节包括思维导图、学习目标、病例讨论、内容精讲、视频及习题六部分。内容精讲为核心部分，涵盖了基本概念、基本知识和重点解析。基本概念力求简明扼要、语言规范、便于记忆。重点解析则对内容中的难点加以诠释，使重点突出，利于掌握，并配以典型鲜明的病理图及模式示意图。同时，为了便于学生对课程的学习效果进行自我检测，引导学生课后积极复习与讨论，培养学生独立思考和解决实际问题的能力，每章安排有典型的临床病例分析及习题。学生可通过扫描二维码观看视频和做习题。

我们希望本教材可以帮助医学专业本、专科生及参加医学执业考试的专业人员获得良好的学习效果，并将所学知识充分应用于临床工作中。

由于编者水平和经验有限，教材中难免会存在疏漏和不足，希望使用本教材的读者多提宝贵意见，以利于再版时修订完善。

编 者

2023. 2

编 委 会

主　编　方义湖　乔北辰　任亚丽

副主编（排名不分先后）

　　　　张可丽　汪　炜　刘　婷

　　　　王智莹　崔　莹　郭民英

编　者（排名不分先后）

方义湖（江西医学高等专科学校）　　　范少军（南阳科技职业学院）

乔北辰（宝鸡职业技术学院）　　　　　卢琳琳（邢台医学高等专科学校）

任亚丽（济源职业技术学院）　　　　　李慧超（梅河口康美职业技术学院）

张可丽（江西医学高等专科学校）　　　牛光辉（南阳科技职业学院）

刘　婷（湘潭医卫职业技术学院）　　　杨艳萍（昆明卫生职业学院）

郭民英（邢台医学高等专科学校）　　　梁诗润（广东岭南职业技术学院）

汪　炜（江西医学高等专科学校）　　　于　婷（镇江市高等专科学校）

张俊会（邢台医学高等专科学校）　　　燕佳宁（宝鸡职业技术学院）

于海胜（江西医学高等专科学校）　　　魏世平（邢台医学高等专科学校）

马　蓉（江西工商职业技术学院）　　　黄书娟（沧州医学高等专科学校）

崔　莹（郑州卫生健康职业学院）　　　杨雅迪（铁岭卫生职业学院）

王智莹（广东岭南职业技术学院）　　　程　坤（邢台医学高等专科学校）

李　萱（江西医学高等专科学校）　　　王玉强（郑州大学第一附属医院）

郝　苗（海南卫生健康职业学院）　　　陈绍军（昭通卫生职业学院）

陈燕枝（江西医学高等专科学校）　　　杨舒晗（曲靖医学高等专科学校）

朱雪勤（海南卫生健康职业学院）　　　傅敏生（闽西职业技术学院）

洪泰山（江西医学高等专科学校）　　　吴世敏（梧州医学高等专科学校）

罗　雪（扬州市职业大学）　　　　　　张燕虹（银川能源学院）

CONTENTS 目 录

绪　论

思维导图

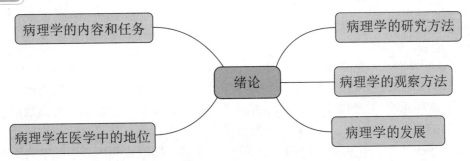

病理学（pathology）是研究疾病的病因、发病机制、病理变化、结局和转归的一门医学基础学科。学习病理学的目的是通过对上述内容的了解来认识和掌握疾病的本质及其发生发展的规律，从而为疾病的诊治和预防提供理论基础和实践依据。

一、病理学的内容和任务

本书的内容包括病理解剖学和病理生理学两部分。病理解剖学侧重从形态学角度研究疾病，同时还研究疾病的病因学、发病学及病理变化与临床表现的关系。病理生理学在研究疾病的总目标上与病理解剖学是一致的，但它更侧重于研究患病机体的功能、代谢的变化和机制，以及根据疾病的病因及发病机制进行实验治疗，分析发挥疗效的机制，探讨疾病的本质，为疾病的防治提供理论和实验依据等。

本书共 19 章，其中 1~12 章为总论部分，包括疾病概论和基本病理过程，主要研究各种疾病发生发展的共同规律，如炎症、肿瘤、发热、缺氧等；13~19 章为各论部分，是在总论的基础上分系统地阐述各种疾病的特殊规律，如肝炎、肺炎、肾炎、胃炎等，各种疾病的基本病变均由炎症引起，这就是疾病发生的共同规律。但由于各器官在代谢、功能和形态结构上不同，因而病因、发病机制、病变特点、疾病的转归、临床表现和防治措施各不相同，从而构成了疾病的特殊规律。认识疾病的共同规律有利于认识疾病的特殊规律，反之亦然。因此，病理学总论与各论之间有着十分密切的内在联系，学习时应相互参考，不可偏废。

二、病理学在医学中的地位

在医学教育中，病理学是沟通基础医学和临床医学的"桥梁"性学科。学习病理学必须以解剖学、组织胚胎学、生理学、生物化学、细胞生物学、分子生物学、寄生虫学、微生物学、免疫学等为基础，同时病理学又是临床医学各门课程的基础。病理学也是一门实践性极强的学科。对医学生来说，学习病理学要特别注意形态与功能、局部与整体、病理变化与临床表现之间的有机联系。

在临床医疗工作中，活体组织检查是迄今为止诊断疾病的最可靠的方法。细胞学检查在早期发现肿瘤方面具有重要作用。尸体解剖既能对疾病的诊断和死因做出最权威的终极回答，也是提高临床诊断和医疗水平的最重要方法。随着医学科学的发展，临床医学上诊断疾病的手段日渐增多，如影像学诊断、实验室检查、内窥镜检查等技术，这些诊断手段在疾病的发现和定位上起到重要作用，但很多疾病仍然要通过病理学检查才能做出最终诊断。

在科学研究中，病理学亦是重要的研究领域。对心脑血管疾病和恶性肿瘤等重大疾病的科学研究，无一不涉及病理学内容。应用分子生物学技术研究疾病发生发展过程的分子病理学已是一门新兴的分支学科。临床病理数据和资料，不仅是医学科学研究不可或缺的材料，也是病理学教学和培养病理学专科医师的资料来源。

总之，病理学在医学教育、临床诊疗和科学研究中都扮演着极其重要的角色，故加拿大著名医生和医学教育家 William Osler 认为病理学为医学之本。

三、病理学的研究方法

（一）人体病理学研究方法

1. 尸体剖检（autopsy）

简称尸检，即对死者的遗体进行病理解剖和病理学观察，是病理学的基本研究方法之一。其作用在于：①明确诊断，查明死因，检验临床诊断和治疗是否正确，以总结经验教训，提高诊治水平；②及时发现和确诊某些新的疾病、传染病、地方病、流行病等，为卫生防疫部门采取防治措施提供依据；③积累各种疾病的人体病理材料，作为深入研究和防治疾病的基础，同时也为病理学教学收集各种疾病的病理标本。目前，我国的尸检率还不高，而且有进一步下降的趋势，这十分不利于我国病理学和整个医学科学的发展，亟待国家立法和大力宣传尸检的意义。

2. 活体组织检查（biopsy）

简称活检，即用局部切除、钳取、穿刺针吸及搔刮、摘除等手术方法，从活体获取病变组织进行病理诊断。其意义在于：①组织新鲜，能基本保持病变的原貌，有利于及时准确地对疾病做出病理诊断，可作为指导治疗和判断预后的依据；②必要时还可在手术过程中做冰冻切片以快速做出病理诊断，协助临床医生选择最佳的手术治疗方案；③在疾病治疗过程中，定期活检可动态了解病变的发展和判断疗效；④有利于采用免疫组织化学、电镜观察和组织培养等研究方法对疾病进行更深入的研究。因此，活检是目前诊断疾病广为采用的方法，特别是对肿瘤良、恶性的诊断具有十分重要的临床意义。

3. 细胞学检查

即采集病变部位的细胞，将其涂片染色后进行诊断的方法。这些细胞既可以是运用各种采集器在口腔、鼻咽部、食管、女性生殖道等病变部位直接采集的脱落的细胞，也可以是自然分泌物（如痰、乳腺溢液、前列腺液）、体液（如胸、腹腔积液，心包积液，脑脊液）及排泄物（如尿液）中的细胞，以及经内窥镜刷取或细针穿刺病变部位吸取的细胞。此法常用于某些肿瘤（如食管癌、肺癌、子宫颈癌等）的诊断，具有操作简便、费用低、时间短、患者痛苦少且易于接受等优点，但最后要确定是否为恶性病变尚需进一步做活检证实。细胞学检查还可用于健康普查。

4. 临床观察

病理生理学研究的是患病机体的功能代谢变化，而人体是其主要的研究对象。因此，很多研究结论必须在对患者进行周密细致的临床观察后得出，有时甚至要在对患者长期的随访中探索疾病动态发展的规律，为此应在不损害患者健康的前提下，进行一系列必要的临床检查与实验研究。

5. 疾病的流行病学研究

为了从宏观和微观世界探讨疾病发生的原因、条件，疾病发生发展的规律和趋势，从而为疾病的预防、控制和治疗提供依据，进行群体流行病学研究和分子流行病学研究成为疾病研究中的重要方法与必要手段。

（二）实验病理学研究方法

1. 动物实验

在适宜动物身上复制某些人类疾病的模型，从而研究疾病的病因学、发病学、病理改变及疾病的转归，验证药物的疗效等。这种方法可以弥补人体病理学研究局限，但应注意的是，动物与人体之间毕竟存在物种差异，人类疾病的动物模型和患病个体在某些方面还是存在差异的，因此动物实验的结果仅可作为研究人体疾病的参考，不能不加分析而机械地完全用于人体。

2. 组织培养与细胞培养

将某种组织或单细胞用适宜的培养基在体外培养，可研究在各种因子作用下细胞、组织病变的发生发展及外来因素对细胞和组织的影响，如细胞的恶性转化、肿瘤的生长、病毒的复制、染色体的变异等。近年来通过体外培养建立了不少人体和动物肿瘤细胞系，这对从分子水平研究肿瘤细胞的生物学特性起到重要作用。体外培养的优点是周期短、见效快、节省开支，体外实验条件易于控制，可避免体内复杂因素的干扰；缺点是孤立的体外环境与体内复杂的整体环境有很大的差异，故不能将体外研究结果与体内过程简单地等同看待。

四、病理学的观察方法

（一）大体观察

主要运用肉眼、量尺、磅秤等辅助工具，对大体标本及其病变性状（大小、形状、颜色、质量、表面及切面状态、病灶特征及质地等）进行细致的观察和检测。有经验的病理及临床工作者往往能通过大体观察初步诊断疾病。

（二）组织和细胞学观察

将病变组织制成切片或将脱落细胞制成涂片，经不同方法染色后用光学显微镜观察，从而提高肉眼观察的分辨力，加深对病变的认识，通过分析和综合病变特点做出疾病的病理诊断。组织切片最常用苏木精-伊红染色（HE 染色），这种传统的方法至今仍是研究和诊断疾病最常用的基本方法。

（三）免疫组织化学观察

利用抗原与抗体特异性结合反应的原理来检测组织和细胞中未知的抗原或抗体，从而进行病理诊断和鉴别诊断。该方法也是目前临床病理诊断的常用方法之一，主要用于肿瘤病理诊断与鉴别诊断。

（四）组织化学和细胞化学观察

通过运用某些能与组织和细胞内化学成分特异性结合的化学试剂进行特殊染色，显示病变组织细胞的特殊化学成分（如蛋白质、酶类、核酸、糖原和脂质等）。这种方法主要用于一些代谢疾病的诊断，也可以用于肿瘤的诊断和鉴别诊断，如用磷钨酸苏木精（PTAH）染色可显示横纹肌肉瘤细胞质内的横纹。

（五）超微结构观察

电子显微镜比普通光学显微镜的分辨率高千倍以上，因此可运用透射及扫描电子显微镜观察亚细胞结构或大分子水平的变化，了解组织和细胞病变的超微结构。这种方法多应用于肿瘤和肾脏疾病的诊断，是迄今为止最细致的形态学观察方法。

除上述常用方法外，近几十年来陆续应用了放射自显影技术、显微分光光度技术、图像分析技术、分析电镜技术、流式细胞术（FCM）、聚合酶链反应（PCR）及分子原位杂交等一系列分子生物学技术，这些技术的应用对病理学的发展起到了极大的推动作用。

五、病理学的发展

病理解剖学是在人类探索和认识自身疾病的过程中应运而生的学科，其发展经历了一个漫长的历史过程。在西方，公元前 5 世纪古希腊的 Hippocrates 创立了体液学说，认为疾病是由体内血液、黏液、黄胆汁、黑胆汁 4 种基本液体失调所致。18 世纪中叶，意大利医学家 Morgagni（1682—1771）通过 700 多例的尸体解剖，创立了器官病理学（organ pathology），它是病理形态学研究的开端。19 世纪中叶，德国病理学家 Virchow（1821—1902）在显微镜的帮助下首创了细胞病理学（cytopathology），不仅对病理学而且对整个医学的发展做出了具有历史意义的、划时代的贡献。此后，经过近一个半世纪的探索，病理学学科体系逐渐完善并形成，如用肉眼观察病变器官的大体变化被称为大体所见或解剖病理学；借助于显微镜所进行的组织学或细胞学研究被称为组织病理学或细胞病理学；用电子显微镜技术观察病变细胞的超微结构变化被称为超微结构病理学。三十余年来，免疫学、细胞生物学、分子生物学、细胞遗传学研究的进行，以及免疫组织化学、流式细胞术、图像分析技术和分子生物学技术等的应用极大地推动了传统病理学的发展。特别是学科间的相互渗透，使病理学出现了许多新的分支学科，如免疫病理学、分子病理学、遗传病理学和定量病理学等，这些分支学科的发展使得人们对疾病的研究从器官、组织、细胞和亚细胞水平深入分子水平，并使形态学观察从定位、定性走向定量，更具客观性、重复性和可比性。这些发展大大加深了人们对疾病本质的认识，同时也为许多疾病的防治开辟了光明的前景。

病理生理学是一门年轻的学科，它的发展历史同人类对疾病本质的认识过程密切相关，是随着医学的发展逐渐发展起来的。19 世纪法国生理学家 Claude Bernard 首先倡导以活体的疾病为主要研究对象的实验病理学研究，从此人们逐渐认识到，仅用临床观察和尸体解剖的方法无法对疾病有全面深刻的认识，于是开始在动物身上复制人类疾病，用实验方法来研究疾病发生的原因、条件及疾病发生发展过程中机体功能、代谢的动态变化，这就是病理生理学的前身——实验病理学。病理生理学作为一门新兴的学科，一经诞生就展示了其旺盛的生命力，它揭示了疾病的各种临床表现和体内变化的内在联系，阐明了许多疾病发生的原因、条件、机制和规律。近年来分子生物学技术的发展，特别是 2000 年人类基因组计划的完成和功能基因组学的发展，使得人们对疾病的认识已经深入基因水平，但由于人体内真正发挥功能的是蛋白质，因此在后基因组时代蛋白质组学的研究已深入疾病研究的各个领域，并从对疾病本质的感性认识阶段上升到理性认识阶段。

我国《黄帝内经》《诸病源候论》《洗冤集录》等世界名著对病理学的发展做出了很大贡献。我国的现代病理学研究始于 20 世纪初。一个多世纪以来，我国现代病理学家如徐诵明、谷镜汧、侯宝璋、林振纲、秦光煜、江晴芬、李佩琳、吴在东、杨述祖、杨简、刘永等为我国病理学的学科建设、人才培养、科学研究呕心沥血，功勋卓著。我们不会忘记胡正详、梁伯强、武忠弼、杨光华等先驱和老一代病理学家：在教学和教材建设方面，他们编著了具有我国特色的病理学教科书和参考书，并不断修订完善，使病理学教学有所依据和更加规范化；在病理诊断方面，他们大力推进尸体解剖、活体组织检查和细胞学检查，并确立了病理学在临床医学中的地位；在科研方面，他们结合我国实际，对长期危害人民健康和生命的传染病、地方病、寄生虫病、恶性肿瘤及心血管疾病等进行了广泛深入的研究，取得了丰硕成果；在人才培养方面，他们为我国培养造就了一大批病理学工作者，为我国病理学事业的发展做出了巨大贡献。

我国是幅员辽阔、人口和民族众多的大国，疾病谱和疾病都具有本国的特点。开展好病理解剖学和病理生理学的研究，对我国医学科学的发展和疾病的防治具有极为重要的意义，同时对世界医学也具有重要意义。因此，我们要不断地开拓、创新，以适应 21 世纪社会发展和卫生事业发展的需要，从而使我国病理学研究的某些领域达到或赶超世界先进水平，这也是当代病理学工作者的责任和义务。

习题

第一章　疾病概论

思维导图

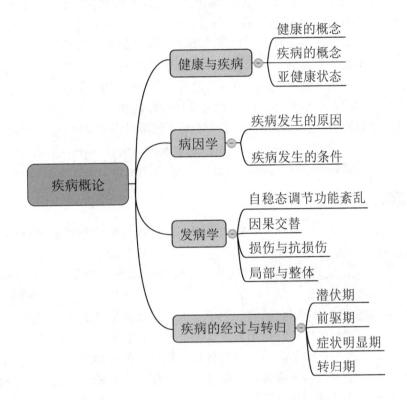

学习目标

1. 掌握：健康、亚健康和疾病的概念；完全康复和不完全康复的概念；死亡和脑死亡的概念。
2. 熟悉：疾病发生发展和转归的一般规律；脑死亡的诊断标准；植物人与脑死亡的区别。
3. 了解：疾病的病因学和发病学基本知识。
4. 能进行健康、亚健康和疾病的常识性教育。
5. 初步具备判断临床死亡的能力。

疾病概论病例分析

病例讨论

患者，男，68岁。"胸闷、气短1小时"入院，初步诊断"冠心病？"，给予扩冠、营养心肌等治疗，病情略缓解。之后突然出现呼吸、心跳停止，抢救无效，死亡。家属认为死因不明，对诊断和治疗提出疑问。在这种情况下，应进行何种病理学方法处理？

健康（health）与疾病（disease）是一组对应的概念，至今尚无完整的定义，两者间缺乏明确的判断界限，因此本章只能根据目前的认识加以阐述。

健康与疾病

第一节　健康与疾病

一、健康的概念

长期以来，人们都认为不生病就是健康，但实际上此种观点是不全面的。目前世界卫生组织（World Health Organization，WHO）对于健康的定义是："健康不仅是没有疾病和病痛，而且是躯体上、精神上和社会上处于完好状态。"也就是说，健康至少包含强壮的体魄、健全的心智和良好的精神状态。

为了达到和保持健康，必须从增强自我保健能力着手，并动员全社会共同参与卫生保健工作。在日常生活中，应预防和抵制不健康的行为，如吸烟、酗酒、吃不洁食物、赌博、生活懒散等。如果每个人都注意个人卫生，注重体育锻炼，就可以更好地保持健康，避免许多疾病的发生。

心理的健康与身体的健康可相互影响。健康状况良好者除体魄强壮外，还应表现为精神饱满、积极乐观、勇于克服困难、事业心强、社会关系良好等。心理不健康可伤害身体，甚至引起躯体疾病。

健康的标准并不是固定不变的，它随经济发展、社会进步而变化，在不同地区、不同年龄的人群中健康的标准也略有不同。增强健康意识，保障个人和大众的健康是每个人义不容辞的责任。

二、疾病的概念

疾病的概念是对疾病本质认识的概括。它随人类对疾病认识水平的不断提高及疾病本身的发展而变化。不同的疾病概念反映不同的认识水平和方向，从而决定了疾病的防治原则和措施。学习和探讨疾病概念是为了正确、深刻地认识疾病的本质，了解其发病机制，做出和制定尽可能正确的诊断和防治措施，明确与疾病斗争的行动方向。

目前一般认为，疾病是机体在一定病因的作用下，因自稳态调节功能紊乱而发生的异常生命活动过程。疾病存在的过程中，病因与机体相互作用而发生损伤与抗损伤的斗争，机体的功能、代谢和形态结构出现一系列变化，临床表现为许多不同的症状与体征，机体与外环境之间发生协调障碍。以病毒性感冒为例，它是在机体疲劳、受凉以后，病毒侵入机体，对机体造成损伤，与此同时，体内出现免疫反应加强等抗损伤措施，临床上出现咽喉痛、喉黏膜充血、流涕、咳嗽、发热等一系列症状，患病机体软弱无力，劳动能力明显下降。

三、亚健康状态

亚健康（subhealth）状态是指介于健康和疾病之间的生理功能低下的状态，此时机体处于非病、非健康并有可能趋向疾病的状态。亚健康状态是近年来医学界提出的新概念，又称为"机体的第三种状态"。

引起亚健康状态的真正原因尚不清楚，可能与工作压力大、不良生活习惯、环境污染等因素有关，既可有躯体上的表现，又可有精神心理上的异常，如失眠健忘、食欲缺乏、焦虑易怒、精神萎靡、容易疲劳、性功能减退、免疫功能低下等表现。这种状态虽与心理疾病患者有类似表现，但其严重程度还不能达到心理疾病的标准。

亚健康状态目前缺乏明确的判断标准和针对措施，因此只能从加强自我保健、开展体育锻炼、提高免疫功能、调节心理活动等方面综合防治，争取从亚健康状态恢复至健康状态，防止向疾病方向转化。

第二节　病因学

病因学

病因学（etiology）主要研究疾病发生的原因与条件。

一、疾病发生的原因

疾病发生的原因简称病因，又称致病因素。它是指作用于机体的众多因素中，能引起疾病并赋予该病特征的因素。病因在一定条件下发挥致病作用，决定疾病的特异性。病因的种类很多，一般分成以下几大类。

（一）生物性因素

生物性因素是最常见的致病因素，包括各种病原微生物（如细菌、病毒、立克次体、支原体、螺旋体、真菌等）和寄生虫（原虫、蠕虫等）。这类病因的致病作用主要与病原体致病力强弱及侵入宿主机体的数量、侵袭力、毒力以及它逃避或抵抗宿主攻击的能力有关。

（二）物理性因素

物理性因素包括机械力（引起创伤、震荡、骨折等）、高温（引起烧伤）、低温（引起冻伤）、大气压、噪声、电离辐射等。物理性因素的致病作用及其所致疾病的严重程度，取决于其作用于机体的强度、部位和持续时间。

（三）化学性因素

化学性因素包括无机毒物（如强酸、强碱、汞、砷、氰化物、有机磷农药、一氧化碳等）、有机毒物（如甲醇、四氯化碳等）、生物性毒物（如蛇毒、蜂毒等）等。化学性因素的致病作用除与毒物本身的性质、剂量有关外，在一定程度上还取决于作用部位和整体的功能状态。化学性因素对机体的组织、器官有一定的选择性损伤作用，如四氯化碳主要引起肝细胞中毒等。

（四）营养性因素

机体的正常生命活动是依靠机体内外环境中许多生理性刺激和必需物质来维持的。如果体内这些正常的刺激和必需物质缺乏或过多，机体功能就会发生变化，并可能因此而发病，严重时甚至死亡。营养性因素包括维持生命活动的氧和各种营养素。

（五）遗传性因素

遗传性因素直接致病主要是通过遗传物质基因的突变或染色体畸变而发生的。基因突变引起分子病，如血友病。染色体畸变引起染色体病，目前已达数百种，如性染色体畸变导致两性畸形等。此外，某些家族成员具有易患某种疾病的倾向，如精神分裂症、糖尿病、原发性高血压等，此种现象称为遗传易感性，这些人具有遗传素质，即具备易得这类疾病的遗传特征。

（六）先天性因素

先天性因素指能够损害胎儿的有害因素。由先天性因素引起的疾病称为先天性疾病，如小儿先天性心脏病与妇女怀孕期间患风疹有关。孕妇感染梅毒，可致胎儿患先天性梅毒。有的先天性疾病可以遗传，如21-三体综合征（俗称"先天愚型"）。

（七）免疫性因素

在某些机体中免疫系统对一些抗原刺激产生异常强烈的反应，从而导致组织、细胞损伤和生理功能障碍。这些异常的免疫反应称为变态反应（或超敏反应）。如花粉、皮毛、药物（如青霉素、链霉素等）、食物（如鱼、虾等）等可引起荨麻疹、过敏性休克、支气管哮喘等变态反应性疾病；某些个体自身抗原发生免疫反应可引起对自身组织的损害，称为自身免疫性疾病，如系统性红斑狼疮、类风湿性关节炎、溃疡性结肠炎等。此外还有因体液免疫或细胞免疫缺陷引起的免疫缺陷病，如艾滋病、先天性丙种球蛋白缺乏症等。

（八）神经内分泌因素

神经内分泌系统的功能状态对某些疾病的发生具有重要影响。如婴幼儿大脑皮层下中枢兴奋性较高，体温升高时易发生高热惊厥；十二指肠溃疡的发生与迷走神经过度兴奋有关；肾上腺皮质功能降低时，血管对去甲肾上腺素的反应减弱，易出现血压下降现象；胰岛素分泌不足可引起糖尿病。

（九）精神、心理、社会因素

近年来，随着医学模式从生物医学模式向生物-心理-社会医学模式转变，精神、心理、社会因素引起的疾病越来越受到重视，因此应激性疾病、精神变态人格、心身疾病等逐渐增多。社会因素与疾病的发生密切相关。

疾病的发生可主要由一种病因引起，也可由多种病因同时作用或先后参与引起。在疾病发生发展的过程中，病因也可能发生新的变化，如细菌和病毒的变异，因此必须具体分析。

一般来说，每种疾病都有病因，因此病因是引起疾病必不可少的、决定疾病特异性的因素。没有病因，就不可能发生相关的疾病。

二、疾病发生的条件

疾病发生的条件主要是指能够影响疾病发生的机体内外的各种因素。这些条件本身虽然不会引起疾病，但是可以左右病因对机体的影响，直接作用于机体或者促进疾病的发生。如营养不良、过度疲劳等可使机体抵抗力下降，此时如有少量不足以引起正常人得病的结核杆菌进入机体，就可引起结核病；充足的营养、良好的生活条件、适当的体育锻炼等能增强机体的抵抗力，此时如有结核杆菌侵入，也可以不发生结核病。

能加强病因作用或促进疾病发生的因素称为诱因（induced factor）。诱因也是疾病发生的一种条件，如老年人肺部感染作为诱因会诱发心力衰竭等。此外，性别和年龄可作为条件影响某些疾病的发生发展。如男性易患动脉粥样硬化、胃溃疡、胃癌等，而女性易患甲状腺功能亢进、系统性红斑狼疮、泌尿系统感染等。小儿因呼吸道、消化道的解剖生理特点和防御功能不够完善，易患呼吸道和消化道传染病。

必须强调的是，疾病的发生发展中原因与条件是相对的。对于不同的疾病，同一个因素既可以是某一疾病发生的原因，也可以是另一疾病发生的条件。如寒冷既是冻伤的原因，也是感冒、肺炎、关节炎等疾病发生的条件。因此，要阐明某一疾病的原因和条件并认识它们在疾病发生中的作用，就必须进行具体的分析和研究。

第三节　发病学

发病学（pathogenesis）主要研究疾病发生发展过程中的一般规律和共同机制。疾病发生发展的一般规律主要是指各种疾病过程中普遍存在的共同的基本规律。

一、自稳态调节功能紊乱

正常机体的内环境处于相对稳定状态，即所谓的"稳态"。它是指通过神经体液的各种调节使器官、组织、细胞的功能和代谢活动在不断变化着的内、外环境中保持动态平衡。由于病因作用于机体使其某一方面的功能代谢活动发生紊乱，自稳态难以维持，从而引起相应的机能和代谢障碍，甚至通过连锁反应使自稳态调节的其他方面也相继发生紊乱，导致疾病的发生。例如，某些原因导致胰岛素绝对或相对不足及靶细胞对胰岛素的敏感性降低，可引起糖尿病的发生，出现糖代谢紊乱，进一步发展可导致脂肪和蛋白质代谢紊乱及动脉粥样硬化等。因此，稳态的紊乱是疾病发生发展的基础。

二、因果交替

在疾病的发生发展过程中，原因和结果可以相互转化。原始病因作用于机体后，机体产生一定的变化，这些变化在一定条件下又会引起另一些变化。也就是说，由原始病因引起的后果在一定条件下可转化为另一些变化的原因。由于原因和结果相互转化和交替，因此即使致病原因已不存在，上述的因果交替仍可推动疾病不断发展。这种因果转化的过程常是疾病发展的重要形式。现以大出血为例，说明其发展过程中的因果转化（图1-1）。

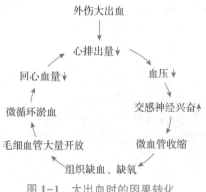

图1-1　大出血时的因果转化

疾病中因果交替规律的发展常可形成恶性循环，从而使疾病不断恶化，直到死亡。但如果经过恰当的治疗，那么在疾病康复的过程中也可形成良性循环，从而促进机体康复。在不同的疾病中和在疾病的不同阶段，因果交替的内容是不同的。因此，如果能及早采取措施，在疾病发展的某一环节上阻断因果转化和恶性循环，就可使疾病朝着康复的方向发展。

三、损伤与抗损伤

损伤与抗损伤的斗争贯穿疾病的始终，两者既相互联系又相互斗争，这是构成疾病各种临床表现、推动疾病发展的基本动力。在疾病的发生发展过程中，损伤与抗损伤作用常常同时出现，不断变化（图1-2）。损伤与抗损伤的斗争以及它们之间的力量对比常常影响疾病的发展方向和转归。若损伤较轻，则通过各种抗损伤反应和恰当的治疗，机体即可恢复健康；反之，若损伤较重，抗损伤的各种措施无法抗衡损伤反应，又未恰当、及时地治疗，则病情恶化。损伤与抗损伤之间无严格的界限，两者可以相互转化。如休克早期，小动脉、微动脉收缩有助于动脉血压的维持，但收缩时间过久，就会加重组织器官缺血、缺氧，甚至造成组织、细胞坏死和器官功能障碍。

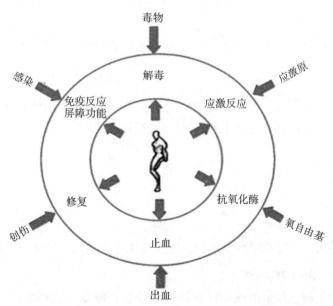

图1-2　疾病发生发展过程中体内的损伤与抗损伤作用

不同的疾病发生发展过程中，损伤和抗损伤的斗争是不相同的，这就构成了各种疾病的不同特征。在临床疾病的防治中，应尽量支持和加强抗损伤反应，减轻和消除损伤反应，以使病情稳定或好转。

四、局部与整体

任何疾病基本上都是整体疾病，而各组织、器官和致病因素作用部位的病理变化均是全身性疾病的局部表现。局部的病变可以通过神经和体液途径影响整体，而机体的全身功能状态也可以通过这些途径影响局部病变的发展和经过。如局部病变疖（毛囊炎），在局部引起充血、水肿等炎性反应，严重时局部病变可通过神经体液影响全身，引起白细胞升高、发热、寒战等全身性表现。有时疖看似是局部病变，给予单纯的局部治疗时效果不明显，仔细追查发现局部的疖是发生发展代谢障碍性全身性疾病——糖尿病的局部表现，只有治疗糖尿病后局部疖才会得到控制。因此，正确认识疾病过程中局部与整体的关系，对于采取正确的医护措施具有重要意义。

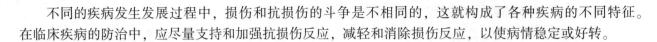

第四节　疾病的经过与转归

疾病的经过与转归

疾病都有一个发生发展的过程，大多数疾病发生发展到一定阶段后终将结束，这就是疾病的转归。疾病的经过一般可分为四个时期，这在急性传染病中比较明显。有些疾病（如某些恶性肿瘤）的分期不明显。

一、潜伏期

潜伏期是指从病原体侵入机体到最早出现临床症状的一段时期，其长短随病原体的特异性、疾病的类型和机体自身的特征而有所不同。传染病的潜伏期比较明显且有一定的时间，而创伤和烧伤等则无潜伏期。正确认识疾病的潜伏期有重要意义，如确定或怀疑某些个体已经感染某种传染病时应及早隔离。

二、前驱期

前驱期是指从最初症状开始出现到典型症状出现的一段时期。前驱期主要表现为一般临床症状，如食欲缺乏、乏力、发热、头痛等，缺乏特异性，容易误诊。前驱期的及时发现有利于疾病的早期诊断和早期治疗。

三、症状明显期

症状明显期是指疾病特征性临床表现出现的时期。临床上可依据典型表现迅速做出诊断。

四、转归期

转归期有康复和死亡两种形式。疾病的转归如何，主要取决于致病因素作用于机体后发生的损伤与抗损伤反应的力量对比，正确且及时的治疗可影响疾病的转归。

（一）康复（recovery）

康复分为完全康复和不完全康复。

1. 完全康复（complete recovery）
完全康复主要是指疾病发展过程中所发生的损伤性变化完全消失，机体的自稳态调节恢复正常。

2. 不完全康复（incomplete recovery）
不完全康复是指疾病发展过程中的损伤性变化得到控制，但基本病理变化尚未完全消失，经机体代偿后功能代谢恢复，主要症状消失，有时可留后遗症。例如，心肌梗死后形成的瘢痕、风湿性心脏病治愈后遗留的心脏瓣膜狭窄或关闭不全等。

（二）死亡（death）

死亡是生命活动的终止，可分为生理性死亡和病理性死亡两种。前者又称自然死亡或老死，是机体衰老的结果。后者是由于生命重要器官（如心、脑、肝、肾、肺等）发生严重不可逆的损伤，因慢性消耗性疾病（如结核病、恶性肿瘤等）引起的全身极度衰竭，以及由失血、窒息、中毒、电击等引起的呼吸、循环系统功能障碍所致。

长期以来，人们一直将心跳呼吸的永久性停止作为死亡的标志。根据传统的观念，死亡是一个过程，并分为三个阶段。

1. 濒死期

濒死期又称临终状态，是死亡前的垂危阶段。主要特点是脑干以上的中枢神经系统处于深度抑制状态，机体各系统功能、代谢严重障碍，意识模糊或丧失，反应迟钝，呼吸和循环功能进行性下降。

2. 临床死亡期

临床死亡期的主要特点是延髓以上的中枢神经处于深度抑制状态，表现为心跳和呼吸停止，各种反射消失，瞳孔散大，但组织细胞仍进行着微弱的代谢活动，生命活动尚未完全终止。如能及时采取有效的紧急抢救措施，尚有可能复苏成功。

3. 生物学死亡期

生物学死亡期是死亡的不可逆阶段。此时中枢神经系统及其他各器官系统的新陈代谢相继停止，并出现不可逆的变化，尸体相继出现尸冷、尸斑和尸僵，最后腐败、分解。

近年来，随着复苏技术的普及与提高，以及器官移植的开展，人们对死亡有了新的认识。一般认为死亡是指机体作为一个整体的功能永久停止，但是并不意味着各组织器官同时死亡。人们还提出了脑死亡（brain death）的概念。目前一般以枕骨大孔以上全脑死亡作为脑死亡的标准。一旦出现脑死亡，就意味着人实质性死亡。因此脑死亡成了近年来判断死亡的一个重要标志。

脑死亡一般应符合以下标准：①不可逆性深度昏迷，表现为无自主肌肉活动，对外界刺激毫无反应；②脑干神经反射，如瞳孔反射、角膜反射、咳嗽反射、吞咽反射等均消失；③自主呼吸停止，实行人工呼吸15分钟以上，仍无自主呼吸，此为临床脑死亡的首要指标；④瞳孔散大或固定；⑤脑电波消失，呈平直线；⑥脑血管造影显示脑血液循环完全停止。

脑死亡一旦确定，就意味着在法律上已经完全具备死亡的合法依据，它可协助医务人员判断死亡时间和确定终止复苏抢救的界线。此外，它也为器官移植创造了良好的时机和合法的依据，因为对脑死亡者借助呼吸、循环辅助装置，在一定时间内维持器官和组织低水平的血液循环，可为器官移植手术提供良好的供者，此时将器官移植给受者效果较佳。因此，用脑死亡作为死亡的标准是社会发展的需要，但是宣告脑死亡一定要十分慎重。

习题

第二章　细胞和组织的适应、损伤与修复

思维导图

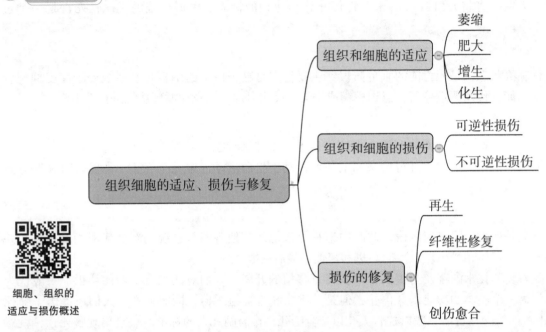

细胞、组织的
适应与损伤概述

学习目标

1. 掌握：萎缩、肥大、增生、化生的概念及类型；变性的概念、类型及病理变化；坏死的概念、类型及结局；凋亡的概念；再生的概念、类型及各种细胞的再生能力；肉芽组织的概念、结构与功能。

2. 熟悉：萎缩、肥大、增生、化生的病理变化；细胞凋亡与坏死、肉芽组织与瘢痕组织、一期愈合与二期愈合的区别。

3. 了解：细胞水肿、脂肪变性的原因；各种组织再生、皮肤创伤愈合、骨折愈合的过程；化生、瘢痕组织对机体的影响。

4. 能对心肌肥大、前列腺增生症、肠上皮化生、脂肪肝等患者开展健康教育。

5. 具有识别干酪样坏死、坏疽、皮肤溃疡、失活组织、体表肉芽组织和瘢痕组织的能力。

病例讨论

[病例一] 患者，男，51岁。5天前右大腿被钢筋刺入深部，未行清创术，伤口很快出现红、肿、热、痛，第2天伤口周围肿胀、疼痛加剧，体温39℃。在当地卫生院用抗生素治疗。第3天肿胀蔓延至膝关节，与正常组织分界不清，伤口附近渐呈黑色，触之有捻发感，高热不退。转县医院继续抗生素治疗。第4天黑色范围扩大，有恶臭，血压70/40 mmHg。抗感染、抗休克、行右下肢截肢术，转危为安。

问题：

1. 请提出诊断及依据。

2. 分析发病原因、过程和教训，并解释临床表现。

[病例二] 患者，男性，67岁，既往有高血压病史25年。

尸检见：左、右冠状动脉粥样硬化，且以左支为重，左心室壁厚1.5 cm，有苍白色病灶。镜下见大片心肌细胞核溶解消失，胞质均质红染，病灶周围部分心肌细胞体积增大，染色变深，部分心肌细胞体积缩小，核周有褐色颗粒样物。心肌间质中脂肪组织丰富，由心外膜伸入至心肌细胞间。脾小体中央动脉和肾入球小动脉管壁增厚、均质红染，管腔狭窄。

问题：尸检中有哪些适应、变性、坏死的病理改变？各属于何种类型？

正常细胞和组织可以对机体内、外环境变化等刺激做出不同的形态、功能和代谢的反应性调整。当生理负荷过多或过少，或遇到轻度持续的病理性刺激时，细胞、组织和器官可发生适应性变化。若上述刺激超过了细胞、组织和器官的耐受与适应能力，则会出现形态、功能和代谢的损伤性变化。细胞的轻度损伤大部分是可逆的，严重者可导致细胞死亡。正常细胞、适应细胞、可逆性损伤细胞和不可逆性损伤细胞在形态学上是一个连续变化的过程（图2-1）。适应性与损伤性变化是大多数疾病发生发展过程中的基础性病理变化。

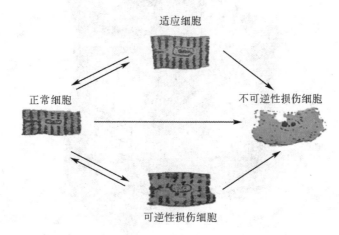

图2-1 正常细胞、适应细胞、可逆性损伤细胞和不可逆性损伤细胞的关系

第一节 细胞和组织的适应

细胞和由其构成的组织、器官对于由内、外环境中各种有害因子和刺激作用而产生的非损伤性应答反应，称为适应（adaptation）。适应包括功能代谢和形态结构两方面，其目的在于避免细胞和组织受损，在一定程度上反映了机体的调整应答能力。适应在形态学上一般表现为萎缩、肥大、增生和化生，涉及细胞数目、细胞体积或细胞分化的改变。适应实质上是细胞生长和分化受到调整的结果，可以认为它们是介于正常与损伤之间的状态。

一、萎缩

已发育正常的细胞、组织或器官体积缩小，称为萎缩（atrophy）。器官或组织的萎缩由实质细胞体积缩小或数量减少所致。组织器官未曾发育或发育不全不属于萎缩的范畴。

萎缩

（一）类型

萎缩可分为生理性萎缩和病理性萎缩两类。生理性萎缩往往跟年龄有关，随着年龄增长自然发生。如青春期胸腺萎缩和更年期后卵巢、子宫及睾丸萎缩等。病理性萎缩按其发生原因分为以下几类。

1. 营养不良性萎缩

可分为全身性和局部性。全身性营养不良性萎缩常见于长期饥饿、慢性消耗性疾病（糖尿病、结核病及恶性肿瘤晚期）等。全身性营养不良性萎缩首先从不太重要的组织、器官开始，逐步过渡到重要器官。即脂肪组织首先萎缩，其次是肌肉、肝、脾、肾等器官，而心肌和脑的萎缩发生得最晚。局部性营养不良性萎缩通常由局部供血不足引起，如脑动脉粥样硬化后，血管壁增厚、血管腔变窄，脑组织缺乏足够血液供应，引起脑萎缩。

2. 压迫性萎缩

压迫性萎缩由组织与器官长期受压所致，其机制是受压组织和细胞缺血、缺氧。如尿路梗阻时肾盂积水，压迫周围肾组织，引起肾萎缩（图 2-2）。

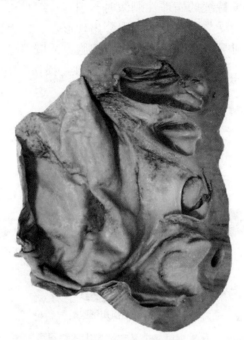

图 2-2　肾压迫性萎缩

3. 失用性萎缩

失用性萎缩由组织、器官长期工作负荷减少和功能代谢低下所致。如四肢骨折后久卧不动，可引起患肢肌肉萎缩和骨质疏松。随着肢体重新正常活动，相应骨骼肌细胞会恢复正常大小和功能。

4. 去神经性萎缩

脑、脊髓或神经损伤后，其支配的组织、器官失去了神经的调节和营养作用，出现去神经性萎缩。如脊髓灰质炎引起的下肢肌肉萎缩。

5. 内分泌性萎缩

内分泌性萎缩是指内分泌功能低下引起靶器官细胞萎缩。如 Sheehan 综合征（希恩综合征）是由于垂体缺血坏死，而引起甲状腺、肾上腺、性腺等萎缩。

临床上，某种萎缩可能由多种因素所致。如骨折后肌肉的萎缩，就可能是去神经性、营养性、失用性甚至是压迫性（石膏固定过紧时）等因素共同作用的结果；而心、脑等的老年性萎缩，则兼有生理性萎缩和病理性萎缩的性质。

（二）病理变化

肉眼观，如萎缩的器官体积缩小，质量减轻，色泽变深，质地变硬，包膜皱缩，边缘变锐。镜下见，如实质细胞体积变小，数量减少，细胞器减少甚至消失，胞质内脂褐素沉积。脂褐素是细胞内未被彻底消化的细胞器残体。脑萎缩时，脑回变窄，脑沟变深、变宽，切面皮质变薄，体积缩小，质量变轻（图 2-3）。

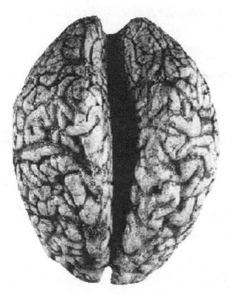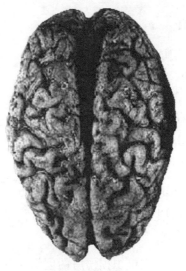

（a）正常人大脑　　　　　　　　（b）老年性萎缩脑

萎缩的大脑体积缩小、脑回变窄、脑沟变宽。

图 2-3　正常脑与萎缩脑

（三）影响及结局

萎缩的细胞内蛋白质合成减少，分解增加，细胞器大量退化。萎缩的细胞、组织和器官功能大多下降。去除原因后，轻度病理性萎缩的细胞有可能恢复常态，但持续性萎缩的细胞最终将死亡。

二、肥大

肥大与增生

细胞、组织和器官的体积增大，称为肥大（hypertrophy）。组织和器官的肥大通常由实质细胞体积增大所致，但也可伴有实质细胞数量的增加。

（一）类型

在性质上，肥大可分为生理性肥大和病理性肥大两类。在原因上，肥大若由器官和组织功能负荷过重所致，则称为代偿性肥大；若由内分泌激素过多作用于效应器所致，则称为内分泌性肥大或激素性肥大。

1. 生理性肥大

（1）代偿性肥大　生理状态下，由于局部组织功能和代谢增强而发生的肥大。如举重运动员上肢骨骼肌的增粗肥大。

（2）内分泌性肥大　妊娠期由于雌、孕激素及其受体作用，子宫平滑肌细胞变得肥大，同时伴有细胞数量增多。子宫从正常时壁厚 0.4 cm、重 100 g，可肥大至壁厚 5 cm、重 1 kg。

2. 病理性肥大

（1）代偿性肥大　如患高血压时左心室排血阻力增加、引起左心室肌代偿性肥大。

（2）内分泌性肥大　如前列腺肥大、肢端肥大症等。甲状腺功能亢进时，甲状腺激素分泌增多，引起甲状腺滤泡上皮细胞肥大。

（二）病理变化

肥大的细胞、组织和器官体积增大，质量增加，功能增强，通常具有代偿作用。但超过一定的代偿限度后，便会出现失代偿，导致器官功能不全，如心肌过度肥大最终诱发心力衰竭。

三、增生

组织或器官内实质细胞数量增多，称为增生（hyperplasia）。增生常导致组织、器官体积增大和功能活跃。

（一）类型

根据性质，增生可分为生理性增生和病理性增生两种。根据其原因，增生可分为代偿性增生和内分泌性增生或激素性增生。

1. 生理性增生

（1）代偿性增生　如部分肝脏被切除后残存肝细胞的增生。

（2）内分泌性增生　如正常女性青春期乳腺小叶上皮及月经周期子宫内膜腺体的增生。

2. 病理性增生

（1）代偿性增生　在组织损伤后的创伤愈合过程中，成纤维细胞和毛细血管内皮细胞增生，以修复受损伤的组织。慢性炎症或长期暴露于理化环境，也常引起组织细胞，特别是皮肤和某些脏器被覆细胞增生。

（2）内分泌性增生　最常见的原因是激素过多或生长因子过多。如雌激素绝对或相对增加，引起子宫内膜腺体和乳腺的增生。

（二）病理变化

细胞增生可为弥漫性或局限性，分别表现为增生的组织、器官均匀弥漫性增大，或在组织器官中形成单发或多发性增生结节。增生的组织、器官体积增大，功能增强。大部分病理性增生（如炎症时）通常会随有关引发因素的去除而停止。若细胞增生过度失去控制，则可能演变为肿瘤性增生。

四、化生

化生

一种分化成熟的细胞类型被另一种分化成熟的细胞类型所取代的过程，称为化生（metaplasia）。化生并不是由原来的成熟细胞直接转变所致，而是该处具有分裂增殖和多向分化能力的幼稚未分化细胞、储备细胞或干细胞横向分化的结果。

（一）类型

化生有多种类型，通常发生在同源细胞之间，即上皮细胞之间或间叶细胞之间。一般是由特异性较低的细胞类型来取代特异性较高的细胞类型。上皮组织的化生在原因消除后或可恢复，但间叶组织的化生则大多不可逆。

1. 鳞状上皮化生

简称鳞化，是最常见的化生类型。一般是柱状上皮或移行上皮化生为复层鳞状上皮。如患慢性支气管炎时，支气管假复层纤毛柱状上皮化生为复层鳞状上皮（图2-4）；患慢性胆囊炎时，胆囊黏膜的鳞状上皮化生；患慢性宫颈炎时，宫颈黏膜腺上皮的鳞状上皮化生；患肾结石时，肾盂黏膜移行上皮化生成鳞状上皮。

2. 柱状上皮的化生

腺上皮组织的化生也较常见。患慢性胃炎时，胃黏膜上皮转变为含有帕内特细胞或杯状细胞的小肠或大肠黏膜上皮组织，称为肠上皮化生。若胃窦、胃体部腺体由幽门腺所取代，则称为假幽门腺化生。患慢性反流性食炎时，食管下段鳞状上皮也可化生为胃型或肠型柱状上皮。患慢性子宫颈炎时，宫颈鳞状上皮被宫颈管黏膜柱状上皮取代，形成肉眼所见的子宫颈糜烂。

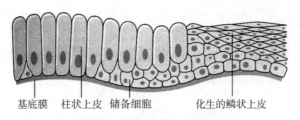

基底膜　柱状上皮　储备细胞　　　化生的鳞状上皮

柱状上皮细胞中的储备细胞分裂增殖，分化形成复层鳞状上皮。

图 2-4 · 柱状上皮的鳞状上皮化生

3. 肠上皮化生

简称肠化。患慢性胃炎时，胃黏膜腺上皮转变为含有帕内特细胞或杯状细胞的小肠或大肠上皮组织。

4. 间叶组织的化生

间叶组织中幼稚的成纤维细胞在损伤后，可转变为成骨细胞或成软骨细胞，形成骨或软骨，称为骨或软骨化生。如患骨化性肌炎时，肌组织中形成骨组织。

（二）意义

化生的生物学意义有利有弊。如患慢性支气管炎时，呼吸道黏膜假复层纤毛柱状上皮化生为复层鳞状上皮后，可加强局部抗御外界刺激的能力，但因鳞状上皮表面不具有柱状上皮的纤毛结构，故减弱了黏膜的自净能力。此外，若引起化生的因素持续存在，则可能引起细胞恶变。如支气管鳞状上皮化生和胃黏膜肠上皮化生，分别与肺鳞状细胞癌和胃腺癌的发生有一定关系。就此意义而言，某些化生是与多步骤肿瘤细胞演进相关的癌前病变。

第二节　细胞和组织的损伤

当机体内、外环境的改变超过组织和细胞的适应能力后，可引起受损细胞和细胞间质发生物质代谢、组织化学、超微结构乃至光镜和肉眼可见的异常变化，称为损伤（injury）。

凡能引起疾病发生的原因，大致也是引起细胞组织损伤的原因。其可分为生物性、理化性、营养性等外界致病因素，免疫、神经内分泌、遗传变异、先天性、年龄、性别等机体内部因素，以及社会、精神、心理和医源性等社会心理因素。

所有有害因素都是首先在分子水平发挥其作用的。能够辨别细胞适应、可逆性损伤或不可逆性损伤的形态学变化的时间长短，取决于细胞病变的性质和观察方法的灵敏度。但总的来说，受影响的细胞先呈现生化代谢变化，继而出现组织化学和超微结构变化（如缺血后数分钟至数十分钟），然后再出现光镜下和肉眼可见的形态学变化（如缺血后数小时至数日）。较轻度的损伤大多在刺激消除后恢复正常，通常称为可逆性损伤。严重的细胞损伤是不可逆损伤，直接或最终导致细胞死亡。

一、可逆性损伤

细胞可逆性损伤（reversible injury），旧称变性（degeneration），是指细胞或细胞间质受损伤后，由于代谢障碍，细胞或细胞间质内出现异常物质或正常物质异常蓄积，通常伴有细胞功能低下。造成蓄积的原因是这些正常或异常物质产生过多或过快，细胞组织自身缺乏相应的代谢、清除或转运利用机制，而使其聚积在细胞器、细胞质、细胞核或细胞间质中。常见的变性有以下几种。

（一）细胞肿胀（cellular swelling）

又称水变性（hydropic degeneration），是细胞损伤中最早出现的改变。主要见于心、肝、肾等器官的实质细胞。

1. 原因和机制

在感染、中毒、缺氧时，线粒体受损，ATP 生成减少，细胞膜钠泵功能障碍，或因细胞膜直接受损，通透性增强，导致细胞内钠、水过多积聚，引起细胞肿胀。

2. 病理变化

肉眼观，器官体积增大，质量增加，包膜紧张，切面隆起，边缘外翻，颜色变得苍白，浑浊无光泽，似被开水烫过。镜下见，细胞肿胀，胞质内出现红染细颗粒状物质（颗粒样变性），电镜观察证实为肿大的线粒体和扩张的内质网。若水、钠进一步积聚，则细胞肿大明显，胞质疏松淡染（胞质疏松化）。重度的细胞肿胀，胞质透明，整个细胞膨大如气球，称为气球样变（图 2-5）。

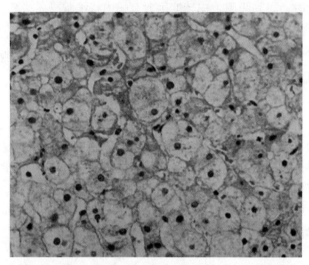

肝细胞肿胀明显，胞质淡染，部分肝细胞如气球样（气球样变）。

图 2-5 肝细胞肿胀

3. 结局

细胞水肿时其代谢和功能降低。若轻度细胞水肿，消除原因后，则细胞可恢复正常。病变进一步发展，将最终导致细胞死亡。

（二）脂肪变性

中性脂肪特别是甘油三酯蓄积于非脂肪细胞的细胞质中，称为脂肪变性（fatty degeneration）。多发生于肝细胞、肾小管上皮细胞、心肌细胞、骨骼肌细胞等，尤以肝细胞中最常见。脂肪变性与感染、中毒、缺氧、营养不良、酗酒、糖尿病及肥胖有关。

1. 病理变化

轻度脂肪变性，肉眼观，受累器官可无明显变化。随着疾病加重，脂肪变性的器官体积增大，包膜紧张，颜色变得淡黄，边缘钝圆，切面有油腻感。镜下见，脂肪变性的细胞质内出现大小不等的球形脂滴，大者可充满整个细胞而将胞核挤压至一侧。在石蜡切片中，因脂肪被有机溶剂溶解，故脂滴呈空泡状（图 2-6）。冰冻切片可保存脂质，用苏丹Ⅲ可将脂肪染成橘红色，用锇酸可将其染成黑色。

肝细胞是脂肪代谢的重要场所，最常发生脂肪变性，但轻度肝细胞脂肪变性通常并不引起肝脏明显的形态变化和功能障碍。显著弥漫性肝细胞脂肪变性称为脂肪肝，重度肝细胞脂肪变性可进展为肝坏死和肝硬化。

2. 结局

轻、中度的脂肪变性可逆，去除病因后细胞可恢复正常。严重的脂肪变性可导致器官功能降低。

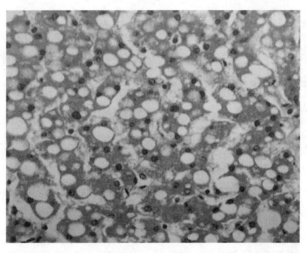

肝细胞胞质内见大小不等的空泡，为脂滴；细胞核偏向细胞的一侧。

图 2-6　肝细胞脂肪变性

（三）玻璃样变性

细胞内或间质中出现均质、红染、半透明状的蛋白质蓄积，称为玻璃样变性（hyaline degeneration），或称透明变性，HE 染色中呈嗜伊红均质状。玻璃样变性主要有以下几种。

1. 细动脉血管壁玻璃样变性

细动脉血管壁玻璃样变性又称细动脉硬化（arteriolosclerosis），常见于缓进型高血压和糖尿病患者的肾、脑、脾及视网膜的细动脉血管壁（图 2-7）。血浆蛋白渗入，与基底膜代谢物质沉积，使得细动脉血管壁增厚，管腔变得狭窄，血压升高。玻璃样变性的细动脉血管壁弹性减弱，脆性增加，易继发扩张、破裂和出血。

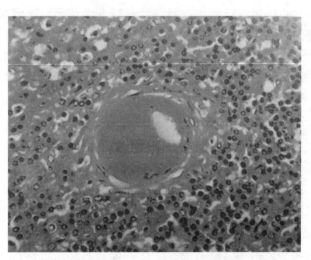

脾中央动脉血管壁增厚，管腔狭小，动脉壁内见均质、红染的玻璃样物质。

图 2-7　脾中央动脉血管壁玻璃样变性

2. 纤维结缔组织玻璃样变性

纤维结缔组织玻璃样变性常见于生理性和病理性结缔组织增生，是胶原纤维老化的表现。肉眼观呈灰白色，质韧，半透明。镜下见胶原纤维增粗、融合，其间少有血管和纤维细胞。常见于瘢痕组织、动脉粥样硬化纤维斑块及各种机化的坏死组织等。

3. 细胞内玻璃样变性

异常蛋白质在细胞内蓄积，形成均质、红染的圆形小体，常位于细胞质内。如肾小管上皮细胞，重吸收原尿中的蛋白质，与溶酶体融合，形成玻璃样小滴；浆细胞质内免疫球蛋白蓄积，形成 Russell 小体；患酒精性肝病时，肝细胞胞质形成 Mallory 小体。

（四）黏液样变性

细胞间质内黏多糖（透明质酸等）和蛋白质的蓄积，称为黏液样变性（mucoid degeneration）。常见于间叶组织肿瘤、风湿病、动脉粥样硬化斑块和营养不良的骨髓和脂肪组织等。镜下特点是在疏松的间质内有多突起的星芒状纤维细胞，散于灰蓝色的黏液基质中。甲状腺功能减退时，含有透明质酸的黏液样物质及水分在皮肤及皮下蓄积，形成黏液性水肿。

（五）病理性色素沉着

正常人体内有含铁血黄素、脂褐素、黑色素及胆红素等多种内源性色素；炭尘、煤尘、文身色素等外源性色素有时也会进入体内。病理情况下，上述某些色素会增多并积聚于细胞内外，称为病理性色素沉着（pathologic pigmentation）。

1. 含铁血黄素（hemosiderin）

含铁血黄素是巨噬细胞吞噬、降解红细胞血红蛋白所产生的铁蛋白微粒聚集体，系 Fe^{3+} 与蛋白质结合而成，镜下呈金黄色或褐色颗粒，可被普鲁士蓝染成蓝色。含铁血黄素的存在，反映了红细胞的破坏和全身性或局限性含铁物质的剩余。巨噬细胞破裂后，此色素亦可见于细胞外。生理情况下，肝、脾、淋巴结和骨髓内可有少量含铁血黄素形成。病理情况下，如患陈旧性出血和溶血性疾病时，细胞组织中含铁血黄素蓄积。

2. 脂褐素（lipofuscin）

脂褐素是细胞自噬溶酶体内未被消化的细胞器碎片，镜下为黄褐色微细颗粒状，其成分是磷脂和蛋白质的混合物。正常情况下，附睾管上皮细胞、睾丸间质细胞和神经节细胞胞质内可含有少量脂褐素。对于老年人和营养耗竭性患者，其萎缩的心肌细胞及肝细胞核周围出现大量脂褐素，是细胞曾受到自由基脂质过氧化损伤的标志，故脂褐素又有消耗性色素之称。当多数细胞含有脂褐素时，常伴更明显的器官萎缩。

3. 黑色素（melanin）

黑色素是由黑色素细胞合成的一种黑褐色的内源性色素，由酪氨酸氧化经左旋多巴聚合产生。除黑色素细胞外，黑色素还可聚集于皮肤、黏膜基底部细胞及真皮的巨噬细胞内。患某些慢性炎症及色素痣、黑色素瘤和基底细胞癌时，黑色素可局部增多。肾上腺皮质功能低下的 Addison 病患者，可出现全身性皮肤、黏膜的黑色素沉着。

4. 胆红素（bilirubin）

胆红素是胆汁中的主要色素，由血液中衰老死亡的红细胞内的血红蛋白衍化而来，但不含铁。此色素在胞质中呈粗糙、金色的颗粒状。血中胆红素增高时，患者出现皮肤黏膜黄疸。

（六）病理性钙化

骨和牙齿之外的组织中发生的固体钙盐（主要是磷酸钙和碳酸钙）沉积，称为病理性钙化（pathologic calcification），其可位于细胞内或细胞外。当钙盐在组织中沉积到一定量时，肉眼可见灰白色颗粒状或团块状的坚硬物质，触之有沙粒感。对这一物质进行染色处理，HE 染色呈蓝色，硝酸银染色呈黑色。有时钙盐沉积呈同心圆样，状似砂粒，称砂粒体。砂粒体常见于甲状腺乳头状癌、卵巢浆液性囊腺瘤。病理性钙化按发生原因不同分为以下两种。

1. 营养不良性钙化（dystrophic calcification）

营养不良性钙化是继发于局部变性、坏死组织或其他异物（如血栓、死亡的寄生虫卵）内的钙化。体内钙磷代谢正常，故血钙正常。

2. 转移性钙化（metastatic calcification）

因全身钙磷代谢失调（高血钙）引起钙盐沉积于正常组织内，称为转移性钙化。主要见于甲状旁腺功能亢进、维生素 D 摄入过多、肾衰竭和某些骨肿瘤等，常发生在血管、肾小管、肺泡壁和胃黏膜等处。

大片病理性钙化可导致组织和器官变形、硬化和功能障碍。病理性钙化的另一种形式是在胆囊、肾盂、膀胱、输尿管和胰腺等部位，形成由碳酸钙和胆固醇等构成的结石。

二、不可逆性损伤

当细胞发生致死性代谢及结构和功能障碍时，便可引起不可逆性损伤（irreversible injury），即细胞死亡（cell death）。其主要有坏死和凋亡两种类型。

（一）坏死

活体内局部组织细胞的死亡，称为坏死（necrosis）。坏死可由致病因素较强直接导致，但大多由可逆性损伤发展而来。

1. 坏死的基本病变

坏死初发时，组织和细胞的形态结构同坏死前基本相似。数小时后在光镜下可辨认出其特征性改变，包括细胞核、细胞质和细胞间质的变化。

（1）细胞核的变化　是细胞坏死的主要形态学标志，主要有三种形式。①核固缩（pyknosis）：细胞核染色质 DNA 浓缩，核体积缩小，染色加深。②核碎裂（karyorrhexis）：核膜破裂，核染色质崩解为小碎片分散在胞质中。③核溶解（karyolysis）：核染色质 DNA 在 DNA 酶的作用下分解，核染色变淡，只见或不见核的轮廓（图 2-8）。死亡细胞核在 1~2 天内将会完全消失。

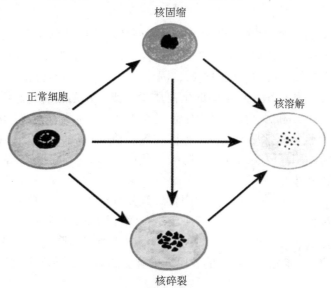

图 2-8　坏死时细胞核的变化

（2）细胞质的变化　细胞质嗜酸性增强，红染，呈颗粒状。后细胞膜破裂，整个细胞迅速溶解、消失。

（3）细胞间质的变化　早期不明显，后期在各种水解酶的作用下，基质崩解，胶原纤维肿胀、崩解、断裂、液化，最后融合成片状、模糊的无结构物质。

组织坏死的早期，肉眼不易识别，其特征有：①失去原有组织的光泽，颜色苍白、混浊；②失去原有组织的弹性，捏起或切断后组织回缩不良；③失去正常组织的血供，血管无搏动，切割血管时无新鲜血液流出；④失去正常的感觉及运动功能，临床上称之为失活组织，应予以及时切除。

2. 坏死的类型

根据坏死的形态学变化，可分为以下几种。

（1）凝固性坏死　当蛋白质变性凝固且溶酶体酶水解作用较弱时，坏死区呈灰黄、干燥、质实状态，称为凝固性坏死（coagulative necrosis）。凝固性坏死最为常见，多见于心、肝、肾、脾等实质器官，常由缺血缺氧、细菌毒素等作用引起。此种坏死的组织与健康组织分界清楚。镜下特点为坏死灶内细胞结构消失，而组织轮廓仍可保存，坏死区周围形成充血、出血和炎症反应带（图2-9）。

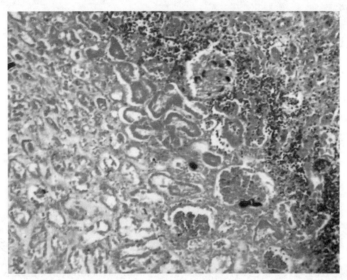

坏死区肾小管、肾小球等肾组织结构轮廓尚可辨认，但肾小管上皮细胞
和肾小球细胞核消失。右上区可见炎症反应带和正常肾皮质结构。

图2-9　肾凝固性坏死

干酪样坏死（caseous necrosis）是坏死更为彻底的凝固性坏死的特殊类型，是结核病的特征性病变。肉眼见坏死区呈黄色，质地松软，状似干酪，称为干酪样坏死。镜下为无结构的颗粒状红染物，组织轮廓不清。由于坏死灶内含有抑制水解酶活性的物质，因此干酪样坏死物不易发生溶解也不易被吸收。

（2）液化性坏死　由于坏死组织中可凝固的蛋白质少，或坏死细胞自身及浸润的中性粒细胞等释放大量水解酶，或组织富含水分和磷脂，致使细胞组织坏死后易发生溶解液化，称为液化性坏死（liquefactive necrosis）。液化性坏死常见于脓肿、脑软化等。镜下特点为死亡细胞完全被消化，局部组织快速被溶解。急性胰腺炎时细胞释放胰酶分解脂肪酸，乳房创伤时脂肪细胞破裂，可分别引起酶解性或创伤性脂肪坏死，也属液化性坏死。

（3）纤维蛋白样坏死（fibrinoid necrosis）　旧称纤维素样变性，是结缔组织和小血管壁常见的坏死形式。镜下见坏死组织呈细丝状、颗粒状或小条块状染色深红的无结构物质。由于其染色性质与纤维素相似，故而得名。见于某些变态反应性疾病，如风湿病、结节性多动脉炎、系统性红斑狼疮及急进性高血压等。其发生机制与抗原-抗体复合物引发的胶原纤维肿胀崩解、结缔组织免疫球蛋白沉积或血浆纤维蛋白渗出变性有关。

（4）坏疽（gangrene）　是指较大范围的组织坏死并继发腐败菌感染而呈黑、臭的特殊状态。坏死组织被腐败菌分解，产生硫化氢，后者与坏死局部红细胞血红蛋白中的 Fe^{2+} 结合形成硫化铁而呈黑色。坏死组织分解，产生吲哚和粪臭素，故有臭味。根据发生原因和形态特点的不同，坏疽可分为三种类型：①干性坏疽（dry gangrene）：常见于动脉阻塞但静脉回流通畅的四肢末端，如动脉粥样硬化、血栓闭塞性脉管炎、冻伤等。因水分散失较多，故坏死区干燥皱缩呈黑色，与正常组织界限清楚，腐败变化较轻（图2-10）。②湿性坏疽（moist gangrene）：多发生于与外界相通的器官，如肠、肺、子宫、阑尾、胆囊等，也可发生于动脉阻塞及静脉回流受阻的肢体。坏死区水分较多，腐败菌易于繁殖，故肿胀呈蓝绿色，且与正常组织界限不清。细菌分解产生毒素，全身中毒症状严重。③气性坏疽（gas gangrene）：系深达肌肉的开放性创伤，合并产气荚膜梭菌等厌氧菌感染。细菌分解坏死组织产生大量气体，使坏死区内含气泡呈蜂窝状，按之有捻发感。气性坏疽发展迅速，全身中毒症状极为严重，可发生中毒性休克而危及生命，须紧急处理。

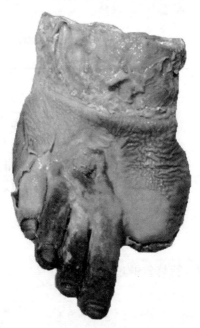

干性坏疽累及脚趾，呈黑色，干燥皱缩，与周围组织界限清楚。

图2-10　足干性坏疽

3. 坏死的结局

（1）溶解吸收　较小范围的坏死组织可被坏死细胞和中性粒细胞释放的水解酶分解、液化，由淋巴管、血管吸收；不能吸收的碎片，则由巨噬细胞吞噬清除。

（2）分离排出　当坏死灶较大、不易被完全溶解吸收时，皮肤、黏膜的坏死物可被分离而脱落，形成组织缺损，浅者称为糜烂（erosion），深者称为溃疡（ulcer）。肺、肾等内脏坏死组织液化后，经支气管、输尿管等自然管道排出，所残留的空腔称为空洞（cavity）。

（3）机化与包裹　新生肉芽组织长入并取代坏死组织、血栓、脓液和异物等的过程，称为机化（organization）。若坏死组织太大，肉芽组织难以向中心部完全长入或吸收，则由周围增生的肉芽组织将其包围，称为包裹（encapsulation）。机化和包裹的肉芽组织最终形成瘢痕组织。

（4）钙化　坏死的细胞和细胞碎片若未被及时清除，则日后易吸引钙盐和其他矿物质沉积，引起营养不良性钙化。

（二）凋亡

凋亡（apoptosis）是活体内单个细胞由基因调控的主动而有序的自我死亡，又称程序性细胞死亡（programmed cell death，PCD）。凋亡在胚胎发生发育、成熟细胞新旧交替、激素依赖性生理退化、萎缩和老化及自身免疫性疾病和肿瘤发生发展中，都发挥着不可替代的重要作用，并非仅仅是细胞损伤的产物。

凋亡与坏死的区别见表2-1。

表 2-1　凋亡与坏死的区别

鉴别点	凋亡	坏死
诱因	生理性或轻微病理性刺激	病理性刺激，如缺氧、中毒、感染等
基因调控	有，主动过程（自杀性）	无，被动过程（他杀性）
死亡范围	多为散在的单个或数个细胞	多为聚集的大片细胞
形态特征	细胞固缩，核染色质边集，胞膜及细胞器相对完整	细胞肿胀，核染色质呈絮状或边集，胞膜及细胞器膜溶解破裂，溶酶体释放，细胞自溶
凋亡小体	有	无
周围反应	不引起周围组织炎症反应和修复再生，但凋亡小体可被邻近细胞和巨噬细胞吞噬	引起周围组织炎症反应和修复再生

第三节　损伤的修复

损伤造成机体部分细胞和组织丧失后，机体对所形成的缺损进行修补恢复的过程，称为修复（repair）。修复后可完全或部分恢复原组织的结构和功能。修复是通过再生或纤维性修复来完成的。在组织损伤和修复的过程中，常有炎症反应。

一、再生

组织缺损由损伤周围的同种细胞进行修复的过程，称为再生（regeneration）。

（一）再生的类型

1. 生理性再生

生理性再生指在生理过程中，机体的细胞衰老死亡后由新生的同种细胞不断补充的过程。如表皮的表层角化细胞脱落，由表皮的基底细胞不断地增生、分化补充；消化道黏膜上皮1~2天就更新一次；子宫内膜周期性脱落，由基底部细胞增生恢复；红细胞平均寿命为120天，白细胞的寿命长短不一，短的如中性粒细胞，只存活1~3天，因此需不断地从淋巴造血器官输出大量新生的细胞进行补充。

2. 病理性再生

病理性再生指病理状态下，组织、细胞缺损后发生的再生。由于各种组织的再生能力、损伤程度等不同，因此修复的结局也不同。若损伤组织的再生能力强、损伤范围小，通过周围同种细胞的再生，完全恢复了原组织的结构和功能，则称为完全再生。反之，当组织缺损较大或该类细胞缺乏再生能力时，则被肉芽组织取代，最终形成瘢痕组织，不能完全恢复原组织的结构和功能，称为不完全再生，也称为纤维性修复或瘢痕修复。多数情况下，机体损伤后两种修复过程常同时存在。

（二）各种组织的再生能力

不同组织再生能力不同。一般而言，低等动物比高等动物的细胞或组织的再生能力强。就个体而言，幼稚组织比高分化组织的再生能力强；平时易受损伤及生理状态下经常更新的组织的再生能力较强。按再生能力的强弱，可将人体细胞分为三类。

1. 不稳定细胞（labile cells）

不稳定细胞是再生能力相当强，经常需要更新的细胞。这类细胞总在不断地增殖，以代替衰老、死亡或破坏的细胞，如表皮细胞、呼吸道、消化道和生殖器官黏膜的被覆细胞、淋巴及造血细胞和间皮细胞等。

2. 稳定细胞（stable cells）

稳定细胞是具有潜在较强再生能力的细胞，包括各种腺体或腺样器官的实质细胞，如肝、胰、唾液腺、内分泌腺、汗腺、皮脂腺和肾小管的上皮细胞、成纤维细胞、血管内皮细胞、软骨细胞及骨细胞等。生理状态下，这类细胞无明显的增殖现象，但受到损伤刺激时，则迅速增殖，表现出较强的再生能力。平滑肌细胞也属于稳定细胞，但再生能力较弱。目前认为，器官的再生能力是由其复制潜能决定的，而不是由处于分裂期的细胞数量决定的，如肝脏中处于分裂期的细胞数量少于1/15000，但在切除70%后，仍可快速再生。

3. 永久性细胞（permanent cells）

永久性细胞是再生能力非常微弱或完全无再生能力的细胞，如神经细胞、骨骼肌和心肌细胞。无论是神经细胞还是周围的神经节细胞，在出生后都不能分裂增生，一旦遭受破坏就成为永久性缺失，但这不包括神经纤维。在神经细胞存活的前提下，受损的神经纤维有着活跃的再生能力。

（三）各种组织的再生过程

1. 上皮组织的再生

鳞状上皮缺损时，由创缘或基底部的基底层细胞分裂增生，向缺损中心迁移，先形成单层上皮，后增生分化形成鳞状上皮。黏膜，如胃黏膜的上皮缺损后，同样也由邻近的基底部细胞分裂增生来修补。新生的上皮细胞起初为立方形，后增高变为柱状细胞。腺上皮虽有较强的再生能力，但再生的情况依损伤的状态而异。若腺体的基底膜未被完全破坏，则可由残存细胞分裂补充，达到完全再生；若腺体结构（包括基底膜）完全破坏，则难以完全再生。

2. 纤维组织的再生

在损伤刺激下，受损处的成纤维细胞分裂、增生。成纤维细胞体积较大，呈椭圆形或圆形，胞质略呈嗜碱性，核大而淡染，可见1~2个核仁。当成纤维细胞分裂停止后，开始合成并分泌前胶原蛋白，在细胞周围形成胶原纤维，并逐渐成熟为纤维细胞。纤维细胞呈长梭形，胞浆少，核深染，不见核仁。

3. 血管的再生

（1）毛细血管的再生 是以出芽的方式完成的。首先在蛋白分解酶的作用下基底膜分解，该处内皮细胞分裂增生，形成突起的幼芽，随着内皮细胞向前移动及后续细胞的增生而形成一条细胞索，数小时后可出现管腔，形成新生的毛细血管，进而彼此吻合形成毛细血管网（图2-11）。新生的毛细血管基底膜不完整，内皮细胞间空隙较大，故通透性较好。为适应功能的需要，毛细血管会不断改建，可发展为小动脉、小静脉。

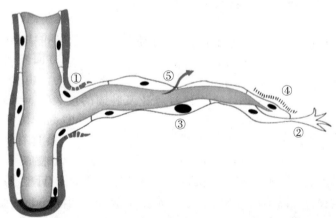

①—基底膜溶解；②—细胞移动和趋化；③—细胞增生；
④—细胞管腔形成、成熟及生长抑制；⑤—细胞间通透性增加。

图2-11 毛细血管再生模式图

（2）大血管的再生　　大血管断裂须进行手术吻合。吻合处两侧的内皮细胞分裂、增生，互相连接，恢复原有内膜结构。但断离的肌层不易完全再生，而是由纤维结缔组织增生连接，形成瘢痕修复。

4. 神经组织的再生

脑及脊髓内的神经细胞破坏后不能再生，而是由神经胶质细胞及其纤维修补，形成胶质瘢痕。神经纤维离断后，若与其相连的神经细胞仍然存活，则可完全再生。首先，断处远端的神经纤维髓鞘及轴突崩解、吸收，断处近端的神经纤维也发生同样变化。然后，两端的神经鞘细胞增生形成带状的合体细胞，将断端连接。近端轴突以每天约 1 mm 的速度向远端生长，穿过神经鞘细胞带直达末梢，鞘细胞产生髓磷脂包绕轴索形成髓鞘（图 2-12）。此再生过程常需数月以上才能完成。若两断端相距太远（超过2.5 cm），或两断端间有瘢痕或其他组织阻隔，或因截肢失去远端，则再生轴突均不能到达远端，而是与增生的结缔组织混杂在一起，卷曲成团，成为创伤性神经瘤，可发生顽固性疼痛。

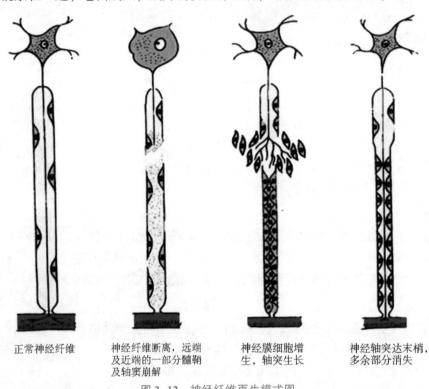

正常神经纤维　　神经纤维断离，远端　　神经膜细胞增　　神经轴突达末梢，
　　　　　　　　及近端的一部分髓鞘　　生，轴突生长　　多余部分消失
　　　　　　　　及轴窦崩解

图 2-12　神经纤维再生模式图

二、纤维性修复

纤维性修复（fibrous repair）是指通过肉芽组织增生修复缺损，最终形成瘢痕组织的过程，也称为瘢痕修复。

（一）肉芽组织

肉芽组织（granulation tissue）是由新生的毛细血管、成纤维细胞和炎症细胞构成的幼稚结缔组织。

1. 肉芽组织的形态

肉眼观，肉芽组织成鲜红色、颗粒状，柔软湿润，因形似鲜嫩的肉芽而得名。镜下可见大量新生的毛细血管，垂直于创面生长，并以小动脉为轴心，在周围形成袢状弯曲的毛细血管网。新生毛细血管的内皮细胞核体积较大，呈椭圆形，向腔内突出。在此种毛细血管的周围有大量新生的成纤维细胞，此外常有大量渗出液及炎症细胞（图 2-13）。炎症细胞中以巨噬细胞为主，也有多少不等的中性粒细胞和淋巴细胞。

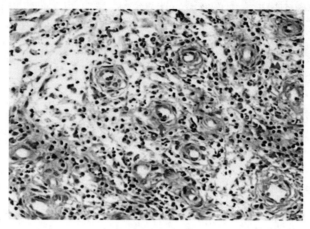

↑—毛细血管；▲—成纤维细胞；∧—炎症细胞。

图 2-13　肉芽组织镜下结构

2. 肉芽组织的作用及结局

（1）抗感染、保护创面　肉芽组织内的巨噬细胞和中性粒细胞可吞噬和杀灭进入肉芽组织的病原微生物，从而防止感染，保护创面清洁。

（2）机化或包裹坏死组织、血凝块、血栓及其他异物　肉芽组织在向伤口长入的过程中会逐渐取代血凝块和坏死组织，为伤口愈合创造良好条件，并最终成熟形成瘢痕组织。

（3）填补创口及其他组织缺损　组织缺损后主要通过肉芽组织生长填充，断裂的组织则通过肉芽组织进行连接。

肉芽组织在组织损伤后2~3天内即可出现，自下向上（如体表创口）或从周围向中心（如组织内坏死）生长推进，填补创口或机化异物。随着时间的推移（如1~2周），肉芽组织按其生长的先后顺序逐渐成熟。其主要形态标志为：间质的水分逐渐被吸收减少；炎症细胞减少并逐渐消失；部分毛细血管管腔闭塞、数目减少，按正常功能的需要，少数毛细血管管壁增厚，改建为小动脉和小静脉；成纤维细胞产生越来越多的胶原纤维，同时数目减少，细胞核变得细长深染，成为纤维细胞。至此，肉芽组织成熟为纤维结缔组织，时间再长，胶原纤维数量更多，并发生玻璃样变性，细胞和毛细血管成分更少，并且逐渐转化为老化阶段的瘢痕组织。

（二）瘢痕组织

瘢痕组织（scar tissue）是指肉芽组织经改建、成熟形成的纤维结缔组织。

1. 瘢痕组织的形态

肉眼观呈苍白或灰白色，半透明，质韧，缺乏弹性。镜下见，纤维细胞和血管少，胶原纤维增粗、互相融合，呈均质红染，即玻璃样变性。

2. 瘢痕组织对机体的影响

（1）有利方面　①填补连接组织缺损，可使组织器官保持完整；②大量的胶原纤维使瘢痕组织比肉芽组织更具抗拉性，可使组织器官持续坚固。

（2）不利方面　①瘢痕收缩。特别是发生于关节附近时，可使关节挛缩、功能受限；发生于胃肠道、泌尿道等腔室器官时，可导致管腔狭窄，如胃溃疡瘢痕可引起幽门梗阻。②瘢痕性粘连。特别是器官之间或器官与体腔壁之间发生的纤维性粘连，常不同程度地影响其功能。③广泛的纤维化玻璃样变性，可引起器官硬化。④瘢痕疙瘩（蟹足肿）。由瘢痕组织过度增生突出于皮肤表面并向周围不规则扩展所致。

三、创伤愈合

创伤愈合（healing of wound）是指机体遭受外力作用，皮肤等组织出现离断或缺损后的愈合过程，是包括各种组织的再生和肉芽组织增生、瘢痕形成的复杂组合，表现出各种过程的协同作用。

（一）皮肤创伤愈合

1. 创伤愈合的基本过程

最轻度的创伤仅限于皮肤表皮层，可通过上皮再生愈合。稍重者有皮肤和皮下组织断裂，并出现伤口；严重的创伤可有肌肉、肌腱、神经的断裂及骨折。以皮肤手术切口为例，简述创伤愈合的基本过程如下。

（1）伤口的早期变化　伤口局部有不同程度的组织坏死和血管断裂出血，数小时内便出现炎症反应，表现为充血、浆液渗出及白细胞游出，故局部红肿。早期白细胞浸润以中性粒细胞为主，3天后转变为以巨噬细胞为主。伤口中的血液和渗出液中的纤维蛋白原很快凝固形成凝块，有的凝块表面干燥并形成痂皮，凝块及痂皮起到保护伤口的作用。

（2）伤口收缩　2～3天后边缘的整层皮肤及皮下组织向中心移动，伤口迅速缩小，约14天后停止收缩。伤口收缩是由伤口边缘新生的肌成纤维细胞的前牵拉作用引起的，与胶原无关，其意义在于缩小创面。伤口缩小的程度因伤口部位、大小及形状而异。

（3）肉芽组织增生和瘢痕形成　大约从第3天开始，从伤口底部和边缘长出肉芽组织填平伤口。毛细血管以每天延长0.1～0.6 mm的速度增长。肉芽组织中没有神经，故没有感觉。第5～6天起成纤维细胞产生胶原纤维，其后一周胶原纤维形成且变得活跃，后逐渐形成缓慢。随着胶原纤维越来越多，瘢痕逐渐形成，大约在伤后一月瘢痕完全形成。可能由于局部张力的作用，瘢痕中的胶原纤维最终与皮肤表面平行。

（4）表皮及其他组织再生　创伤发生24小时内，伤口边缘的基底细胞开始增生，并在凝块下面向伤口中心迁移，形成单层上皮，覆盖于肉芽组织表面。当这些细胞彼此相遇时，停止迁移，并增生、分化为鳞状上皮。健康的肉芽组织对表皮再生非常重要，可提供上皮再生需要的营养及生长因子。若肉芽组织长时间不能将伤口填平并形成瘢痕，则上皮再生将延缓。另外，由于异物及感染等刺激而过度生长的肉芽组织高于皮肤表面，也会阻止表皮再生，临床上常需将其切除。若伤口过大（直径超过20 cm），再生表皮则很难将伤口完全覆盖，往往需要植皮。

2. 创伤愈合的类型

根据损伤程度及有无感染，创伤愈合可分为以下两种类型。

（1）一期愈合（primary healing）　见于组织缺损少、创缘整齐、无感染和异物、对合严密的伤口（如手术切口）。这种伤口只有少量的血凝块，炎症反应轻，只需少量肉芽组织即能充满，最后形成一条白色线状瘢痕。一期愈合的时间短，形成的瘢痕小（图2-14a）。

（2）二期愈合（secondary healing）　见于组织缺损大、创缘不整齐、伴有感染和异物、不能严密对合的伤口。这种伤口炎症反应明显，只有等到感染被控制，异物或坏死组织被清除后，再生才能开始。由于伤口大，需大量肉芽组织将伤口填平，故二期愈合的时间长，形成的瘢痕大（图2-14b）。

（二）骨折愈合

骨的再生能力很强。单纯的外伤性骨折经过及时、正确地复位，及时、牢靠地固定，早日进行功能锻炼，保持局部良好供血，几个月内便可完全愈合，恢复正常的结构和功能。骨折愈合过程可分为以下几个阶段（图2-15）。

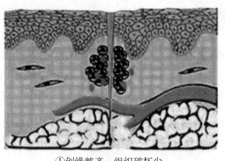

①创缘整齐，组织破坏少

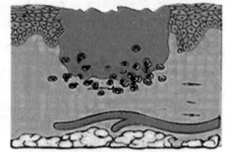

①创口大，创缘不整齐，组织破坏多

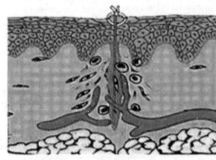

②经缝合，创缘对合，炎症反应轻

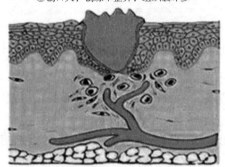

②创口收缩，炎症反应重

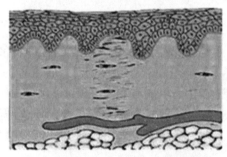

③表皮再生，愈合后少量瘢痕形成

（a）一期愈合

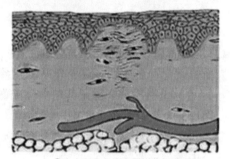

③表皮再生，愈合后形成的瘢痕大

（b）二期愈合

图 2-14　创伤愈合模式图

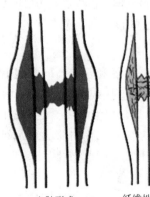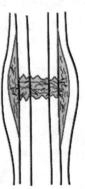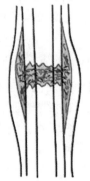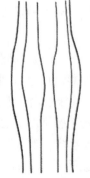

血肿形成　　　纤维性骨痂形成　　　骨性骨痂形成　　　骨痂改建

图 2-15　骨折愈合过程模式图

骨折愈合过程分为五个阶段：

（1）血肿机化期：骨折后 72 小时内形成机化血肿。

（2）纤维连接期：两周左右骨折端会有纤维连接。

（3）原始骨痂期：四周左右骨折端会有原始骨痂的生长。

（4）成熟骨板期：原始骨痂期后 4~8 周进入成熟骨板期。

（5）骨折塑形硬化期：成熟骨板期后 8~12 周。

1. 血肿形成

骨组织和骨髓含有丰富的血管，骨折时，在骨折两端及其周围伴有大量出血，形成血肿，数小时后血肿发生凝固。与此同时常出现轻度的炎症反应。

2. 纤维性骨痂形成

骨折后 2~3 天，血肿开始被肉芽组织取代而机化，继而发生纤维化形成纤维性骨痂，或称暂时性骨痂。一周左右，肉芽组织及纤维组织可进一步分化，形成透明软骨。

3. 骨性骨痂形成

纤维性骨痂逐渐分化出骨母细胞，并形成类骨组织，之后出现钙盐沉积，类骨组织转变为编织骨。纤维性骨痂中的软骨组织也经软骨化骨过程演变为骨组织，至此形成骨性骨痂。

4. 骨性骨痂改建或再塑

编织骨因结构不够致密，骨小梁排列紊乱，故仍不能满足正常功能需要。为了适应骨活动时所受应力，编织骨经过进一步改建成为成熟的板层骨。皮质骨和骨髓腔的正常关系及骨小梁正常的排列结构也重新恢复。改建是在破骨细胞的骨质吸收及骨母细胞新骨形成的协调作用下完成的。

（三）影响创伤愈合的因素

1. 全身因素

（1）年龄　儿童和青少年的组织再生能力强、愈合快。老年人则相反，组织再生能力差、愈合慢，这与老年人血管硬化、血液供应减少有很大关系。

（2）营养　严重的蛋白质缺乏，尤其是当含硫氨基酸（如甲硫氨酸、胱氨酸）缺乏时，肉芽组织及胶原形成不良，伤口愈合缓慢。维生素中以维生素 C 对愈合最重要。维生素 C 缺乏使成纤维细胞合成胶原减少，伤口愈合慢。微量元素锌对创伤愈合有重要影响，补锌能促进伤口愈合。钙和磷是骨盐的主要成分，在骨折愈合中尤为重要。

（3）药物的影响　大量使用肾上腺皮质激素或促肾上腺皮质激素，既可抑制炎症反应，不利于清除伤口感染；还可抑制肉芽组织生长和胶原合成，加速胶原分解，对伤口愈合不利。因此，在创伤愈合过程中，应尽量避免使用或慎用这类药物。抗肿瘤药物的细胞毒性作用也可延缓伤口的愈合。

（4）某些疾病的影响　糖尿病、免疫缺陷病和尿毒症等也可影响创伤愈合。

2. 局部因素

（1）局部血液循环　良好的局部供血能保证组织再生所需的氧和营养，同时也有利于坏死组织的吸收及对局部感染的控制。反之，如动脉硬化、静脉曲张、伤口包扎或缝合过紧等均可导致局部供血不足，伤口愈合迟缓。临床上用热敷、红外线等理疗方法来改善局部血液循环，促进伤口愈合。

（2）感染与异物　感染可引起组织坏死，使得渗出物增多，局部伤口张力增加可使伤口裂开，创伤难以愈合。异物（如丝线、纱布等）对局部组织既有刺激作用又易引起感染，不利于修复。因此，临床上对有感染及异物的伤口，只有清除了感染及异物，伤口才能愈合。

（3）神经支配　正常的神经支配对组织的再生有一定的作用。如麻风引起的溃疡不易愈合，就是神经受累致使局部神经性营养不良的缘故。自主神经损伤，使局部血液供应发生变化。对再生的影响更为明显。因此，临床上对有神经损伤的伤口要及时缝合，清创时也要避免伤及神经。

（4）电离辐射　能破坏细胞、损伤小血管、抑制组织再生、延缓伤口愈合。

在骨折愈合的过程中，除上述因素影响外，损伤过重（粉碎性骨折）、骨膜撕裂过多、断端间有异物或软组织嵌入、复位不良、断端活动等均可影响骨折愈合，值得注意。

习题

第三章 局部血液循环障碍

➡ 思维导图

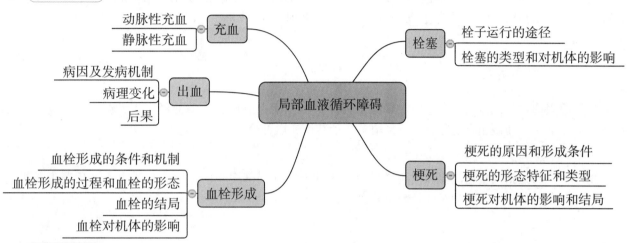

➡ 学习目标

1. 掌握：充血、淤血、血栓形成、栓塞、栓子、梗死的概念；淤血的病理变化及对机体的影响；血栓形成的条件、类型、结局及对机体的影响；梗死类型及病理变化。

2. 熟悉：淤血的原因；栓子的类型及运行途径；栓塞的类型及对机体的影响；梗死的原因。

3. 了解：血栓形成的过程。

4. 能够阐述局部血液循环障碍器官的病理变化，能够解释血栓形成、栓塞及梗死的关系。

5. 具备识别充血、淤血、血栓形成、栓塞和梗死病变的能力。

细胞和组织的正常结构和功能依赖完善的局部血液循环以提供氧和营养物质，以及维持内环境的稳定。局部血液循环障碍可导致局部组织和器官充血、水肿、出血、形成血栓、栓塞或梗死。在现代社会疾病谱中，心脑血管疾病（如心肌梗死、脑出血、脑梗死等）是最主要的致死病因，而这些疾病都涉及局部血液循环障碍。因此，局部血液循环障碍在人类常见疾病的发生发展中占有重要地位。

局部血液循环障碍表现为：①器官或组织血管内含血量异常，血量增加或减少，即充血或缺血。②血液内出现异常物质，包括血液凝固形成血栓及血管内出现空气、脂滴、羊水等异常物质阻塞局部血管，造成栓塞和组织梗死。③血管内成分逸出血管，水分在组织间隙中积存称水肿，水分在体腔内积聚称积液，红细胞逸出血管称出血。局部血液循环障碍及其所引起的病变是疾病的基本病理改变，常出现在许多疾病发生发展过程中。

第一节 充 血

➡ 病例讨论

患者，女，45岁。劳累后心悸、气短、咳嗽6年，呼吸困难，下肢浮肿半年。20多年前经常出现咽

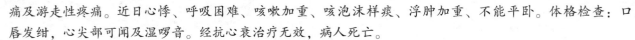

痛及游走性疼痛。近日心悸、呼吸困难、咳嗽加重、咳泡沫样痰、浮肿加重、不能平卧。体格检查：口唇发绀，心尖部可闻及湿啰音。经抗心衰治疗无效，病人死亡。

问题：病人出现咳嗽、咳泡沫样痰的病理基础是什么？

局部组织的血管内血液含量增多，称充血（hyperemia），分为动脉性充血和静脉性充血两种类型。

一、动脉性充血

器官或组织因动脉输入血量增多而发生的充血，称为动脉性充血（arterial hyperemia），它是一个主动过程，表现为局部组织或器官小动脉和毛细血管扩张，血液输入量增加又称主动性充血（active hyperemia），简称充血。

（一）原因和类型

各种原因通过神经体液作用，使血管舒张神经兴奋性增强或血管收缩神经兴奋性减弱，引起细动脉扩张，血流加快，使微循环动脉血灌流量增多。动脉性充血可分为以下两类。

1. 生理性充血

生理性充血是指因生理需要和代谢增强而发生的器官和局部组织的充血。如进食后的胃肠道黏膜充血、妊娠期子宫的充血及运动时的骨骼肌充血等。

2. 病理性充血

病理性充血是指各种病理状态下器官和局部组织的充血。

（1）炎症性充血　在炎症早期，由致炎因子的作用引起轴突反射和炎症介质的释放，使细动脉扩张充血，局部组织红肿。

（2）减压后充血　局部器官或组织长期受压，当压力突然解除时，细动脉发生反射性扩张引起的充血，称减压后充血。如绷带包扎肢体或腹水压迫腹腔内器官，组织内的血管张力降低，若突然解开绷带或一次大量抽取腹水，则局部压力迅速解除，受压组织内的细动脉发生反射性扩张，导致局部充血。

（二）病变及后果

动脉性充血的器官或组织，由于微循环内血液灌流量增大，体积轻度增大。充血若发生在体表，由于局部微循环内氧合血红蛋白增多，局部组织呈鲜红色，因代谢增强使局部温度升高。镜下见局部细动脉及毛细血管扩张充血。

动脉性充血是短暂的血管反应，原因消除后，局部血量恢复正常，通常对机体无不良影响。但在有高血压或动脉粥样硬化等疾病的基础上，外加情绪激动等原因可造成脑血管（如大脑中动脉）充血、破裂，后果严重。严重时引起出血性脑卒中。

二、静脉性充血

器官或组织由于静脉回流受阻，血液淤积在小静脉和毛细血管内，称为静脉性充血（venous hyperemia），又称被动性充血（passive hyperemia），简称淤血（congestion），可发生于局部或全身。

（一）原因

1. 静脉受压

多种原因压迫静脉，导致静脉管腔变得狭窄或闭塞，血液回流障碍，使器官或组织淤血。如妊娠后期增大的子宫压迫髂静脉引起下肢淤血；肠疝嵌顿、肠扭转或肠套叠时，肠系膜静脉受压造成局部肠段淤血；肿瘤、绷带过紧等亦可引起相应器官淤血。

2. 静脉腔阻塞

静脉血栓形成或肿瘤细胞瘤栓可阻塞静脉而引起淤血。由于组织内静脉分支较多，相互吻合，形成侧支循环，静脉淤血不易发生，只有在侧支循环不能有效建立的情况下，静脉腔阻塞才会引发淤血。

3. 心力衰竭

心力衰竭时，心脏不能排出正常容量的血液进入动脉，心腔内血液滞留，压力升高，静脉回流受阻，造成淤血。二尖瓣或主动脉瓣狭窄和关闭不全、高血压等引起左心衰竭，肺静脉压升高，造成肺淤血。肺源性心脏病时右心衰竭，导致体循环淤血，常见有肝淤血，严重时脾、肾、胃肠道及下肢也出现淤血。

（二）病理变化

肉眼观，器官体积增大、肿胀，包膜紧张，颜色暗红，质量增加。发生于体表时，由于微循环灌流量减少，血液内氧合血红蛋白含量减少而去氧血红蛋白含量增加，皮肤和黏膜呈紫蓝色，称发绀（cyanosis）。由于局部血液停滞，毛细血管扩张，散热增加，体表温度下降。镜下见，局部细静脉和毛细血管扩张充血。

（三）后果

淤血的后果取决于器官或组织的性质、淤血的程度和时间的长短等因素。短时间淤血后果轻微，长时间淤血又称慢性淤血，后果较为严重。

1. 淤血性水肿

毛细血管淤血导致血管内流体静压力升高和缺氧，其通透性增加，水、盐和少量蛋白质可漏出，漏出液潴留在组织内引起淤血性水肿。漏出液也可以积聚在浆膜腔，引发胸腔积液、腹腔积液和心包积液。

2. 淤血性出血

毛细血管壁受损，通透性进一步增加或毛细血管破裂，引起红细胞漏出，形成小灶性出血，称淤血性出血。

3. 组织细胞萎缩、变性、坏死

肝、肾等器官的淤血，因缺氧、营养供应不足及中间代谢产物堆积和刺激，使得实质细胞萎缩、变性，甚至坏死。

4. 淤血性硬化

肝和肺的慢性淤血，因组织长期缺氧和细胞崩解产物的刺激，使得组织内胶原纤维老化和纤维组织增生，器官逐渐变硬，出现淤血性硬化。

（四）重要器官的淤血

1. 肺淤血

由左心衰竭引起。肉眼观，肺脏体积增大，颜色暗红，切面流出泡沫样血性液体。镜下见，肺泡壁毛细血管和小静脉扩张充血，肺泡壁变厚，部分肺泡腔内有水肿液、红细胞和巨噬细胞。有些巨噬细胞吞噬了红细胞并将其分解，胞浆内形成含铁血黄素颗粒，这种细胞称为心力衰竭细胞（heart failure cells），简称心衰细胞。严重肺淤血时，肺毛细血管内的液体大量漏出，肺泡腔内液体明显增多，造成肺水肿，同时伴不同程度的出血。患者有明显气促、缺氧、发绀、咳大量浆液性粉红色泡沫痰等症状。长期左心衰竭和慢性肺淤血（图3-1）时，肺间质网状纤维胶原化和纤维结缔组织增生，使肺质地变硬，肉眼见呈棕褐色，称为肺褐色硬变（brown induration）。

2. 肝淤血

常由右心衰竭引起。肝静脉回流受阻，血液淤积在肝小叶循环的静脉端，使肝小叶中央静脉及肝窦扩张淤血。急性肝淤血时，肝脏体积增大，暗红色。镜下见，肝小叶中央静脉和肝窦扩张，充满红细胞，严重时肝小叶中央肝细胞萎缩、坏死。小叶外围汇管区附近的肝细胞因靠近肝小动脉，缺氧程度较轻，可仅出现肝脂肪变性。慢性肝淤血时，肝小叶中央区除淤血外，肝细胞因缺氧、受压而变性、萎缩或消失，小叶外围肝细胞脂肪变性，肉眼可见肝切面上出现红黄相间的网络状图纹，形似槟榔，故称槟榔肝（nutmeg liver）（图 3-2）。镜下见，肝小叶中央肝窦高度扩张淤血、出血，肝细胞萎缩甚至坏死、消失。肝小叶周边肝细胞脂肪变性，肝细胞胞质可见多个脂肪空泡（图 3-3）。长期慢性肝淤血，肝小叶中央区肝细胞萎缩消失，网状纤维塌陷后胶原化，间质纤维结缔组织大量增生，肝脏变硬，形成淤血性肝硬化（congestive liver cirrhosis）。

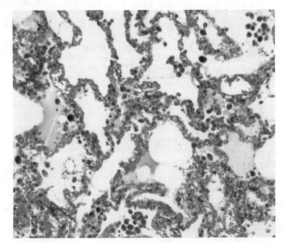

肺泡壁毛细血管扩张充血，肺泡腔内有红细胞、水肿液及心衰细胞。

图 3-1　慢性肺淤血

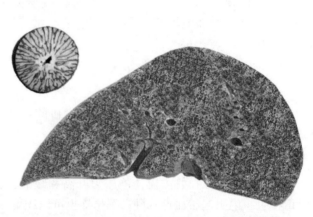

肝切面可见红黄相间的条纹，与槟榔相似（见左上角插图）。

图 3-2　槟榔肝

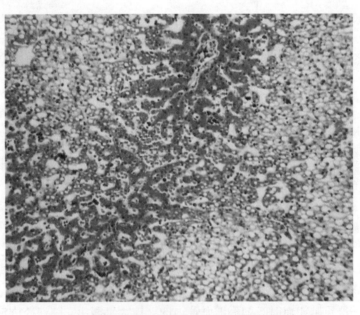

肝小叶中央静脉周围和肝窦扩张淤血，周围肝细胞脂肪变性。

图 3-3　慢性肝淤血和肝脂肪变性

第二节　出　血

血液从心腔或血管逸出，称为出血（hemorrhage）。逸出的血液进入体腔或组织内，称为内出血；血液流出体外称为外出血。

一、病因及发病机制

出血有生理性出血（如正常月经的子宫内膜出血）和病理性出血（多由创伤、血管病变及出血性疾病引起）。按血液逸出的机制可分为破裂性出血和漏出性出血。

（一）破裂性出血

由心脏或血管壁破裂所致，一般出血量较多。原因如下。

1. 心脏或血管壁病变

如心肌梗死后形成的心室壁瘤、主动脉瘤或动脉粥样硬化斑块破裂等。

2. 血管壁周围病变侵蚀

如消化性溃疡、结核性空洞和肿瘤等侵蚀破坏血管壁。

3. 血管机械性损伤

如割伤、刺伤、弹伤等。

4. 静脉破裂

常见于肝硬化时食管下段静脉曲张、破裂出血。

5. 毛细血管破裂

多发生于局部软组织的损伤。

（二）漏出性出血

由于微循环的毛细血管和毛细血管后静脉通透性增加，血液经扩大的内皮细胞间隙和受损的基底膜漏至血管外，称为漏出性出血。常见原因如下。

1. 血管壁损害

很常见。常由缺氧、感染、中毒、药物影响、变态反应和维生素 C 缺乏等引起。

2. 血小板减少或功能障碍

如再生障碍性贫血、白血病等血小板生成减慢，原发性或继发性血小板减少性紫癜、脾功能亢进、药物、细菌毒素和 DIC 等造成血小板破坏或消耗过多。在血小板数少于 $5×10^9/L$ 时，即有出血倾向。

3. 凝血因子缺乏

可为先天性，如与血友病有关的 Ⅷ、Ⅸ 因子缺乏，或因肝脏病变合成的凝血酶原、纤维蛋白原、Ⅴ 因子等减少，DIC 时凝血因子消耗过多等。

二、病理变化

（一）内出血

内出血可见于体内任何部位。血液积聚于体腔内称积血，如胸腔积血、腹腔积血、心包积血和关节腔积血。在组织内局限性的大量出血，称为血肿，如皮下血肿、硬脑膜下血肿等。少量出血仅能在显微镜下见到组织内有数量不等的红细胞或含铁血黄素存在。

（二）外出血

鼻黏膜出血排出体外称鼻衄；肺结核空洞或支气管扩张出血经口排出体外称咯血，消化性溃疡或食管静脉曲张出血经口排出体外称呕血，结肠、胃出血经肛门排出称便血，泌尿道出血随尿排出称尿血。微小的出血进入皮肤、黏膜、浆膜面形成较小的出血点（直径 1~2 mm）称为淤点，稍微大（直径 3~5 mm）的出血称紫癜，直径超过 1~2 cm 的皮下出血灶称瘀斑。

新鲜的出血呈鲜红色，后随红细胞降解形成含铁血黄素而呈棕黄色。镜下见，组织血管外可见红细胞和巨噬细胞，巨噬细胞胞质内可见红细胞或含铁血黄素，组织中亦见游离的含铁血黄素。

三、后果

人体具有止血功能。缓慢少量的出血，通过局部受损血管反射性收缩或血管受损处血小板黏集形成血凝块阻止继续出血，多可自行停止。局部组织或体腔内的血液可通过吸收或机化消除，较大的血肿吸收不全可发生机化或包裹。

出血对机体的影响取决于出血的类型、出血量、出血速度和出血部位。破裂性出血较迅速，当短时间内出血量超过循环血量的 20%~25% 时，可发生失血性休克。漏出性出血比较缓慢，一般出血量较少，但出血广泛时，亦可导致出血性休克。重要器官的出血即使出血量不多，亦可引起严重后果，如心脏破裂、脑出血常危及生命，尤其是脑干出血，因神经中枢受压可致死亡。局部组织或器官出血可导致相应的功能障碍，如视网膜出血可引起视力减退或失明。慢性反复性出血还可引起缺铁性贫血。

第三节 血栓形成

在活体的心脏和血管内，血液发生凝固或血液中某些有形成分凝集形成固体质块的过程，称为血栓形成（thrombosis）。形成的固体质块称为血栓（thrombus）。

在生理状态下，血液中存在凝血和抗凝血系统及纤维蛋白溶解系统的动态平衡，这既保证了血液潜在的可凝固性，又保证了血液的流体状态。若在某些诱发凝血过程的因素的作用下，上述动态平衡被破坏，则触发凝血过程，形成血栓。

一、血栓形成的条件和机制

血栓形成是血液在流动状态因血小板的活化和凝血因子被激活导致血液发生凝固。血栓形成的条件包括：心血管内皮细胞的损伤、血流状态改变以及血液凝固性增加。

（一）心血管内皮细胞的损伤

心血管内皮细胞的损伤是血栓形成最重要和最常见的原因。内皮细胞损伤后，暴露出内皮下的胶原使血小板易于黏附聚集，并激活凝血因子Ⅻ，启动内源性凝血过程。与此同时，损伤的内皮细胞释放组织因子入血，启动外源性凝血过程。在凝血过程启动中，血小板的活化极为重要。血小板黏附于裸露的胶原表面，被激活后产生和释放出 Ca^{2+}、ADP 和血栓素 A_2 等促凝物质，使血流中的血小板不断黏集，同时又不断地释放 ADP 和血栓素 A_2，使更多的血小板黏集成堆，称为血小板黏集堆。血小板还可黏附纤维蛋白和纤维连接蛋白，最终形成不可逆的血小板血栓，成为血栓形成的起始点。

心血管内膜损伤导致血栓形成，多见于风湿性和感染性心内膜炎，心肌梗死区的心内膜，严重动脉粥样硬化斑块溃疡，以及创伤性或炎症性的动、静脉损伤部位。缺氧、休克、败血症和细菌内毒素等可

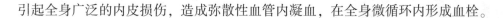

引起全身广泛的内皮损伤，造成弥散性血管内凝血，在全身微循环内形成血栓。

（二）血流状态改变

血流状态改变主要指血流缓慢和血流产生旋涡。正常血流中红细胞和白细胞在血流的中轴（轴流），其外是血小板，最外一层是血浆（边流），血浆将血液的有形成分与血管壁隔开，从而阻止血小板与内膜接触和激活。当血流缓慢或产生旋涡时，血小板可进入边流，增加了血小板与内膜的接触机会和黏附内膜的可能性。另外当血流缓慢或产生旋涡时，被激活的凝血因子和凝血酶在局部易达到凝血所需的浓度。

静脉血栓比动脉血栓多4倍，而下肢深静脉血栓和盆腔静脉血栓常见于心力衰竭、久病和术后卧床患者，也可伴发于大隐静脉曲张静脉。静脉血栓多见的原因是：①静脉内有静脉瓣，静脉瓣膜处的血流不但缓慢，而且有旋涡，因而静脉血栓形成常以瓣膜处为起始点；②静脉不似动脉那样随心搏动而舒张，其血流有时可出现短暂停滞；③静脉壁较薄，容易受压；④血流通过毛细血管到达静脉后，血液黏性增加，这些因素都有利于血栓的形成。

（三）血液凝固性增加

血液凝固性增加是指血液中血小板和凝血因子增多，或纤维蛋白溶解系统活性降低，导致血液呈高凝状态。可见于原发性（遗传性）和继发性（获得性）疾病。

1. 遗传性高凝状态

最常见的是第V因子基因突变。突变的第V因子基因编码蛋白能抵抗激活的蛋白C对它的降解，蛋白C失去抗凝作用，第V因子处于易激活状态，因此出现血液高凝状态。此外，还与抗凝血酶Ⅲ蛋白C或蛋白S的先天性缺乏有关。

2. 获得性高凝状态

广泛转移的晚期恶性肿瘤，如胰腺癌、肺癌、乳腺癌、前列腺癌和胃癌等，癌细胞释放促凝因子，血液常处于高凝状态。弥散性血管内凝血时，血液凝固性增高是凝血因子激活和组织因子释放所致。在严重创伤、大面积烧伤、大手术后或产后导致大出血时，血液浓缩，大量促凝物质进入血液循环，以及血中补充大量幼稚的血小板，其黏性增加，易于发生黏集形成血栓。此外，血小板增多及黏性增加也可见于妊娠高血压综合征、高脂血症、冠状动脉粥样硬化、吸烟和肥胖等。

必须强调的是，上述血栓形成的条件，往往是同时存在的。虽然心血管内皮细胞的损伤是血栓形成的最重要和最常见的原因，但在不同的状态下，血流缓慢及血液凝固性增强也可能是重要的因素。

二、血栓形成的过程和血栓的形态

（一）形成过程

在血栓形成的过程中，首先是血小板黏附于内膜损伤后裸露的胶原表面，血小板被激活后释出血小板颗粒，再从颗粒中释放出ADP、血栓素A_2、5-HT及血小板第Ⅳ因子等物质，使血小板不断地在局部黏附，形成血小板堆，此时血小板的黏附是可逆的，可被血流冲散而消失。但随着内、外源性凝血途径启动，黏附的血小板堆牢牢固定于受损的血管内膜表面，成为不可逆的血小板血栓，并作为血栓的起点（图3-4）。血小板血栓在镜下呈无结构的淡红色，其间可见少量纤维蛋白，电镜下见血小板的轮廓，但颗粒消失。由于不断生成的凝血酶、ADP和血栓素A_2的协同作用，血小板不断激活和黏附于血小板血栓上，致使血小板血栓不断增大。由于血小板血栓的阻碍，血流在其下游形成旋涡，形成新的血小板堆。如此反复进行，血小板黏附形成不规则的珊瑚状突起，称为血小板小梁。在血小板小梁间形成纤维蛋白网，网眼内充满红细胞（图3-5）。

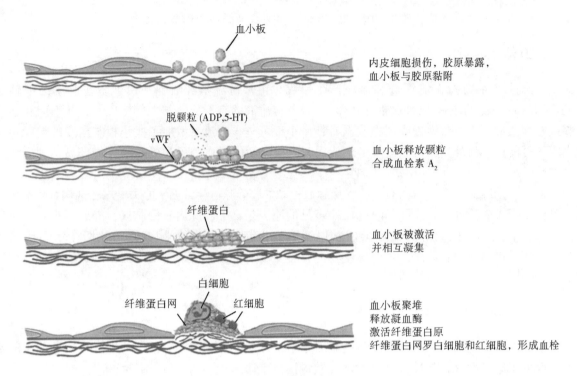

内皮细胞损伤，胶原暴露，血小板与胶原黏附

血小板释放颗粒 合成血栓素 A_2

血小板被激活 并相互凝集

血小板聚堆 释放凝血酶 激活纤维蛋白原 纤维蛋白网罗白细胞和红细胞，形成血栓

图 3-4　血栓形成过程示意图

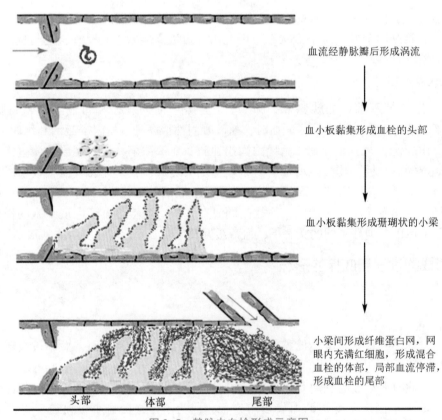

血流经静脉瓣后形成涡流

血小板黏集形成血栓的头部

血小板黏集形成珊瑚状的小梁

小梁间形成纤维蛋白网，网眼内充满红细胞，形成混合血栓的体部，局部血流停滞，形成血栓的尾部

头部　　体部　　尾部

图 3-5　静脉内血栓形成示意图

　　由血小板黏附小堆形成的血小板血栓是血栓形成的第一步，血栓形成后的发展、形态和组成及血栓的大小则取决于血栓发生的部位和局部血流状态。

脱颗粒 (ADP,5-HT)
vWF
纤维蛋白
白细胞
纤维蛋白网　红细胞
血小板

（二）类型和形态

1. 白色血栓（white thrombus）

白色血栓主要见于血流较快的心瓣膜、心腔内和动脉内，如急性风湿性心内膜炎时二尖瓣闭锁缘上形成的赘生物。在静脉血栓中，白色血栓位于延续性血栓的起始部，即血栓的头部。肉眼观，白色血栓呈灰白色波浪状，表面粗糙，质实，与瓣膜或血管壁紧密黏着不易脱落。镜下见，主要由淡红色的血小板及少量纤维蛋白构成，又称血小板血栓。

2. 混合血栓（mixed thrombus）

混合血栓多发生于血流缓慢的静脉。静脉血栓在形成血栓头部后，其下游的血流变慢并出现旋涡，导致另一个血小板出现小梁状的凝集堆。血小板小梁间的血液凝固，形成纤维蛋白网，网内充满大量红细胞。这一过程反复交替进行，致使所形成的血栓在肉眼观察下呈灰白色和红褐色层状交替结构，又称层状血栓。混合血栓构成静脉血栓的体部，呈粗糙干燥圆柱状，与血管壁粘连。镜下见主要由淡红色的珊瑚状血小板小梁和充满小梁间纤维蛋白网的红细胞所构成，血小板小梁边缘可见中性粒细胞附着。

3. 红色血栓（red thrombus）

红色血栓主要见于静脉内。当混合血栓逐渐增大并阻塞血管腔时，血栓下游局部血流停止，血液凝固，成为延续性血栓的尾部。肉眼观呈暗红色，新鲜时湿润，有一定弹性，与血管壁无粘连，与血凝块相似。经过一定时间后，由于血栓内水分被吸收而失去弹性，其变得干燥、质脆易碎，可脱落引起栓塞。

红色血栓形成过程与血管外凝血过程相同，镜下见纤维蛋白网内充满血细胞，其细胞比例与正常血液相似，绝大多数为红细胞，呈均匀分布的是白细胞。

4. 透明血栓（hyaline thrombus）

透明血栓发生于微循环的血管内，主要在毛细血管，因此只能在显微镜下观察到，又称微血栓（microthrombus）。透明血栓主要由纤维蛋白构成，又称纤维蛋白性血栓（fibrinous thrombus），最常见于弥散性血管内凝血（DIC）。

三、血栓的结局

（一）软化、溶解、吸收

对于新鲜血栓，血栓内的纤维蛋白溶酶激活及中性粒细胞释放溶蛋白酶可使血栓软化并逐渐被溶解。小的新鲜血栓可被快速、完全溶解；大的血栓多为部分软化，若被血流冲击可变成碎片或整个脱落而形成血栓栓子，造成血栓栓塞。

（二）机化、再通

若纤维蛋白溶酶系统活性不足，血栓存在时间较长则发生机化。在血栓形成后的 1~2 天，已开始有新生的肉芽组织从血管壁长入血栓内并逐渐取代血栓，称血栓机化。较大的血栓完全机化约需 2 周，此时血栓与血管壁紧密黏着，不再脱落。在血栓机化过程中，由于水分被吸收，血栓因干燥收缩或部分溶解而出现裂隙，周围新生的血管内皮细胞长入并被覆于裂隙表面形成新的血管，新生血管相互吻合沟通，使被阻塞的血管部分重建血流，这一过程称为再通（recanalization）（图 3-6）。

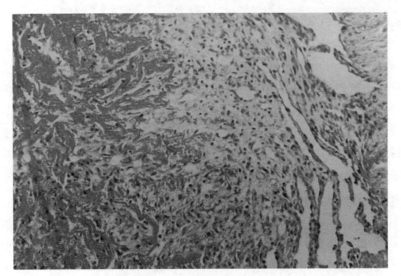

左侧见未完全机化的血栓，中央为肉芽组织，右侧见再通的血管。

图 3-6　血栓机化与再通

（三）钙化

若血栓未能软化又未完全机化，则可发生营养不良性钙化。血栓钙化后可形成静脉石（phlebolith）或动脉石（arteriolith）。

四、血栓对机体的影响

血栓形成对破裂的血管起止血作用，这是对机体有利的一面。如胃、十二指肠溃疡底部和肺结核性空洞壁的血管在病变侵蚀前已形成血栓，可避免大出血。但多数情况下血栓形成对机体有不同程度的不利影响，这取决于血栓的部位、大小、类型和血管腔阻塞的程度，以及有无侧支循环的建立。

（一）阻塞血管

动脉血管腔未完全阻塞时，可引起局部组织或器官缺血，实质细胞萎缩。若完全阻塞而又无有效的侧支循环，则引起局部组织或器官缺血性坏死（梗死）。如冠状动脉血栓引起心肌梗死，脑动脉血栓引起脑梗死等。

静脉血栓形成时，若未能建立有效的侧支循环，则引起局部淤血、水肿和出血，甚至坏死。如肠系膜静脉血栓可引起肠出血性梗死。

（二）栓塞

当血栓与血管壁黏着不牢时，或在血栓软化、碎裂过程中血栓整体或部分脱落成为栓子，则其随血流运行引起栓塞。深部静脉形成的血栓，以及在心内、心瓣膜上形成的血栓最容易脱落成栓子，若栓子内含有细菌，可引起栓塞组织的败血性梗死或脓肿形成。

（三）心脏瓣膜病变

患风湿性或亚急性感染性心内膜炎时，心瓣膜上的血栓机化使瓣膜增厚变硬、粘连，导致瓣膜口狭窄、瓣膜增厚卷缩和扭曲变形等，可引起瓣膜关闭不全。

（四）出血

出血见于 DIC，由微循环内广泛的微血栓形成，消耗大量凝血因子和血小板，导致血液呈低凝状态，全身广泛出血。

第四节　栓　塞

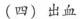 病例讨论

患者，男，35 岁，体胖，既往健康。3 个月前因车祸致左股骨干骨折，住院后经复位、石膏固定，行骨牵引，骨折愈合良好。拆除石膏后，自行下床去厕所，走至门口，突发呼吸困难，面部发绀，随即昏倒、抽搐，心跳、呼吸停止，抢救无效，死亡。

问题：患者死亡原因和发病机制是什么？如何预防和避免此类事件发生？

循环血液中出现不溶于血液的异常物质，随血流运行阻塞血管腔的现象，称为栓塞（embolism）。阻塞血管的异常物质称为栓子（embolus）。栓子可以是固体、液体或气体。最常见的栓子是脱落的血栓栓子，脂肪滴、羊水、气体和肿瘤细胞团不常见。

一、栓子运行的途径

栓子运行的途径一般与血流方向一致（图 3-7），最终停留在口径与其相当的血管并阻断血流。来自不同血管系统的栓子，其运行途径不同。

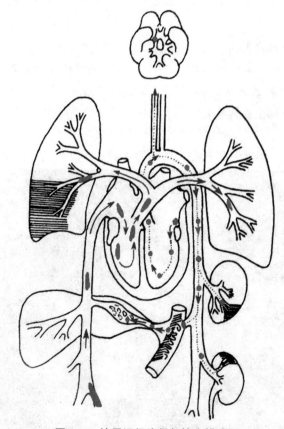

图 3-7　栓子运行途径与栓塞模式图

1. 静脉系统及右心的栓子

来自体循环静脉系统及右心的栓子，随血流进入肺动脉主干及其分支，引起肺栓塞。其中体积小而又富有弹性的栓子（如脂肪栓子）可通过肺泡壁毛细血管回流入左心，再进入体循环动脉系统，阻塞动脉小分支。

2. 主动脉系统及左心的栓子

来自主动脉系统及左心的栓子，随血流运行，阻塞于各器官的小动脉内，常见于脑、脾、肾及四肢的指、趾部等。

3. 门静脉系统栓子

来自肠系膜静脉等门静脉系统的栓子，可引起肝内门静脉分支栓塞。

4. 交叉性栓塞（crossed embolism）

偶见来自右心或腔静脉系统的栓子，在右心压力升高的情况下通过先天性房（室）间隔缺损到达左心，再进入体循环动脉系统引起栓塞。

5. 逆行性栓塞（retrograde embolism）

极罕见于下腔静脉内的血栓，在胸、腹压突然升高（如咳嗽或深呼吸）时，使血栓逆流至肝、肾和髂静脉等下腔静脉所属分支并引起栓塞。

二、栓塞的类型和对机体的影响

（一）血栓栓塞

由血栓或血栓的一部分脱落引起的栓塞称为血栓栓塞（thromboembolism），占所有栓塞的99%以上。

1. 肺动脉栓塞

血栓栓子95%以上来自下肢深静脉，尤其是腘静脉、股静脉和髂静脉，偶可来自盆腔静脉或右心。栓子的大小和数量不同，引起栓塞的后果不同。①中、小栓子多栓塞肺动脉的小分支，一般不会引起严重后果，因为肺有肺动脉和支气管动脉双重血液供应。但若在栓塞前，肺已有严重淤血，肺循环内压升高，使支气管动脉供血受阻，则可引起肺出血性梗死。②大的栓子栓塞肺动脉主干或大分支（图3-8），患者突然出现呼吸困难、发绀和休克等症状，严重者可因急性呼吸循环衰竭死亡（猝死）。③若栓子小但数量多，则可广泛栓塞肺动脉多数小分支，亦可引起右心衰竭而猝死。

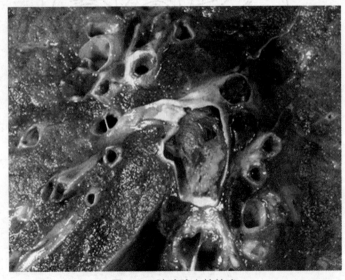

图3-8 肺动脉血栓栓塞

肺动脉栓塞引起猝死的机制尚未完全清楚，一般有如下情况。①肺动脉主干或大分支栓塞时，肺动脉内阻力剧增，造成急性右心衰竭；同时心肌缺血、缺氧，左心回心血量减少，冠状动脉灌流量不足导致心肌缺血。②动物实验及临床资料表明，肺栓塞刺激迷走神经，通过神经反射引起肺动脉、支气管动脉、冠状动脉和支气管平滑肌痉挛，导致急性右心衰竭和窒息；血栓内血小板释出血栓素 A_2 和 5-HT，亦可引起肺血管痉挛。

2. 体循环动脉栓塞

栓子80%来自左心，常见于亚急性感染性心内膜炎时左心瓣膜上的赘生物、二尖瓣狭窄时左心房附壁血栓、心肌梗死时的附壁血栓。动脉栓塞以下肢、脑、肠、肾和脾最为常见。栓塞的后果取决于栓塞的部位和局部的侧支循环情况及组织对缺血的耐受性。肾、脾和脑动脉栓塞因缺乏侧支循环，可引起局部组织梗死。上肢动脉吻合支丰富，肝脏由肝动脉和门静脉双重供血，故很少发生梗死。

（二）气体栓塞

大量空气迅速进入血液循环或原溶于血液内的气体迅速游离形成气泡，阻塞心血管称为气体栓塞（gas embolism）。

1. 空气栓塞（air embolism）

空气栓塞多由静脉损伤破裂，外界空气从缺损处进入血循环所致。如头颈、胸壁和肺的创伤或手术中损伤静脉、使用正压静脉输液及人工气胸或气腹误伤静脉时，空气可因吸气时静脉腔内负压而被吸引进入静脉。分娩或流产时，由于子宫强烈收缩，可将空气挤入子宫壁破裂的静脉窦内。

空气栓塞的后果取决于气体进入的速度和量。少量空气入血，可溶解于血液内，不会发生气体栓塞。若大量空气（超过100 mL）迅速进入静脉，随血流到右心后，因心脏跳动，空气和血液搅拌形成大量泡沫血，阻碍静脉血的回流和向肺动脉的输出，则可造成严重的循环障碍而猝死。患者可出现呼吸困难、发绀等症状。进入右心的部分气泡可直接进入肺动脉，阻塞肺动脉的小分支，引起肺小动脉气体栓塞。小气泡亦可经肺动脉小分支和毛细血管到左心，引起体循环的一些器官栓塞。

2. 减压病（decompression sickness）

减压病又称沉箱病或潜水员病。人体从高压环境迅速进入常压或低压环境时，原来溶于血液和组织液的氧气、二氧化碳和氮气迅速游离形成气泡。氧和二氧化碳易再溶于体液内被吸收，但氮气溶解迟缓，在血液和组织液内形成气泡，引起气体栓塞，又称氮气栓塞。常见于深潜水或沉箱作业者从深水迅速浮出水面或飞行员从地面迅速升入高空时。

空气栓塞因气体所在部位不同，其临床表现也不同。位于皮下时可引起皮下气肿；位于肌肉、韧带内可引起关节和肌肉疼痛；位于局部血管内可引起局部缺血和梗死；全身性特别是四肢等末梢血管阻塞可引起痉挛性疼痛；若短期内形成大量气泡，阻塞多数血管，特别是阻塞冠状动脉时，则可引起严重血液循环障碍甚至迅速死亡。

（三）羊水栓塞

羊水栓塞（amniotic fluid embolism）是分娩过程中的一种罕见严重并发症（1/50000），死亡率大于80%。分娩过程中，羊膜破裂、早破或胎盘早期剥离，又逢胎头阻塞产道时，子宫强烈收缩，将羊水挤压入子宫壁破裂的静脉窦内，经血液循环进入肺动脉分支、小动脉及毛细血管引起羊水栓塞。少量羊水也可通过肺毛细血管到左心，引起体循环器官的栓塞。羊水栓塞的证据是在显微镜下观察到肺毛细血管和小动脉内有羊水成分（如胎毛、胎粪、胎脂和角化鳞状上皮等）。羊水栓塞发病急，后果严重，患者常在分娩过程中或分娩后突然出现严重呼吸困难、发绀、休克、昏迷甚至死亡。其发病机制为羊水成分引起过敏性休克、血管反应，以及羊水内凝血致活酶样物质引起DIC。

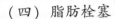

（四）脂肪栓塞

循环血流中出现脂肪滴阻塞小血管，称为脂肪栓塞（fatty embolism）。脂肪栓塞的栓子常来源于长骨骨折、脂肪组织严重挫伤，此时脂肪细胞破裂并释出脂滴，经破裂的小静脉进入血流引起脂肪栓塞。在非创伤性疾病如糖尿病、酗酒和慢性胰腺炎血脂过高或精神受强烈刺激而过度紧张时，呈悬乳状的血脂不能保持稳定而游离并互相融合形成脂肪滴。

脂肪栓塞的后果取决于脂滴的大小、数量及全身受累程度，主要影响肺和神经系统。少量脂滴入血，可被巨噬细胞吞噬吸收，或由血中脂酶分解清除，无不良后果。若大量脂滴（9~20 g）短期内进入肺循环，广泛阻塞肺微血管（75%），则可引起窒息和因急性右心衰竭而死亡。直径小于 20 μm 的脂滴可通过肺泡壁毛细血管进入左心，引起全身多器官栓塞，最常阻塞脑血管，引起脑水肿和血管周围点状出血，患者出现烦躁不安、幻觉、谵妄和昏迷等神经症状。

（五）其他栓塞

肿瘤细胞进入血循环引起细胞栓塞，寄生于门静脉的血吸虫及其虫卵栓塞肝内门静脉小分支，细菌、真菌团和其他异物偶可进入血液循环引起栓塞。

第五节 梗 死

局部组织或器官由于血管阻塞、血流停止导致缺氧而发生的坏死称为梗死（infarct）。梗死一般是由于动脉阻塞而引起的局部组织缺血性坏死，但静脉阻塞使局部血流停滞、缺氧时，也可引起梗死。

一、梗死的原因和形成条件

任何引起血管管腔阻塞，导致局部组织血液循环中断和缺血的原因均可引起梗死。

（一）梗死的原因

1. 血栓形成

血栓是梗死最常见的原因，主要见于冠状动脉及脑、脾、肾和下肢大动脉的动脉粥样硬化合并血栓形成时。静脉内血栓形成一般只引起淤血、水肿，但肠系膜静脉血栓形成可引起局部肠段梗死。

2. 动脉栓塞

动脉栓塞多为血栓栓塞，亦可为气体、羊水和脂肪栓塞，常引起脾、肾、肺和脑梗死。

3. 动脉痉挛

在严重的冠状动脉粥样硬化的基础上，冠状动脉发生强烈而持久的痉挛，引起心肌梗死。

4. 血管受压闭塞

肿瘤压迫血管；肠套叠、肠扭转及肠疝嵌顿时，肠系膜静脉和动脉受压或血流中断；卵巢囊肿蒂扭转致血流供应中断等引起梗死。

（二）梗死的形成条件

血管阻塞是否造成梗死，还与下列因素有关。

1. 供血血管的类型

有双重血液供应的器官，其中一条动脉阻塞，因有另一条动脉维持供血，通常不易引起梗死。如肺

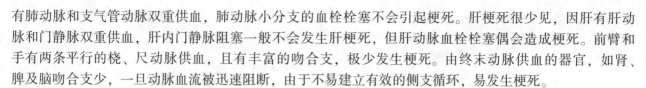

有肺动脉和支气管动脉双重供血，肺动脉小分支的血栓栓塞不会引起梗死。肝梗死很少见，因肝有肝动脉和门静脉双重供血，肝内门静脉阻塞一般不会发生肝梗死，但肝动脉血栓栓塞偶会造成梗死。前臂和手有两条平行的桡、尺动脉供血，且有丰富的吻合支，极少发生梗死。由终末动脉供血的器官，如肾、脾及脑吻合支少，一旦动脉血流被迅速阻断，由于不易建立有效的侧支循环，易发生梗死。

2. 组织对缺血、缺氧的耐受性

大脑的神经细胞耐受性最低，缺血 3~4 min 即引起梗死。心肌细胞对缺血亦敏感，缺血 20~30 min 就会死亡。骨骼肌和纤维结缔组织耐受性最强。

二、梗死的形态特征和类型

（一）梗死的形态特征

1. 梗死灶的形状

梗死灶的形状取决于该器官的血管分布方式。如肺、肾和脾等器官的动脉呈锥形分支，故梗死灶也呈锥形，切面呈三角形，其尖端位于血管阻塞处，常指向肺门、肾门和脾门，底部为器官的表面。心冠状动脉分支不规则，故心肌梗死灶的形状也不规则，呈地图状。肠系膜血管呈扇形分支支配某一肠段，故肠梗死灶呈节段形。

2. 梗死灶的质地

梗死灶的质地取决于坏死的类型。心、肾、脾和肝的梗死为凝固性坏死。新鲜时局部肿胀，表面和切面微隆起。陈旧性梗死干燥，质地变硬，表面下陷。肺、肠和下肢的梗死亦属凝固性坏死，可因继发腐败菌感染而变成坏疽。脑梗死为液化性坏死，新鲜时质软疏松，日久后液化成囊状。

3. 梗死的颜色

梗死的颜色取决于病灶内的含血量。含血量少时颜色灰白，称为贫血性梗死（anemic infarct）或白色梗死（white infarct）。含血量多时，颜色暗红，称为出血性梗死（hemorrhagic infarct）或红色梗死（red infarct）。

（二）梗死的类型

根据梗死灶内含血量的多少，将梗死分为以下两种类型。

1. 贫血性梗死

贫血性梗死发生于组织结构较致密，侧支循环不充分的器官，如心、肾、脾和脑。由于梗死灶组织致密，故出血量不多，呈灰白色（图3-9）。梗死早期，梗死灶与正常组织交界处因炎症反应常见一充血出血带，数日后因红细胞被巨噬细胞吞噬后转变为含铁血黄素而呈黄褐色。晚期病灶表面下陷，质地变实，黄褐色出血带消失，梗死灶发生机化，形成瘢痕组织。镜下见，贫血性梗死灶呈凝固性坏死，早期细胞尚可见核固缩、核碎裂和核溶解等改变，细胞质均质红染，组织结构轮廓尚保存。晚期，细胞崩解呈红染的均质性结构，边缘有肉芽组织长入和瘢痕组织形成，最终被瘢痕组织代替。

2. 出血性梗死

出血性梗死主要见于肺和肠等有双重血液供应或血管吻合支丰富、组织结构疏松且有淤血的器官。梗死灶因有明显出血而呈红色。

（1）**肺出血性梗死**　肺有双重血供，一般情况下肺动脉分支的血栓栓塞不引起梗死。但在左心衰竭伴肺淤血时，由于肺静脉和毛细血管内压增高，对建立有效的肺动脉和支气管动脉侧支循环有影响，致使肺出血性梗死。此时梗死灶呈锥形，尖端朝向肺门，底部紧靠肺膜，肺膜表面有纤维素性渗出物。镜下见，梗死灶呈凝固性坏死，可见肺泡轮廓、肺泡腔、小支气管腔及肺间质充满红细胞。梗死灶边缘与正常肺组织交界处的肺组织充血、水肿并出血。临床上，因梗死灶的肺膜发生纤维蛋白性胸膜炎，可出现胸痛；因肺出血及支气管黏膜受刺激，可引起咳嗽、咯血；由于组织坏死可引起发热及白细胞升高等症状。

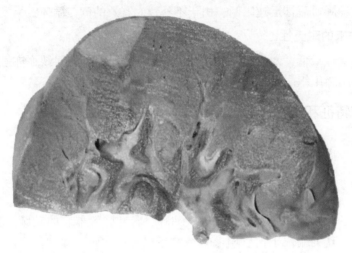

肾皮质可见一梗死灶，呈锥形，底部靠近肾脏表面，尖端指向肾门。

图 3-9　肾贫血性梗死

（2）肠出血性梗死　常见于肠套叠、肠扭转及嵌顿性疝，或肠系膜动脉栓塞和静脉血栓形成等。因肠系膜静脉受压，受累肠段淤血，同时伴动脉受压使血流减少或中断，肠段缺血性坏死，红细胞大量漏出，造成出血性梗死。此时，梗死灶呈节段性暗红或紫黑色，肠壁因淤血、水肿和出血明显增厚，肠壁坏死，质脆易破，肠腔内充满暗红色浑浊液体（图3-10）。镜下见，肠壁坏死，结构模糊，弥漫性出血。临床上，由于血管阻塞，肠壁肌肉缺氧引起持续性痉挛收缩导致剧烈腹痛；因肠蠕动加强可产生逆蠕动引起呕吐；肠壁坏死累及神经，可引起麻痹性肠梗阻；肠壁全层坏死可致穿孔及腹膜炎，引起严重后果。

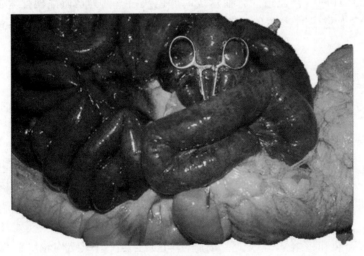

梗死的肠壁呈暗红色。

图 3-10　肠出血性梗死

（3）脑梗死　脑梗死一般为贫血性梗死，但若在脑血栓栓塞和梗死后出现血液再灌注，则可发生出血性梗死。

三、梗死对机体的影响和结局

（一）梗死对机体的影响

梗死对机体的影响取决于梗死的器官、梗死灶的大小和部位，以及有无细菌感染等因素。梗死发生在重要器官，如心肌梗死影响心功能，严重者可导致心力衰竭甚至猝死；脑梗死灶大者也可致死。脾、肾的梗死对机体影响不大，仅引起局部症状。如肾梗死可出现腰痛和血尿，不影响肾功能；肺梗死有胸痛和咯血症状；肠梗死常出现剧烈腹痛、血便及腹膜炎症状。四肢梗死若继发腐败菌感染可引起坏疽，后果严重。

（二）梗死的结局

梗死灶形成时，病灶周围出现炎症反应，血管扩张充血，并有中性粒细胞和巨噬细胞渗出，继而形成肉芽组织，在梗死发生后的24~48 h内，肉芽组织已开始向梗死灶长入，小的梗死灶可被肉芽组织完全取代而机化，日后变为瘢痕组织。大的梗死灶不能完全机化，则由肉芽组织和瘢痕组织加以包裹，病灶内部可发生钙化。脑梗死则可液化成囊腔，周围由增生的胶质瘢痕包裹。

习题

第四章　水和电解质代谢紊乱

思维导图

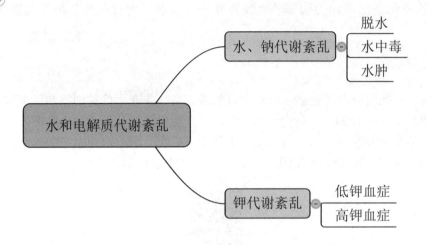

学习目标

1. 掌握：高渗性和低渗性脱水的定义、特点及其对机体的影响；低钾血症和高钾血症的概念、发生机制及其对机体的影响；水肿的概念及发生机制。
2. 熟悉：引起高渗性和低渗性脱水的原因、引起低钾血症和高钾血症的原因。
3. 了解：水肿的特点及其对机体的影响。
4. 能够初步具备根据实验室检查结果和临床表现分析水、电解质代谢紊乱类型的能力。
5. 能够针对水、电解质代谢紊乱的病因开展健康教育，就有关补液和治疗问题与患者及其家属进行交流。

水是机体的重要成分和生命活动的必需物质。水和溶解于其中的电解质、低分子有机化合物及蛋白质组成体液，广泛分布于机体细胞内外。其中细胞外液是细胞生活的液体环境，即人体的内环境，是沟通组织细胞与组织细胞和机体与外界环境的媒介。内环境化学成分和理化特性的相对稳定是细胞新陈代谢和各种生理功能正常进行的保证。水和电解质代谢的动态平衡是机体内环境保持稳态的重要条件，是维持人体生命活动正常进行的重要因素。

体内水的容量及电解质的成分和浓度通过机体的自稳态调节机制被控制在一个相对稳定的、较窄的范围内，疾病和外界环境的剧烈变化常会引起水、电解质平衡的紊乱，从而导致体液的容量、分布、电解质浓度和渗透压的异常变化。这些紊乱得不到及时纠正，常会引起严重后果，甚至危及生命。本章主要介绍比较常见的水、钠和钾的代谢紊乱。

第一节　水、钠代谢紊乱

病例讨论

男性患儿，2岁，腹泻2天，每天6~7次，水样便；呕吐4次，不能进食。伴有口渴、尿少、腹胀。

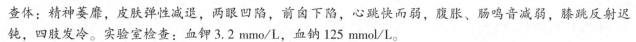

查体：精神萎靡，皮肤弹性减退，两眼凹陷，前囟下陷，心跳快而弱，腹胀、肠鸣音减弱，膝跳反射迟钝，四肢发冷。实验室检查：血钾 3.2 mmo/L，血钠 125 mmol/L。

问题：请分析其水、电解质平衡紊乱的类型并说明诊断依据。

正常成人体液量占体重的 60%，其中细胞内液约占 40%，细胞外液约占 20%（血浆约占 5%，组织液约占 15%）。细胞外液的主要电解质是 Na^+、Cl^- 和 HCO_3^-，Na^+ 占血浆正离子的 90% 以上，是形成血浆渗透压的主要成分，临床一般通过测定血清钠浓度来判断血浆渗透压的高低。正常血清钠浓度为 130~150 mmol/L，血浆渗透压为 290~310 mmol/L。

一、脱水

脱水（dehydration）是指由各种原因引起的体液容量明显减少，并出现一系列代谢和功能紊乱的临床综合征。根据脱水时细胞外液渗透压的变化，将脱水分为高渗性脱水（即细胞外液减少合并高血钠）、低渗性脱水（即细胞外液减少合并低血钠）和等渗性脱水（即细胞外液减少而血钠正常）。

（一）高渗性脱水

高渗性脱水（hypertonic dehydration）的特点是失水多于失钠，血清钠浓度大于 150 mmol/L，血浆渗透压大于 310 mmol/L，细胞外液量和细胞内液量均减少。

1. 原因和机制

（1）水摄入减少　主要见于：①不能或不会饮水，如极度衰弱的婴幼儿、吞咽困难或频繁呕吐的患者等。②水源断绝，如在沙漠中。③丧失口渴感，如脑外伤、脑血管意外等，口渴中枢损伤。一日不饮水，丢失水约 1200 mL（约占体重的 2%）。婴儿一日不饮水，失水可达体重的 10%，对水丢失更为敏感，故临床上更应特别注意。

（2）水丢失过多　主要见于：①经呼吸道失水，任何原因引起的过度通气（如癔症、代谢性酸中毒等）都会使呼吸道黏膜的不感蒸发加强而丢失水分。②经皮肤失水，高热、剧烈运动时大量出汗和甲状腺功能亢进时，均可通过皮肤丢失大量低渗液体。③经肾失水，如中枢性和肾性尿崩症时，肾远曲小管和集合管对水重吸收减少而排出大量低渗尿；大量使用脱水剂如甘露醇、葡萄糖等高渗溶液，可产生渗透性利尿而导致失水。④经胃肠道失水，如频繁呕吐、严重腹泻及持续消化道引流等可导致等渗或含钠量低的消化液丢失。

2. 对机体的影响

（1）口渴明显　细胞外液高渗，通过渗透压感受器刺激口渴中枢，引起口渴感。

（2）尿量减少，尿比重增加　由于细胞外液渗透压升高，刺激渗透压感受器，使抗利尿激素（ADH）分泌增加，肾小管对水的重吸收增加，尿量减少而尿比重增高。若脱水进一步加重，则血容量不足，导致循环功能障碍，甚至发生休克。

（3）脱水热　严重脱水时，皮肤蒸发水分减少，使散热受到影响，导致体温升高，称脱水热，多见于小儿。

（4）中枢神经系统功能障碍　由于细胞外液高渗，使渗透压相对较低的细胞内的水分向细胞外转移，引起细胞脱水导致中枢神经系统功能障碍。可出现烦躁不安、嗜睡、肌肉抽搐、昏迷甚至死亡等症状。脑体积因脱水而显著缩小时，颅骨与脑皮质之间的血管张力增大，可导致静脉破裂而出现局部脑出血和蛛网膜下腔出血。

（5）细胞脱水　由于细胞外液渗透压增高，可使水分从渗透压相对较低的细胞内向细胞外转移而引起细胞脱水，因而高渗性脱水时细胞内、外液都减少。

（二）低渗性脱水

低渗性脱水（hypotonic dehydration）的特点是失钠多于失水，血清钠浓度小于135 mmol/L，血浆渗透压小于290 mmol/L，伴有细胞外液量的减少。

1. 原因和机制

常见的原因是肾内或肾外缺失大量的液体或液体积聚在第三间隙后处理措施不当。

（1）经肾丢失　常见于：①长期连续使用排 Na^+ 性利尿剂，如呋塞米、依他尼酸和噻嗪类利尿剂等，抑制髓袢升支对 Na^+ 的重吸收；②肾上腺皮质功能不全，如患 Addison 病时，醛固酮分泌不足，肾小管对 Na^+ 的重吸收减少；③患肾实质性疾病时，髓袢升支功能受损，髓间质结构破坏，导致钠重吸收减少；④肾小管酸中毒时，集合管分泌 H^+ 能力降低，H^+ 与 Na^+ 的交换减少，导致 Na^+ 随尿排出增加。

（2）肾外丢失　①经消化道丢失，如严重呕吐、腹泻导致大量含 Na^+ 的消化液丢失。②经皮肤丢失，大量出汗、大面积烧伤可导致液体和 Na^+ 大量丢失。③液体在第三间隙积聚，如胸膜炎形成大量胸水，肝硬化形成大量腹水等。在上述情况下如果只补水而忽视了补钠，就会导致细胞外液渗透压降低。

2. 对机体的影响

（1）无口渴感　由于血浆渗透压降低，下丘脑渗透压感受器受到抑制，故机体虽缺水但无口渴感。

（2）外周循环衰竭　由于细胞外液渗透压降低，细胞外水分向渗透压较高的细胞内转移，导致细胞外液量进一步减少。血容量明显减少，易发生低血容量性休克，患者可有直立性眩晕、血压下降、四肢厥冷、脉搏变窄变细等症状。

（3）脱水征明显　因血容量减少，组织液向血管内转移，使组织液减少更为明显。患者出现明显的脱水征，如皮肤弹性减退，眼窝和婴幼儿前囟门凹陷。

（4）尿的变化　①尿量：早期由于血浆渗透压降低，抑制渗透压感受器，使 ADH 分泌减少，肾小管对水的重吸收减少，导致多尿和低比重尿。晚期当血容量明显减少时，刺激容量感受器使 ADH 分泌增多，肾小管重吸收水增多，可出现少尿。②尿钠：经肾失钠的患者，尿钠含量增多；肾外性失钠的患者则因血容量降低，激活肾素—血管紧张素—醛固酮系统，使肾小管对钠的重吸收增加，导致尿钠含量减少。

（5）细胞水肿　细胞外液向细胞内转移造成细胞水肿。严重的脑细胞水肿可引起颅内压增高，出现头痛、恶心、呕吐、表情淡漠、精神恍惚、嗜睡、昏迷及视神经乳头水肿等中枢神经系统功能紊乱症状，甚至引起脑疝导致呼吸和心跳停止。

（三）等渗性脱水

等渗性脱水（isotonic dehydration）的特点是钠水成比例丢失，血清钠浓度和血浆渗透压仍在正常范围内，细胞外液减少，细胞内液变化不明显。

1. 原因和机制

（1）消化液大量丢失　见于严重呕吐、腹泻、胃肠道引流、肠梗阻等。

（2）大量血浆丢失　见于大面积烧伤，血浆从创面大量渗出而丢失。

（3）大量抽放胸水、腹水。

2. 对机体的影响

等渗性脱水时主要丢失细胞外液，血浆容量及组织液量均减少，患者可出现皮肤弹性减退、眼窝凹陷，婴幼儿出现前囟门凹陷。由于血容量减少，使 ADH 和醛固酮分泌增多，肾脏重吸收水、钠增多，而使细胞外液容量得到部分补充。患者尿量减少，尿钠减少。若细胞外液明显减少，则血压下降，甚至出现休克和急性肾功能衰竭。

等渗性脱水如处理不及时，患者可通过皮肤不感蒸发和呼吸等途径不断丢失水分而转变为高渗性脱水；若补给过多的低渗溶液则可转变为低渗性脱水和水中毒。因此，单纯的等渗性脱水临床上较少见。三类脱水的比较见表4-1。

表4-1　三类脱水的比较

	高渗性脱水	等渗性脱水	低渗性脱水
特点	失水>失钠	水、钠成比例丢失	失水<失钠
血清 Na^+ 浓度/（mmol·L^{-1}）	>150	130~150	<130
血浆渗透压/（mmol·L^{-1}）	>310	290~310	<290
细胞内、外液变化	细胞内液、外液均↓	细胞外液↓	细胞外液↓、细胞内液↑
口渴感	明显	有	轻者无，严重者有
尿量	减少	严重者减少	轻者减少不明显，严重者减少
血压	严重者降低	严重者降低	降低

（四）防治原则

（1）积极治疗引起脱水的原发疾病，解除病因，避免不适当的医疗措施。

（2）补液原则　应按照"缺什么、补什么"和"缺多少、补多少"的原则。高渗性脱水时因血钠浓度高，应首先补充足够的水分，补充时先糖后盐，不能口服者可静脉滴注5%葡萄糖溶液，严重者可静脉内注射2.5%或3%葡萄糖溶液，待缺水基本纠正后，再适当补充生理盐水。低渗性脱水原则上以补盐为主，补充时先盐后糖，补充等渗或高渗盐水以恢复细胞外液容量和渗透压。如患者已发生休克，则须按照休克的治疗原则进行抢救。等渗性脱水应补充偏低渗的溶液。

二、水中毒

水中毒（water intoxication）是指过多的水在体内潴留，引起细胞内、外液容量增多和渗透压降低，并出现一系列临床症状和体征。特点是体液量明显增多，血清钠浓度小于130 mmol/L，血浆渗透压小于280 mmol/L，但体内钠总量正常或增多，故又称高容量性低钠血症。

（一）原因和机制

在肾功能良好的情况下，一般不易发生水中毒。故水中毒最常发生于急性肾功能不全的患者输液不恰当时。

1. 水的排出减少

（1）ADH分泌过多　可见于急性应激状态（如创伤、大手术、疼痛、恐惧和休克等）、使用止痛剂（如吗啡、杜冷丁）、某些恶性肿瘤患者等。

（2）肾脏排水减少　多见于急性肾功能衰竭少尿期和慢性肾功能衰竭晚期。心力衰竭及肝硬化时，因肾血流量减少，肾脏排水减少，如不限制摄入水量，亦可引起钠水潴留。

2. 水摄入过多

见于用无盐水灌肠、精神性饮水和持续性大量饮水及静脉输液不当等。临床上引起水摄入过多的主要原因是静脉输入含盐少或不含盐的液体过多、过快，超出了肾的排水能力。婴幼儿对水电解质调节能力差，更容易发生水中毒。

（二） 对机体的影响

1. 细胞外液量增加，血液稀释

血浆蛋白和血红浓度、血细胞比容降低，早期尿量增加（肾功能障碍者例外），尿比重下降。

2. 细胞水肿

由于体内水潴留，使细胞外液增多，细胞外液渗透压降低，细胞外液向渗透压较高的细胞内转移，引起细胞水肿，细胞内、外液量均增多，渗透压均降低。

3. 中枢神经系统症状

水中毒中，对机体影响最大、危害最严重的是脑水肿。脑水肿使颅内压增高，患者出现头痛、恶心、呕吐、表情淡漠、精神恍惚、嗜睡、昏迷及视神经乳头水肿等症状，严重者发生脑疝，导致呼吸、心跳停止。

轻度或慢性水中毒的患者，症状常不明显，常有头痛、恶心、呕吐、嗜睡、软弱无力及肌肉痉挛等症状。

（三） 防治原则

（1）积极治疗原发疾病，消除引起水中毒的原因。

（2）严格控制进水量，轻症患者在暂停给水后即可自行恢复。

（3）积极治疗水中毒，促进体内水分排出，减轻脑细胞水肿。对急性重症水中毒患者，应立即静脉内注射甘露醇、山梨醇等渗透性利尿剂或呋塞米等强利尿剂，也可注射3%～5%氯化钠溶液，迅速缓解体液的低渗状态，但须密切注意心脏功能，因钠离子过多可使细胞外液容量增大而加重心脏负荷。肾衰竭患者可采用透析疗法，在短时间内去除体内潴留的过多液体和代谢产物。

三、水肿

过多的体液在组织间隙或体腔内积聚称为水肿（edema）。水肿不是独立的疾病，而是多种疾病的一种重要的病理过程。体液在体腔大量积聚时，称为积水（hydrops），如心包积水、胸腔积水、腹腔积水、脑室积水等。

水肿

水肿的分类：①按水肿波及的范围分为全身性水肿和局部性水肿；②按发病原因分为心源性水肿、肾性水肿、肝性水肿、营养不良性水肿、淋巴性水肿和炎性水肿等；③按水肿发生的部位分为皮下水肿、脑水肿和肺水肿等。

（一） 水肿的发生机制

生理情况下，体液容量和组织液容量是相对恒定的，这种恒定依赖于机体内外液体交换平衡和血管内外液体交换平衡的调节与完善。上述平衡失调都将引起水肿。

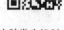

水肿发生机制

1. 血管内外液体交换平衡失调

正常情况下组织液和血浆之间不断进行液体交换，使组织液的生成和回流保持动态平衡。当各种因素引起组织液生成增多和（或）回流减少时，则组织液在组织间隙过多积聚而引起水肿。

（1）毛细血管流体静压力升高　毛细血管流体静压力升高时，有效流体静压力增大，组织液生成增多，当超过了淋巴回流的代偿能力时，便可引起水肿。毛细血管流体静压力升高主要见于：充血性心力衰竭；局部静脉受压或阻塞。其次，动脉性充血也可引起毛细血管流体静压力升高，它是炎性水肿的重要原因之一。

（2）血浆胶体渗透压降低　血浆胶体渗透压的高低主要取决于血浆蛋白尤其是白蛋白的含量。血浆

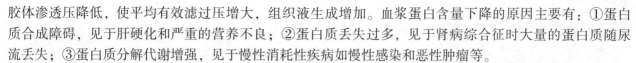

胶体渗透压降低，使平均有效滤过压增大，组织液生成增加。血浆蛋白含量下降的原因主要有：①蛋白质合成障碍，见于肝硬化和严重的营养不良；②蛋白质丢失过多，见于肾病综合征时大量的蛋白质随尿流丢失；③蛋白质分解代谢增强，见于慢性消耗性疾病如慢性感染和恶性肿瘤等。

（3）微血管通透性增加 正常情况下毛细血管只允许微量蛋白质滤出，因而在毛细血管内外形成了很大的胶体渗透压梯度。当微血管通透性增加时，血浆蛋白从毛细血管和微静脉壁滤出，使血浆胶体渗透压降低、组织液的胶体渗透压升高，平均有效滤过压升高，组织液生成增加。常见于各种炎症，包括感染、烧伤、冻伤、化学伤及昆虫咬伤等。这类水肿液的特点是蛋白质含量较高，可达 30~60 g/L。

（4）淋巴回流受阻 正常情况下，组织液的 10%~20% 通过淋巴回流重吸收，并把其所含蛋白运回血液循环，而且在组织液生成增多时还能代偿回流，具有重要的抗水肿作用。当淋巴回流受阻时，含蛋白的水肿液在组织间隙中积聚，形成淋巴水肿。常见的原因有：①患丝虫病时主要的淋巴管道被成虫阻塞，引起下肢和阴囊的慢性水肿；②恶性肿瘤侵入并阻塞淋巴管，或进行广泛的淋巴结摘除术，引起相应部位水肿。这类水肿液的特点是蛋白质含量较高，可达 40~50 g/L。

2. 体内外液体交换平衡失调——钠水潴留

正常人钠、水的摄入量和排出量处于动态平衡状态，故体液量维持恒定。钠水排出主要通过肾脏，所以钠水潴留的基本机制是肾脏调节功能障碍。正常经肾小球滤过的钠、水总量中只有 0.5%~1.0% 最终排出体外，99%~99.5% 被肾小管重吸收。当各种因素引起肾小球滤过率降低或肾小管重吸收功能增强时，便可导致钠水潴留而引起水肿。

（1）肾小球滤过率降低 当肾小球滤过率降低，而肾小管重吸收未相应减少时，就会导致钠、水潴留。引起肾小球滤过率降低的常见原因有：①广泛的肾小球病变，如急、慢性肾小球肾炎，大量肾小球病变，肾小球滤过膜面积明显减少；②有效循环血量减少，如充血性心力衰竭、肝硬化腹水和肾病综合征等使有效循环血量减少、肾血流量下降，继发的交感—肾上腺髓质系统和肾素—血管紧张素系统兴奋，使入球小动脉收缩，肾血流量进一步减少，肾小球滤过率下降，导致钠水潴留。

（2）肾小管重吸收功能增强 无论肾小球滤过率有无降低，只要肾小管和集合管对钠水重吸收增多，就能引起钠水潴留。肾小管和集合管对钠水重吸收增多的常见原因如下。①肾血流重新分布，正常情况下，肾血流约90%分布在皮质肾单位。皮质肾单位约占肾单位总数的85%，其髓袢短，只进入髓质浅部，对钠水的重吸收能力相对较弱。髓旁肾单位约占肾单位总数的15%，其髓袢长，深入髓质高渗区，重吸收钠水能力强。当有效循环血量减少时，通过皮质肾单位的血流明显减少，而髓旁肾单位的血流量相对增加，从而使钠水的重吸收增加。②肾小球滤过分数（filtration fraction，FF）升高，在心力衰竭或患肾病综合征时，肾血流量随着循环血量的减少而下降，儿茶酚胺和肾素—血管紧张素系统活性增强，使肾出球小动脉比入球小动脉收缩更明显，滤过压升高，故肾小球滤过率相对升高，即 FF（肾小球滤过率/肾血浆流量）升高，肾小管周围毛细血管的胶体渗透压升高，流体静压力下降，两者均可促进近曲小管重吸收水增多。③醛固酮增多，各种原因使肾血流量减少或血钠浓度下降均可激活肾素—血管紧张素—醛固酮系统，使醛固酮分泌增多；肝硬化患者肝细胞灭活醛固酮的功能减退，使醛固酮增多。醛固酮促进远曲小管和集合管重吸收钠增多，进而引起钠水潴留。④ADH 释放增多，有效循环血量减少或血浆渗透压增高，均可使 ADH 的分泌与释放增多，使肾远曲小管和集合管对水的通透性增加，水重吸收增多，引起水潴留。⑤心房钠尿肽（ANP）分泌减少，ANP 由心房肌细胞合成储存。当血容量减少、血压升高、血 Na^+ 含量降低时，ANP 的分泌和释放减少，使肾近曲小管对钠水的重吸收增加，并抑制醛固酮的分泌，导致或促进水肿的发生。

以上是水肿发生机制中的基本因素。在不同类型水肿的发生发展中，通常是多种因素先后或同时发挥作用，同一因素在不同的水肿发生机制中所起的作用不同。

（二）常见的水肿类型及其特点

1. 心源性水肿（cardiac edema）

通常将右心衰竭引起的全身性水肿称为心源性水肿。

（1）发生机制　右心衰竭时体循环静脉淤血，使毛细血管流体静压力升高；胃肠道和肝脏淤血，蛋白质消化、吸收及合成障碍，血浆蛋白减少，血浆胶体渗透压下降；右心衰竭时，有效循环血量减少，肾血流量降低，肾小球滤过率下降，尿量减少；有效循环血流减少引起醛固酮、ADH 分泌增加，ANP 分泌减少，肾血流重新分布，肾小球滤过分数增高等，均使肾小管重吸收钠水增多，导致钠水潴留。钠水潴留是右心衰竭后期发生全身性水肿的重要机制。

（2）临床特点　皮下组织水肿是心源性水肿的重要体征。水肿首先出现在身体的低垂部位，站立或坐位时下肢尤其足踝部最早出现水肿且较明显。随病变加重可波及全身，出现腹水和胸水等。

2. 肝性水肿（hepatic edema）

由严重肝脏疾病引起的水肿称为肝性水肿，如门脉性肝硬化、重症肝炎和肝癌等。

（1）发生机制　①肝静脉回流受阻，肝硬化时肝细胞结构紊乱，肝静脉回流受阻，肝窦内压升高，液体从血管内滤出至肝组织间隙，经肝表面和肝门进入腹腔而形成腹水；②门静脉高压，肠壁毛细血管流体静压力升高，液体滤出至腹腔；③血浆胶体渗透压降低，胃肠消化、吸收功能降低及肝脏合成蛋白质减少，使血浆胶体渗透压降低，组织液回流减少；④肝脏对醛固酮和 ADH 灭活减少，引起钠水潴留。

（2）临床特点　主要表现为腹水，严重时可波及全身。

3. 肾性水肿（renal edema）

由于肾脏的原发性疾病而引起的水肿称为肾性水肿，可分为肾病性水肿和肾炎性水肿。常见于肾病综合征和急性肾小球肾炎。

（1）发生机制　①肾病性水肿，大量蛋白尿使血浆蛋白丢失过多，导致组织液生成增多；同时由于有效循环血量下降，继发性醛固酮分泌增加，ADH 释放增多，导致钠水潴留。②肾炎性水肿，肾小球病变使肾小球滤过率降低而肾小管重吸收功能未相应减少，导致钠水潴留，引起水肿。

（2）临床特点　水肿首先出现在眼睑和面部等组织疏松部位，以晨起时最明显，严重者逐渐波及全身。

（三）重要器官的水肿

1. 脑水肿（brain edema）

脑组织中液体含量增多，导致脑容积增大、质量增加，称为脑水肿。

（1）原因和发生机制　按原因和发生机制不同，可分为以下三种类型。①血管源性脑水肿，常见于脑外伤、脑梗死、脑肿瘤及脑血管意外等疾病。上述病因使脑部毛细血管受损，管壁通透性增强，大量含蛋白质的液体进入脑组织间隙。②细胞中毒性脑水肿，常见于心脏停搏、窒息等引起的急性脑缺血缺氧、脑膜炎及水中毒等。发生机制是脑细胞因急性缺血、缺氧，ATP 合成减少，钠泵功能障碍，导致细胞内钠水潴留，引起细胞水肿。③间质性脑水肿，常见于肿瘤或炎症阻塞大脑导水管或脑室管，脑脊液在脑室内积聚，使脑室内压升高，引起脑室管膜破裂，液体进入周围白质出现间质性水肿。

（2）临床特点　脑水肿的临床表现取决于其发生速度及严重程度。轻者可无明显临床表现。严重者以颅内压增高综合征为主要表现，如出现剧烈头痛、头晕、恶心、呕吐、视乳头水肿、血压升高和心动过缓等症状，甚至可出现脑疝，导致患者死亡。

2. 肺水肿（pulmonary edema）

过多的液体积聚在肺组织间隙和（或）肺泡腔内，称为肺水肿，分为间质性肺水肿和肺泡水肿。

（1）发生机制　①肺毛细血管流体静压升高，如左心衰竭时，肺静脉回流受阻导致肺静脉淤血，使肺毛细血管流体静压升高，发生肺水肿；②肺泡壁毛细血管通透性增强，患肺炎、吸入毒气、氧中毒及休克时，肺泡壁毛细血管受损，通透性增强，血浆蛋白渗出至肺间质或肺泡腔内，引发间质性肺水肿或肺泡水肿；③血浆胶体渗透压降低，休克患者输入大量晶体液时，可使肺血容量增加及血浆胶体渗透压降低，引起肺水肿；④肺淋巴回流受阻，硅肺、肺癌等可引起淋巴回流受阻，发生肺水肿。

（2）临床特点　急性肺水肿，临床表现为进行性呼吸困难、端坐呼吸、发绀、咳白色或粉红色泡沫样痰。听诊可闻及明显水泡音。慢性肺水肿多见于风湿性心脏病、二尖瓣狭窄、高血压心脏病和冠心病等。

（四）水肿对机体的影响

水肿对机体的影响因水肿发生的原因、部位、程度、速度及持续时间不同而各有差异，一般多为不利影响。

1. 有利影响

炎性水肿具有稀释毒素和运送抗体等抗损伤作用。

2. 不利影响

严重持久的水肿或重要器官的急性水肿，可引起严重后果。

（1）细胞营养障碍　过量的液体在组织间隙中积聚，使细胞与毛细血管之间的距离增大，增加了营养物质在细胞间弥散的距离。水肿液压迫微血管使营养血流减少，可致细胞发生严重的营养障碍。

（2）水肿对器官、组织功能活动的影响　主要取决于水肿发生的速度及程度。急速发展的重度水肿因来不及适应及代偿，可引起比慢性水肿更严重的功能障碍。重要器官或部位的水肿，则可引起严重后果甚至危及生命，如脑水肿可引起颅内压升高，喉头水肿可阻塞气道引起窒息，肺水肿可导致急性呼吸功能障碍。

（五）防治原则

1. 治疗原发病

只有控制原发病才能有效治疗水肿，如心源性水肿时必须治疗心力衰竭，肝性水肿时必须改善肝功能。

2. 针对发生机制进行治疗

如应用利尿剂治疗钠水潴留；应用大剂量糖皮质激素降低脑血管壁的通透性，减少液体和蛋白质向组织间隙渗出。针对发生机制的治疗措施多能取得快速且明显的效果。

第二节　钾代谢紊乱

钾代谢紊乱

钾是机体内最重要的无机阳离子之一，正常成人含钾总量为 50~55 mmol/kg 体重。其中约 90% 存在于细胞内，骨钾约占 7.6%，跨细胞液钾约占 1%，仅约 1.4% 的钾存在于细胞外液中。机体的钾主要来源于天然食物，成人每天随饮食摄入 50~120 mmol。摄入的钾 90% 经肾随尿排出，10% 的钾随粪便和汗液排出。机体通过完善的排钾机制，避免钾在体内潴留，引发危及生命的高钾血症，但肾保钾的能力较差，即多吃多排、少吃少排、不吃也排。钾在细胞内外液的分布主要受细胞膜 Na^+-K^+ 泵及细胞内外 H^+ 与 K^+ 交换的影响。钾具有维持细胞新陈代谢、保持细胞静息膜电位、调节细胞内外的渗透压及调控酸碱平衡等多种生理功能。正常血清钾浓度为 3.5~5.5 mmol/L。钾代谢紊乱主要是指细胞外液中钾离子浓度的异常变化，包括低钾血症和高钾血症。

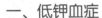

一、低钾血症

血清钾浓度低于 3.5 mmol/L 称为低钾血症（hypokalemia）。

（一）原因和机制

1. 钾摄入不足

常见于术后禁食或其他原因引起的进食明显减少者，因静脉补液中未补钾或补钾不足，而肾脏每天仍继续排钾，致使血钾降低。

2. 钾丢失过多

（1）经消化道失钾　消化液中钾含量丰富，严重呕吐、腹泻、胃肠减压及肠瘘等引起钾大量丢失。若同时导致血容量明显减少，则可引起醛固酮分泌增多，使肾排钾增多。消化道失钾是小儿低钾血症的常见原因。

（2）经肾失钾　常见于：①长期大量使用利尿剂，如呋塞米、依他尼酸、氯噻嗪等，抑制钾的重吸收，使尿排钾增多；②肾上腺皮质激素分泌过多，如原发性或继发性醛固酮增多，肾脏远曲小管和集合管泌钾增多；③急性肾衰竭多尿期，肾排钾增多；④肾小管性酸中毒，肾小管上皮细胞分泌 H^+ 减少，H^+ 与 Na^+ 交换减少，K^+ 与 Na^+ 交换增多，肾排钾增多；⑤镁缺失，肾小管上皮细胞 Na^+-K^+-ATP 酶失活，钾重吸收障碍，导致钾丢失过多。

（3）经皮肤失钾　汗液含钾不多，为 5～10 mmol/L。在高温或剧烈运动时大量出汗，丢失较多的钾，若不及时补充可引起低钾血症。

3. 钾的跨细胞分布异常

钾的跨细胞分布异常指细胞外钾向细胞内转移而引起的低钾血症，但体内钾的总量并不减少。常见于如下情况。

（1）碱中毒　碱中毒时细胞外液 H^+ 减少，细胞内 H^+ 与细胞外 K^+ 进行交换，以维持体液的离子平衡，导致细胞外液低钾。同时肾小管上皮细胞的 H^+ 与 Na^+ 交换减弱，而 K^+ 与 Na^+ 交换加强，尿钾排出增多。

（2）胰岛素使用过量　胰岛素可直接激活细胞膜上的 Na^+-K^+-ATP 酶的活性，使细胞外钾转入细胞内。可促进细胞糖原合成，使细胞外 K^+ 随葡萄糖转入细胞增多。

（3）β-肾上腺素能受体活性增强　如 β-受体激动剂肾上腺素、舒喘灵等可通过 cAMP 机制激活 Na^+-K^+ 泵促进细胞外钾内移。

（4）低钾性周期性麻痹　是一种家族遗传性疾病，发作时细胞外 K^+ 进入细胞内，导致血钾急剧减少。剧烈运动、应激等是其常见的诱发因素，但发生机制目前尚不清楚。

（5）钡中毒、粗制棉籽油（含有棉酚）中毒　钾通道被阻滞，使 K^+ 外流减少。

（二）对机体的影响

低钾血症对机体的影响主要取决于血钾浓度降低的速度和程度及伴随的缺钾严重程度，同时有明显的个体差异性。

1. 对神经-肌肉兴奋性的影响

（1）急性低钾血症　当血清钾浓度低于 3 mmol/L 时神经肌肉兴奋性降低，导致骨骼肌和消化道平滑肌松弛无力；低于 2.5 mmol/L 时发生迟缓性麻痹，严重时可出现呼吸肌麻痹或麻痹性肠梗阻（腹胀、肠鸣音减弱甚至消失）。其机制在于低钾血症时，细胞内、外液 K^+ 浓度差增大，细胞内 K^+ 外流增加，使静息电位的绝对值增大（负值减小），细胞处于超极化阻滞状态，兴奋性降低，严重时甚至不能兴奋。

（2）慢性低钾血症　由于病程缓慢，细胞内钾逐渐移到细胞外，使细胞内、外 K^+ 浓度差不大，因而静息电位基本正常，细胞兴奋性无明显变化，故临床表现不明显。

2. 对心肌的影响

主要表现为心肌生理特性的改变及引发的心电图变化和对心肌功能的损害。

（1）心肌生理特性的改变　① 兴奋性增强，低钾血症时，心肌细胞膜对 K^+ 的通透性降低，钾离子外流减少，静息电位绝对值减小，心肌兴奋性增强。② 传导性降低，因心肌细胞膜静息电位绝对值减小，除极时 Na^+ 内流速度减慢，动作电位 0 期除极的速度减慢，幅度降低，兴奋的扩布减慢，心肌传导性降低。③ 自律性增强，低钾血症时，心肌细胞膜对 K^+ 的通透性降低，复极化 4 期 K^+ 外流减慢，而 Na^+ 内流相对加速，导致 4 期自动除极加快，心肌自律性增强。④ 收缩性改变，心肌细胞外的 K^+ 对 Ca^+ 内流有抑制作用。轻度低钾血症时，其对 Ca^+ 内流的抑制作用减弱，Ca^+ 内流增多，心肌收缩性增强；但严重或慢性低钾血症时，细胞内缺钾，使心肌细胞代谢障碍而发生变性坏死，心肌收缩性减弱。

（2）心电图变化　典型表现有：ST 段压低，是钙内流加速，复极化 2 期（平台期）缩短所致；T 波压低和增宽，出现明显的 U 波，Q-T 期间延长，主要是膜对 K^+ 的通透性降低，心肌复极化 3 期延长的结果为传导性降低引起 P-R 间期延长，QRS 波增宽（图 4-1）。

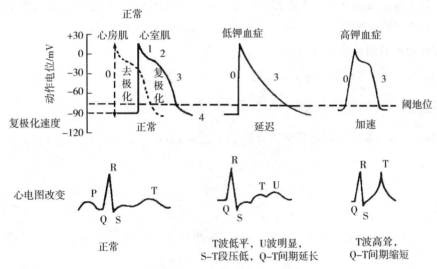

图 4-1　血浆钾浓度对心肌细胞膜电位及心电图的影响

（3）心肌功能的损害　主要表现为心律失常，如窦性心动过速、房性或室性期前收缩、阵发性心动过速等；心肌对洋地黄类强心药物的敏感性增强。低钾血症时，洋地黄与 Na^+-K^+-ATP 酶的亲和力增强而加强了洋地黄的毒性作用，并显著降低了其治疗效果。

3. 对酸碱平衡的影响

低钾血症可引起代谢性碱中毒，同时常发生反常性酸性尿。其发生机制是：①低钾血症时，细胞外液 K^+ 浓度降低，细胞内液 K^+ 外流，细胞外液 H^+ 向细胞内移，引起细胞外液代谢性碱中毒；②肾小管上皮细胞内 K^+ 浓度降低，H^+ 浓度升高，造成肾小管 K^+ 与 Na^+ 交换减弱而 H^+ 与 Na^+ 交换增强，尿排 K^+ 减少、排 H^+ 增多，尿液呈酸性，称反常性酸性尿。

4. 对中枢神经系统的影响

低钾血症时，中枢神经系统兴奋性降低，轻者表现为精神萎靡、表情淡漠，严重时反应迟钝、定向力障碍、嗜睡甚至昏迷。主要是因为缺 K^+ 引起糖代谢障碍和脑细胞能量供应不足。

5. 对肾脏的影响

长期缺 K^+ 可导致肾小管上皮细胞肿胀、增生，临床上表现为尿浓缩功能障碍，即出现多尿、夜尿和低比重尿。

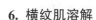

6. 横纹肌溶解

局部钾浓度增大引起血管扩张，致使血流量增加。严重缺乏钾（血钾浓度低于 2.5 mmol/L）时，肌肉运动时不能从细胞中释出足够的钾，以致发生缺血缺氧而引起肌痉挛、坏死和横纹肌溶解。

（三）防治原则

1. 防治原发病，尽快恢复饮食和肾功能

除注意患者正常饮食外，还应限制钠盐的摄入，以免进一步增加钾从肾的排出量。

2. 补钾

最好口服，不能口服者或病情严重时，才考虑静脉滴注补钾。切忌静脉推注，以免心搏骤停。静脉补钾时必须注意以下情况。

（1）见尿补钾　每天尿量不少于 500 mL，每小时 30 mL 以上较安全。肾功能不全患者应严密监测。

（2）慢速　静脉补钾不宜过多、过快，每小时输入量以 10~20 mmol 为宜。

（3）低浓度　输入液钾浓度以 20~40 mmol/L 为宜。

（4）限量　补钾量需视缺钾严重程度而定。每天滴入总量不宜超过 120 mmol，严防医源性高钾血症。

（5）其他　治疗过程中密切观察心率和心律，定时测定血钾浓度。

3. 纠正水和其他电解质代谢紊乱

引起低钾血症的原因常常同时引起水和其他电解质代谢紊乱，应及时检查并加以纠正。

二、高钾血症

高钾血症（hyperkalemia）是指血清钾浓度高于 5.5 mmol/L。

（一）原因和机制

1. 肾排钾减少

肾排钾减少是引起高钾血症最主要的原因，凡使肾小球滤过率降低或肾小管泌 K^+ 障碍的因素均可导致高钾血症。

（1）肾功能不全　常见于急、慢性肾衰竭少尿期，以及休克和严重腹水等，因肾小球滤过率降低或肾小管排钾障碍导致血钾升高。

（2）醛固酮分泌减少　肾上腺皮质功能减退时，醛固酮分泌减少，使肾排钾减少，血钾升高。或因间质性肾炎损害肾小管，使其对醛固酮的反应性降低而发生高钾血症。

（3）长期大量应用保钾利尿剂　如安体舒通和氨苯蝶啶等可抵抗醛固酮的保钠排钾的作用，引起钾在体内潴留。

2. 钾的跨细胞分布异常

细胞内钾迅速大量转移到细胞外，当超过了肾的排钾能力时，血钾升高。

（1）酸中毒　酸中毒时细胞外液 H^+ 浓度升高，H^+ 进入细胞内被缓冲，而细胞内 K^+ 转运到细胞外以维持电荷平衡；同时肾小管上皮细胞内也发生了此种离子转移，致使 H^+ 与 Na^+ 的交换加强，而 K^+ 与 Na^+ 的交换减弱，尿排钾减少。

（2）组织分解　如大量溶血、严重的挤压综合征时，组织细胞内 K^+ 大量释出而引起高钾血症。

（3）缺氧　缺氧时细胞 ATP 生成不足，细胞膜上 Na^+- K^+ 泵功能障碍，Na^+ 潴留于细胞内，而细胞外 K^+ 不易进入细胞内。

（4）某些药物的使用　β 受体阻滞剂、洋地黄类药物中毒等通过干扰 Na^+-K^+-ATP 酶活性而妨碍细胞摄钾。

（5）其他　家族性高钾型周期性瘫痪、胰岛素缺乏等。

3. 钾摄入过多

主要见于处理不当,如经静脉输入过多钾或输入大量库存血,超过了肾脏的排钾能力。

4. 假性高钾血症

假性高钾血症是指测得的血清钾浓度增大而实际上血钾浓度并未增大的情况。临床上可见于白细胞增多或血小板增多患者,但更多见于静脉穿刺造成的红细胞机械性损伤。

(二) 对机体的影响

1. 对神经-肌肉兴奋性的影响

(1) 急性高钾血症 随着血清钾浓度的逐渐升高,神经肌肉先兴奋后抑制。①急性轻度高钾血症(血清钾浓度 5.5~7.0 mmol/L)时,细胞内、外 K^+ 浓度差减小,K^+ 外流减少,使静息电位绝对值减小,与阈电位间距离缩短而兴奋性增强。主要表现为感觉异常、刺痛等症状。②严重高钾血症(血清钾浓度 7.0~9.0 mmol/L)时,细胞外液钾浓度急剧升高,细胞内、外 K^+ 浓度差更小,静息电位下降或几乎接近于阈电位水平。肌肉细胞膜上的快钠通道失活,细胞处于除极化阻滞状态而不能兴奋,表现为肌肉软弱无力乃至弛缓性麻痹。

(2) 慢性高钾血症 很少出现神经-肌肉方面的症状,主要是因为细胞内、外钾浓度梯度变化不大,细胞内、外 K^+ 变化不明显。

2. 对心肌的影响

高钾血症对心肌的毒性作用极强,严重者可发生致命性心室颤动和心搏骤停。主要表现为心肌生理特性的改变及引发的心电图变化和对心肌功能的损害。

(1) 心肌生理特性的改变 ①兴奋性改变,急性高钾血症时,心肌兴奋性的改变随血钾浓度升高的程度不同而有所不同。急性轻度高钾血症时,细胞内外钾浓度差减小,静息电位绝对值变小(负值变小),与阈电位距离接近,心肌的兴奋性增强;急性重度高钾血症时,静息电位绝对值(负值过小),处于去极化的阻滞状态,使心肌的兴奋性减弱。慢性高钾血症时,心肌兴奋性变化不明显。其发生机制与高钾血症时神经-肌肉的变化机制相似。②传导性减弱,高钾血症时,心肌细胞膜静息电位绝对值变小,与阈电位接近,则 0 期钠通道不易开放,使除极化的速度减慢,幅度变小,心肌传导性减弱。③自律性减弱,高钾血症时,心肌细胞膜对 K^+ 的通透性增强,复极化 4 期 K^+ 外流增加,而 Na^+ 内流相对缓慢,自动除极化减慢,心肌自律性减弱。④收缩性减弱,高钾血症时,细胞外液 K^+ 对 Ca^{2+} 内流的抑制作用增强,Ca^{2+} 内流减慢,心肌收缩性减弱。

(2) 心电图的改变 因传导性降低,心房内、房室间或心室内均可发生传导延缓或阻滞,心电图上显示 P 波压低、增宽或消失;P-R 间期延长,QRS 综合波增宽;R 波降低。复极化 3 期缩短,心电图上显示 T 波狭窄高耸,Q-T 间期轻度缩短(图 4-1)。

(3) 心肌功能的损害 主要引起严重的心律失常。

3. 对酸碱平衡的影响

高钾血症时可引起代谢性酸中毒,并出现反常性碱性尿。其发生机制是:①高钾血症时,细胞外液 K^+ 升高,细胞外液 K^+ 内移,而细胞内 H^+ 外移,引起细胞外液代谢性酸中毒;②肾小管上皮细胞内 K^+ 浓度升高,H^+ 浓度降低,造成肾小管 H^+ 与 Na^+ 的交换减弱,而 K^+ 与 Na^+ 的交换增强,尿排 K^+ 增多、排 H^+ 减少,使尿液呈碱性,称反常性碱性尿。

(三) 防治原则

防治原发病,积极去除引起高钾血症的原因。

降低体内总钾量,减少钾的摄入,用透析疗法和其他方法(口服或灌肠阳离子交换树脂),增加肾脏和肠道的排钾量。

使细胞外钾转入细胞内，静脉输入葡萄糖和胰岛素促进糖原合成，或输入碳酸氢钠提高血液 pH
值，促使钾向细胞内转移，从而降低血钾浓度。

应用钙剂和钠盐拮抗高钾血症的心肌毒性作用。

纠正其他电解质代谢紊乱。

习题

第五章 酸碱平衡紊乱

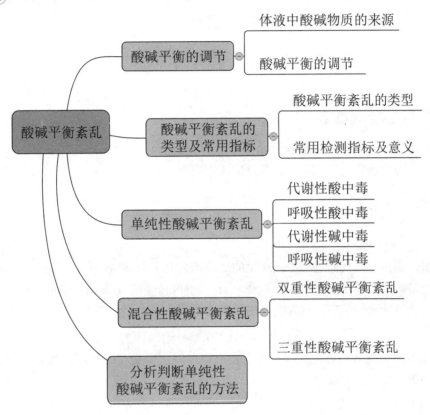

1. 掌握：各种单纯性酸碱平衡紊乱的概念、代偿调节特点、原因及对机体的影响。
2. 熟悉：各种单纯性酸碱平衡紊乱的主要血气分析的变化。
3. 了解：混合性酸碱平衡紊乱的类型及特点。
4. 根据实验室检查结果和临床表现，具备初步分析酸碱平衡紊乱类型的能力。
5. 针对酸碱平衡紊乱的病因开展健康教育，能与相关临床医生进行专业交流。

某肺源性心脏病患者，入院时呈昏睡状态，血气分析及电解质测定结果如下：pH 7.26，$PaCO_2$ 65.5 mmHg，HCO_3^- 37.8 mmol/L，Cl^- 92 mmol/L，Na^+ 142 mmol/L。

问题：该患者有何种酸碱平衡紊乱和电解质紊乱？分析患者昏睡的机制。

机体要维持正常的代谢和生理功能，就必须有相对稳定的内环境。体液酸碱度的相对恒定，是维持内环境稳态的重要条件之一。正常人体血浆的酸碱度在范围很窄的弱碱性环境内变动，用动脉血 pH 值表示是 7.35~7.45，平均值为 7.40。虽然在生命活动过程中机体不断地生成酸性或碱性物质，亦从体外经常摄入酸性或碱性物质，但是通过机体多方面的调节作用，体液的酸碱度总是稳定在正常范围内。将机体调节酸碱物质的含量和比例、以维持 pH 值在恒定范围内的过程称为酸碱平衡（acid-base balance）。

尽管机体对酸碱负荷有很大的缓冲能力和有效的调节功能，但许多因素仍可以引起酸碱负荷过度或调节机制障碍，导致体液酸碱度稳定性被破坏，称为酸碱平衡紊乱（acid-base disturbance）。临床上酸碱平衡紊乱并不少见，在很多情况下，酸碱平衡紊乱是某些疾病或病理过程的继发性变化，一旦发生，就会使病情加重和复杂化，对生命造成严重威胁。因此，及时发现和正确处理酸碱平衡紊乱常常是治疗成败的关键。

本章以细胞外液的酸碱平衡为基础，在阐述正常机体酸碱调节机制之后，叙述各种类型酸碱失衡的常见原因、代偿功能及对机体的影响，为临床的防治提供理论基础。

第一节　酸碱平衡的调节

一、体液中酸碱物质的来源

体液中的酸性或碱性物质主要是细胞内物质在分解代谢的过程中产生的，少量来自食物。正常人体在普通膳食条件下，酸性物质的生成量远远超过碱性物质。

（一）酸性物质的来源

1. 挥发性酸（volatile acid）

糖、脂肪和蛋白质在分解代谢过程中，氧化的最终产物是 CO_2 和 H_2O，二者结合生成的 H_2CO_3 是体内代谢过程中产生最多的酸性物质。H_2CO_3 可释出 H^+，也可转变成气体 CO_2 经肺排出体外，故称为挥发性酸。挥发性酸可通过肺进行调节，称为酸碱的呼吸性调节。

$$CO_2+H_2O \overset{CA}{\rightleftharpoons} H_2CO_3 \rightleftharpoons H^+ +HCO_3^-$$

CO_2 和 H_2O 结合生成碳酸的可逆反应虽可自发进行，但主要是在碳酸酐酶的作用下进行的。碳酸酐酶主要存在于红细胞、肾小管上皮细胞、肺泡上皮细胞及胃黏膜细胞中。

2. 固定酸（fixed acid）

固定酸是指不能变成气体经肺呼出，而只能通过肾随尿排出的酸性物质，又称非挥发性酸。固定酸主要在蛋白质、糖和脂肪代谢的过程中产生，如蛋白质分解代谢中产生的磷酸、硫酸和尿酸；糖酵解生成的甘油酸、丙酮酸和乳酸；糖氧化过程生成的三羧酸；脂肪代谢产生的 β-羟丁酸和乙酰乙酸等。一般情况下，固定酸主要来源于蛋白质的分解产物。因此，体内固定酸的生成量与食物中蛋白质的摄入量成正比。固定酸可通过肾脏调节，称为酸碱的肾性调节。

机体有时自外界摄入一些酸性食物或服用酸性药物，如氯化铵、水杨酸等，成为体内酸性物质的另一来源。

（二）碱性物质的来源

体液中的碱性物质主要来源于食物，尤其是水果、蔬菜中的有机酸盐，如柠檬酸盐、苹果酸盐和草酸盐，均可与 H^+ 起反应，分别转化为柠檬酸、苹果酸和草酸，K^+ 或 Na^+ 则可与 HCO_3^- 结合形成碳酸氢盐。体内代谢过程中亦可产生碱性物质，如氨基酸脱氨基生成的 NH_3，主要在肝脏转变成尿素，对体液酸碱度影响不大。肾小管细胞泌氨以中和原尿中的 H^+。人体碱的生成量与酸相比则少得多。

二、酸碱平衡的调节

尽管机体不断生成和摄取酸碱性物质，但血液的 pH 值却保持相对稳定，这是由于体液中的缓冲系统和一系列的调节机制的作用，使得酸碱的稳态得以保持。

（一）血液的缓冲作用

血液的缓冲作用是通过血液中的缓冲体系来完成的。缓冲系统由弱酸（缓冲酸）及与其对应的缓冲碱组成，具有缓冲酸和碱的能力。血液中的缓冲系统主要有碳酸氢盐缓冲系统和非碳酸氢盐缓冲系统（包括磷酸盐缓冲系统、血浆蛋白缓冲系统、血红蛋白与氧合血红蛋白缓冲系统等）（表5-1）。

表5-1列出了缓冲过程，当血中H^+过多时，反应向左移动，使H^+浓度不至于大幅度增大，同时由于中和作用，缓冲碱的浓度会降低；当H^+减少时，反应则向右移动，使H^+浓度得到部分恢复，同时缓冲碱的浓度会增加。

血液缓冲系统可以缓冲所有的固定酸和碱，其中以碳酸氢盐缓冲系统最重要，缓冲能力最强，含量最多，占血液缓冲总量的50%以上（表5-2），直接影响血液的pH值，只有HCO_3^-/H_2CO_3比值维持在20：1，pH值才能稳定在正常范围。但碳酸氢盐缓冲系统只能缓冲固定酸，不能缓冲挥发性酸，挥发性酸的缓冲主要靠非碳酸氢盐缓冲系统，特别是Hb及HbO_2缓冲系统。

表5-1 全血的五种缓冲系统

缓冲酸		缓冲碱
H_2CO_3	$\rightleftharpoons$	$HCO_3^- + H^+$
$H_2PO_4^-$	$\rightleftharpoons$	$HPO_4^{2-} + H^+$
HPr	$\rightleftharpoons$	$Pr^- + H^+$
HHb	$\rightleftharpoons$	$Hb^- + H^+$
$HHbO_2$	$\rightleftharpoons$	$HbO_2^- + H^+$

表5-2 全血中各缓冲体系的含量与分布

缓冲体系	占全血缓冲系统/%
血浆 HCO_3^-	35
红细胞 HCO_3^-	18
Hb及HbO_2	35
血浆蛋白	7
磷酸盐	5

磷酸盐缓冲系统存在于细胞内外液中，主要在细胞内液中发挥缓冲作用；蛋白质缓冲系统存在于血浆及细胞内，只有当其他缓冲系统都被调动后，其作用才显示出来；血红蛋白与氧合血红蛋白缓冲系统主要缓冲挥发性酸。

（二）肺的调节作用

肺在酸碱平衡中的调节作用是通过改变肺泡通气量来控制CO_2的排出量，以调节血浆H_2CO_3浓度，使血浆中HCO_3^-与H_2CO_3的比值接近正常，以保持血浆pH值相对恒定。

当动脉血$PaCO_2$升高或血浆pH降低时，通过刺激中枢或外周化学感受器，反射性地引起呼吸加深加快，使CO_2排出增多，血浆H_2CO_3含量降低；当动脉血$PaCO_2$降低或血浆pH值升高时，呼吸则变浅变慢，CO_2排出减少，血浆H_2CO_3的含量增加。

（三）肾的调节作用

肾主要是调节固定酸，通过排酸或保碱的作用来维持HCO_3^-浓度，调节pH值使之相对恒定。

1. 近曲小管泌H^+和重吸收$NaHCO_3$

肾小管上皮细胞在泌H^+的同时，常伴有对HCO_3^-和Na^+的重吸收。肾小管上皮细胞内及刷状缘含有丰富的碳酸酐酶，能催化CO_2和H_2O结合生成H_2CO_3，H_2CO_3解离出H^+和HCO_3^-，H^+由小管细胞分泌到肾小管腔内，同时伴有对Na^+的重吸收，即H^+与Na^+交换。进入细胞内的Na^+与HCO_3^-经由基膜侧的Na^+-HCO_3^-转运体进入血液循环；分泌到小管腔内的H^+与肾小球滤过的HCO_3^-结合成H_2CO_3，H_2CO_3在碳酸酐酶的作用下生成CO_2和H_2O，CO_2弥散进入小管细胞内，在碳酸酐酶的作用下与H_2O重新结合生成H_2CO_3，实现了对HCO_3^-的重吸收，即保碱。酸中毒时，肾小管上皮细胞内碳酸酐酶的活性增强，泌

H^+ 及保碱作用增强。碱中毒时，碳酸酐酶活性降低，肾小管上皮细胞泌 H^+ 及保碱作用减弱（图5-1a）。

2. 远曲小管及集合管泌 H^+ 和重吸收 HCO_3^-

远曲小管和集合管的闰细胞内也含有碳酸酐酶，闰细胞又称泌氢细胞，它并不能转运 Na^+，而是非 Na^+ 依赖性泌氢。该细胞借助于 H^+-ATP 酶泵向管腔泌氢，同时在基侧膜以 Cl^--HCO_3^- 交换的方式重吸收 HCO_3^- 入血。分泌到小管腔内的 H^+ 与小管液中的碱性 HPO_4^{2-} 结合成酸性的 $H_2PO_4^-$，使尿液酸化（图5-1b）。但这种缓冲是有限的，当尿液 pH 值降至4.8左右，尿液中几乎所有的磷酸盐都已转变为 $H_2PO_4^-$ 时，便不能进一步发挥缓冲作用了。

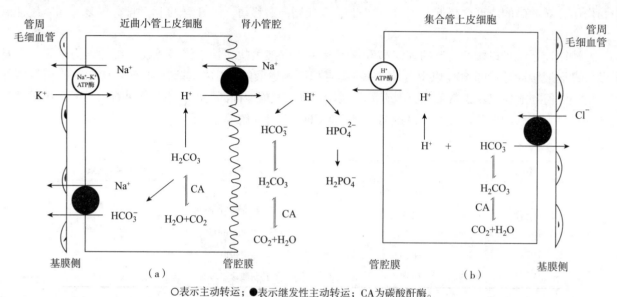

○表示主动转运；●表示继发性主动转运；CA为碳酸酐酶。

图5-1 近曲小管和集合管泌 H^+、重吸收 HCO_3^- 过程示意图

3. NH_4^+ 的排出

NH_4^+ 的生成和排出是呈 pH 值依赖性，即酸中毒越严重，尿排 NH_4^+ 就越多。近曲小管上皮细胞是产 NH_4^+ 的主要场所，主要由谷氨酰胺酶水解谷氨酰胺产生。酸中毒越严重，谷氨酰胺酶的活性越高，产生的氨和 α-酮戊二酸就越多，α-酮戊二酸进而生成 HCO_3^-。NH_3 与细胞内碳酸解离的 H^+ 结合形成 NH_4^+，通过 NH_4^+-Na^+ 交换进入管腔，也可自由扩散到管腔内，与小管液中的 H^+ 结合成 NH_4^+，随尿排出；进入细胞内的 Na^+ 与 HCO_3^- 由基膜侧进入血液循环。酸中毒严重时，当远曲小管和集合管分泌的 H^+ 与不能被小管液中的磷酸盐缓冲系统缓冲时，不仅近曲小管泌 NH_4^+ 增加，远曲小管和集合管也可泌 NH_3，并与远曲小管和集合管分泌的 H^+ 结合成 NH_4^+ 随尿排泄（图5-2）。

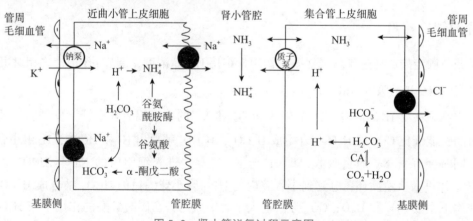

图5-2 肾小管泌氨过程示意图

（四）组织细胞的调节作用

细胞内液也是酸碱平衡的缓冲池，细胞的缓冲作用主要是通过离子交换进行的，如 H^+-Na^+、K^+-Na^+ 和 H^+-K^+ 交换以维持电中性。当细胞外液 H^+ 浓度增大时，H^+ 弥散入细胞内，而细胞内 K^+ 则移出细胞外，因此，酸中毒时往往伴有高血钾。当细胞外液 H^+ 浓度降低时，H^+ 则由细胞内移出，而 K^+ 则移入细胞内，故碱中毒时可伴有低血钾。细胞内外 $Cl^--HCO_3^-$ 的交换也很重要，主要是调节血浆 HCO_3^- 浓度，当血浆 HCO_3^- 浓度升高时，它的排出只能由 $Cl^--HCO_3^-$ 交换来完成。

此外，肝可以通过尿素的合成清除 NH_3 调节酸碱平衡，骨骼的钙盐分解有利于对 H^+ 的缓冲。

上述四个方面的调节作用共同维持体内的酸碱平衡，但在作用时间及强度上又有所差别。血液缓冲系统反应迅速，但因缓冲系统自身被消耗，缓冲作用不能持久；肺的调节作用效能最大，在几分钟内启动，缓冲作用于 30 分钟时达最高峰，但仅对体内的 H_2CO_3 有调节作用，不能缓冲固定酸；细胞内液的缓冲作用强于细胞外液，但 3~4 小时后才能发挥调节作用，并常导致血钾异常；肾的调节作用比较缓慢，常在 12~24 小时后才发挥作用，但效率高，作用较久，特别是对排出固定酸和保留 $NaHCO_3$ 有重要作用。

第二节　酸碱平衡紊乱的类型及常用指标

一、酸碱平衡紊乱的类型

血液 pH 值主要取决于 HCO_3^- 与 H_2CO_3 的浓度之比，只有当其比值维持在 20：1 时，pH 值才能稳定在正常范围。根据血液 pH 的高低可将酸碱平衡紊乱分为两大类，即 pH 降低称为酸中毒，pH 升高称为碱中毒。体液 HCO_3^- 浓度主要受代谢因素的影响，由其浓度原发性升高或降低引起的酸碱平衡紊乱，称为代谢性碱中毒或代谢性酸中毒；H_2CO_3 浓度主要受呼吸因素的影响，由其浓度原发性升高或降低引起的酸碱平衡紊乱，称为呼吸性酸中毒或呼吸性碱中毒。

在临床工作中患者的情况往往是复杂的，同一患者不但可能发生一种酸碱平衡紊乱，还可能同时发生两种或两种以上的酸碱平衡紊乱。若是单一的紊乱，则称为单纯性酸碱平衡紊乱（simple acid-base disturbance）；若是两种或两种以上的酸碱平衡紊乱同时存在，则称为混合性酸碱平衡紊乱（mixed acid-base disturbance）。

在单纯性酸中毒或碱中毒时，由于机体的调节，虽然体内酸性或碱性物质的含量已发生改变，但是血液的 pH 值尚在正常范围内，称为代偿性酸中毒或碱中毒。若血液 pH 值低于或高于正常范围，则称为失代偿性酸中毒或碱中毒，可以反映机体酸碱平衡紊乱的代偿情况和严重程度。

二、常用检测指标及意义

（一）H^+ 浓度和 pH 值

溶液的酸碱度取决于所含 H^+ 的浓度。由于血液中 H^+ 浓度很低，因此广泛采用 H^+ 浓度的负对数（即 pH 值）来表示，pH 值是表示溶液酸碱度的简明指标。

正常人动脉血 pH 值为 7.35~7.45，平均为 7.40。pH 值的变化反映了酸碱平衡紊乱的性质及严重程度，pH 值小于 7.35 为酸中毒；pH 大于 7.45 为碱中毒。但通过动脉血 pH 值本身并不能区分酸碱平衡紊乱的类型，不能判定是代谢性的还是呼吸性的。pH 值在正常范围内，可表示酸碱平衡正常，亦可表示代偿性酸碱平衡紊乱或酸碱中毒相互抵消的混合性酸碱平衡紊乱。

（二）动脉血二氧化碳分压

动脉血二氧化碳分压（$PaCO_2$）是指物理溶解于动脉血浆中的 CO_2 分子所产生的张力。$PaCO_2$ 是反映呼吸性酸碱平衡紊乱的重要指标。正常值为 33~46 mmHg（4.39~6.25 kPa），平均为 40 mmHg（5.32 kPa）。如 $PaCO_2$>46 mmHg，表示肺通气不足，有 CO_2 潴留，见于呼吸性酸中毒或代偿后代谢性碱中毒；如 $PaCO_2$<33 mmHg，表示肺通气过度，CO_2 排出过多，见于呼吸性碱中毒或代偿后代谢性酸中毒。

（三）标准碳酸氢盐和实际碳酸氢盐

1. 标准碳酸氢盐（standard bicarbonate，SB）

SB 是全血在标准条件下（即血液温度为 37 ℃，$PaCO_2$ 为 40 mmHg，血红蛋白氧饱和度为 100%）测得的血浆中的 HCO_3^- 的含量。由于标准化后 HCO_3^- 不受呼吸因素的影响，因此 SB 是判断代谢因素的指标。正常值为 22~27 mmol/L，平均为 24 mmol/L。SB 在代谢性酸中毒时降低，代谢性碱中毒时升高。但在呼吸性酸或碱中毒时，由于肾的代偿，SB 可继发性增高或降低。

2. 实际碳酸氢盐（actual bicarbonate，AB）

AB 是指隔绝空气的条件下，在实际温度、$PaCO_2$ 和血氧饱和度条件下测得的血浆中的 HCO_3^- 浓度，因而受呼吸和代谢两方面的影响。一般情况下 AB 与 SB 值相等，意义相同。但在呼吸性酸碱平衡紊乱时，二者可不一致：AB>SB 提示有 CO_2 滞留，见于呼吸性酸中毒；AB<SB 提示 CO_2 排出过多，见于呼吸性碱中毒。

（四）缓冲碱

缓冲碱（buffer base，BB）是指血液中一切具有缓冲作用的负离子的总和，包括血浆和红细胞中的 HCO_3^-、Hb^-、HbO_2^-、Pr^- 和 HPO_4^{2-}，通常以饱和氧的全血为标本，在标准条件下测定，正常值为 45~52 mmol/L，平均值为 48 mmol/L。缓冲碱不受呼吸因素的影响，是反映代谢因素的指标。代谢性酸中毒时 BB 减少，而代谢性碱中毒时 BB 增加。

（五）标准碱剩余

标准碱剩余（standard base excess，SBE）是指标准条件下，用酸或碱滴定全血标本至 pH 值 7.40 时所需的酸或碱的量（mmol/L）。若用酸滴定，使血液 pH 值达 7.40，则表示被测血液的碱过多，SBE 用正值表示；若用碱滴定，则说明被测血液的碱缺失，SBE 用负值表示。SBE 不受呼吸因素影响，是反映代谢因素的指标，反映血液缓冲碱的量。全血 SBE 正常范围为 0±3.0 mmol/L。代谢性酸中毒时 SBE 负值增加；代谢性碱中毒时 SBE 正值增加。

（六）阴离子隙

阴离子隙（anion gap，AG）是指血浆中未测定的阴离子（UA）与未测定的阳离子（UC）的差值，即 AG=UA-UC。Na^+ 占血浆阳离子总量的 90%，称为可测定阳离子，血浆中未测定的阳离子包括 K^+、Ca^{2+}、Mg^{2+}；Cl^-、HCO_3^- 占血浆阴离子总量的 85%，称为可测定阴离子，血浆中未测定的阴离子包括 Pr^-、HPO_4^{2-}、SO_4^{2-} 和有机酸阴离子。正常机体血浆中的阴、阳离子总当量数（或总电荷数）相等，故可表示为：

$$Na^+ + UC = HCO_3^- + Cl^- + UA$$

$$AG = UA - UC = Na^+ - (HCO_3^- + Cl^-) = 12 \text{ mmol/L}$$

AG 正常值是（12±2）mmol/L。AG 是反映血浆固定酸含量的主要指标，可帮助区分代谢性酸中毒的类型和诊断混合性酸碱平衡紊乱。目前多以 AG>16 mmol/L 为判断是否有 AG 增高性代谢性酸中毒的界限。AG 增高常见于固定酸增多的情况，如磷酸盐和硫酸盐潴留、乳酸堆积、酮体过多及水杨酸中毒和甲醇中毒等。AG 降低在诊断酸碱平衡紊乱方面意义不大。

第三节 单纯性酸碱平衡紊乱

一、代谢性酸中毒

代谢性酸中毒（metabolic acidosis）是临床上常见的酸碱平衡紊乱，是指固定酸 H^+ 增加和（或）HCO_3^- 丢失而引起的以血浆 HCO_3^- 减少、pH 降低为特征的酸碱平衡紊乱。通常根据 AG 值的变化，将其分为两类：AG 增高型代谢性酸中毒和 AG 正常型代谢性酸中毒。

（一）原因和机制

1. AG 增高型代谢性酸中毒

其特点是血中固定酸增多，AG 增高，血氯含量正常，故又称正常血氯代谢性酸中毒。

（1）乳酸酸中毒 常见于休克、心搏骤停、低氧血症、肺水肿及心力衰竭等，因组织缺氧，糖的无氧酵解增强，乳酸增多。此外严重的肝脏疾患因乳酸利用障碍也可导致血浆乳酸过多。

（2）酮症酸中毒 见于体内脂肪被大量动员的情况下，如糖尿病、严重饥饿和乙醇中毒等。因糖利用障碍或储备不足，导致体内大量储脂被动用，产生过多的酮体（如 β-羟丁酸、乙酰乙酸），超过外周组织的氧化利用能力及肾的排泄能力时，可发生酮症酸中毒。

（3）固定酸排泄障碍 严重肾功能衰竭出现少尿、无尿症状时，体内固定酸如硫酸、磷酸等不能被充分排出而在体内积聚，引起代谢性酸中毒。

（4）固定酸摄入过多 大量服用阿司匹林（乙酰水杨酸）等水杨酸类药物，经缓冲 HCO_3^- 浓度下降，引起酸中毒。

2. AG 正常型代谢性酸中毒

其特点是血中 HCO_3^- 浓度原发性降低，血氯含量增高，AG 正常，故又称高氯性代谢性酸中毒。

（1）肠道丢失 HCO_3^- 过多 严重腹泻、小肠和胆道瘘管、肠道引流等均可引起含大量 HCO_3^- 的碱性肠液、胰液和胆汁丢失，使血浆 HCO_3^- 浓度降低，肾脏代偿使血氯增高。

（2）肾脏丢失 HCO_3^- 过多 ①轻、中度肾功能衰竭，肾小球滤过率无明显降低，体内固定酸尚不致发生潴留，而肾小管泌 H^+ 和重吸收 HCO_3^- 减少；②肾小管性酸中毒，因遗传、重金属（汞、铅）及药物（磺胺类）的影响，肾小管泌 H^+、泌 NH_3 和重吸收 HCO_3^- 减少，而肾小球滤过率一般正常；③应用碳酸酐酶抑制剂，如乙酰唑胺能抑制肾小管上皮细胞内碳酸酐酶的活性，使肾小管上皮细胞重吸收 HCO_3^- 减少。

（3）酸性药物摄入过多 长期或大量应用含氯盐类药物，如氯化铵、盐酸精氨酸等可在体内解离出 HCl，从而消耗血浆中的 HCO_3^-。此外，大量输入生理盐水，亦可造成血浆 HCO_3^- 稀释及血 Cl^- 增高。

（4）高钾血症 高血钾时，K^+ 与细胞内 H^+ 交换，使得细胞外 H^+ 增多，HCO_3^- 减少，导致代谢性酸中毒。在肾远曲小管，由于小管上皮细胞泌 H^+ 减少，尿液呈碱性，引起反常性碱性尿。

（二）机体的代偿调节

1. 血液的缓冲作用与细胞内、外离子交换

代谢性酸中毒时，血液中增多的 H^+ 首先被血液的缓冲系统所缓冲，HCO_3^- 及其他缓冲碱不断被消耗。同时 H^+ 通过离子交换的方式进入细胞内，2~4 小时后，约有 1/2 的 H^+ 进入细胞内被缓冲，K^+ 则从细胞内

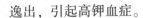

逸出，引起高钾血症。

2. 肺的代偿调节作用

血液 H^+ 浓度升高或 pH 值降低，刺激颈动脉体和主动脉体化学感受器，反射性地兴奋呼吸中枢，使呼吸加深加快，肺泡通气量增加，CO_2 排出增多。呼吸加深加快是代谢性酸中毒的主要临床表现，其代偿意义是使血液中 H_2CO_3 浓度（或 $PaCO_2$）继发性降低，以维持 HCO_3^-/H_2CO_3 比值接近正常，使血液 pH 值趋于正常。

3. 肾的代偿调节作用

酸中毒时，肾小管上皮细胞内的碳酸酐酶和谷氨酰胺酶活性增强，肾泌 H^+、泌 NH_3 作用增强，重吸收 HCO_3^- 增多，使血浆的 HCO_3^- 浓度有所恢复。尿液因小管泌 H^+ 增多而呈酸性。在肾功能障碍引起的代谢性酸中毒时，肾的纠酸作用几乎不能发挥。

（三）动脉血气变化

HCO_3^- 原发性降低，所以 AB、SB、BB 均降低，AB<SB，BE 负值增大，pH 值下降，$PaCO_2$ 继发性降低。

（四）对机体的影响

代谢性酸中毒主要引起心血管系统和中枢神经系统的功能障碍。

1. 心血管系统

（1）心肌收缩力降低　血浆 H^+ 浓度升高可减少心肌 Ca^{2+} 内流、抑制肌浆网释放 Ca^{2+} 并竞争性抑制 Ca^{2+} 与肌钙蛋白结合，使心肌收缩力降低。

（2）心律失常　酸中毒引起的心律失常与血钾升高密切相关。高血钾可使心肌的自律性、传导性和收缩性降低，表现为心动过缓、传导阻滞，严重时可出现心室纤颤甚至心搏骤停。

（3）血管系统对儿茶酚胺的反应性降低　使血管扩张，尤其是微循环血管扩张最明显，导致血管容量扩大，回心血量减少，血压下降。

2. 中枢神经系统

主要表现为抑制，如意识障碍、乏力、反应迟钝，甚至嗜睡或昏迷等。其发生机制：①H^+ 浓度升高使谷氨酸脱羧酶活性增强，导致抑制性神经递质 γ-氨基丁酸（GABA）生成增多；②H^+ 浓度升高抑制生物氧化酶类的活性，使氧化磷酸化过程减弱，ATP 生成减少，脑组织能量供应不足。

3. 骨骼系统

慢性代谢性酸中毒时，由于 H^+ 不断进入骨细胞，骨骼不断释放碳酸钙或磷酸钙，从而影响骨骼的生长发育，延迟小儿的生长，甚至引起纤维性骨炎或佝偻病。成人慢性代谢性酸中毒则可导致骨软化症。

（五）防治的病理、生理基础

去除引起代谢性酸中毒的发病原因，是预防和治疗原发病的基本原则，也是主要措施。代谢性酸中毒发生后，针对原发性 HCO_3^- 减少，治疗的主要措施是补充碱性药物，首选碳酸氢钠。补碱的剂量和方法应根据酸中毒的严重程度区别对待，一般主张在血气监护下分次补碱，补碱量宜小不宜大。其他碱性药物如乳酸钠也是常用来治疗代谢性酸中毒的药物，通过肝可转化为 HCO_3^-，但肝功能不良或乳酸中毒时不能使用。

纠正酸中毒的同时，应注意纠正水、电解质紊乱。

二、呼吸性酸中毒

呼吸性酸中毒（respiratory acidosis）是指 CO_2 排出障碍或吸入过多引起的以血浆 H_2CO_3 浓度升高、pH 值呈降低趋势为特征的酸碱平衡紊乱。

（一）原因和机制

1. CO_2 排出障碍

常见原因如下：

（1）呼吸中枢抑制 见于颅脑损伤、脑炎、脑血管意外、麻醉药或镇静药过量及酒精中毒等。

（2）呼吸肌麻痹 见于急性脊髓灰质炎、脊神经根炎、重症肌无力、有机磷中毒、重度低血钾或家族性周期性瘫痪等，呼吸运动失去动力，可造成 CO_2 排出障碍。

（3）呼吸道阻塞 见于喉头痉挛与水肿、吸入异物，常造成急性呼吸性酸中毒；而支气管哮喘及慢性阻塞性肺部疾病则常引起慢性呼吸性酸中毒。

（4）胸部病变 见于胸部创伤、气胸和胸腔积液或胸廓畸形等，严重影响通气功能，引起呼吸性酸中毒。

（5）肺部疾病 如急性心源性肺水肿、肺炎、肺气肿和急性呼吸窘迫综合征等，均因通气障碍而发生呼吸性酸中毒。

2. CO_2 吸入过多

较少见，多因坑道、矿井等作业时通风不良而吸入过多的 CO_2；或人工呼吸器管理不当，通气量过小而使 CO_2 排出困难。

（二）分类

呼吸性酸中毒按病程可分为两类。

1. 急性呼吸性酸中毒

常见于急性气道阻塞、急性心源性肺水肿、中枢或呼吸肌麻痹引起的呼吸暂停等。

2. 慢性呼吸性酸中毒

见于气道或肺部慢性炎症引起的慢性阻塞性肺部疾病、广泛性肺纤维化或肺不张时。通常指 $PaCO_2$ 升高持续 24 小时以上者。

（三）机体的代偿调节

呼吸性酸中毒最主要的发病环节是肺通气功能障碍或吸入 CO_2 过多，因此肺难以发挥代偿调节作用。故呼吸性酸中毒时，机体主要代偿调节方式有以下几种。

1. 细胞内外离子交换和细胞内缓冲作用

细胞内外离子交换和细胞内缓冲作用是急性呼吸性酸中毒时的主要代偿调节方式。血红蛋白系统是呼吸性酸中毒时较重要的缓冲体系。当血浆 CO_2 浓度不断升高时：①CO_2 在血浆中生成 H_2CO_3，H_2CO_3 分解成 H^+ 和 HCO_3^-，H^+ 与细胞内的 K^+ 交换，进入细胞内的 H^+ 可被蛋白质缓冲，HCO_3^- 则留在血浆中，发挥一定的代偿作用；②CO_2 弥散入红细胞内，在碳酸酐酶的催化下与水生成 H_2CO_3，H_2CO_3 解离出 H^+ 和 HCO_3^-，HCO_3^- 与细胞外的 Cl^- 交换进入血浆，使血浆 HCO_3^- 浓度有所恢复。H^+ 在细胞内被血红蛋白缓冲。但这种离子交换和缓冲是十分有限的，不足以维持 HCO_3^-/H_2CO_3 的正常比值，所以急性呼吸性酸中毒时 pH 值往往低于正常值，呈失代偿状态。

2. 肾的代偿调节

肾的代偿调节是慢性呼吸性酸中毒的主要代偿方式。$PaCO_2$ 升高和 H^+ 浓度增加持续 24 小时以上可增强肾小管上皮细胞内碳酸酐酶和谷氨酰胺酶的活性，使肾小管上皮细胞泌 H^+、泌 NH_3 作用增强，重吸收 HCO_3^- 增多，血浆 HCO_3^- 代偿性增加。由于肾的保碱作用较强大，故轻度和中度慢性呼吸性酸中毒时有可能代偿。

（四）动脉血气变化

$PaCO_2$ 原发性升高；pH 值降低；AB、SB、BB 均继发性升高，SBE 正值增大，AB>SB。

（五）对机体的影响

呼吸性酸中毒对心血管系统的影响与代谢性酸中毒相似，但中枢神经系统的功能紊乱较代谢性酸中毒更为明显。其机制是：①中枢酸中毒更明显，CO_2 呈脂溶性，能迅速通过血脑屏障，使脑内 H_2CO_3 含量明显升高，而 HCO_3^- 为水溶性，通过血脑屏障极为缓慢，因此，脑脊液 pH 的降低较细胞外液更为明显；②脑血管扩张，CO_2 潴留可使脑血管明显扩张，使脑血流量增加，颅内压升高，如果酸中毒持续较久，或严重失代偿性急性呼吸性酸中毒时可发生"CO_2 麻醉"，患者可出现精神错乱、震颤、谵妄或嗜睡，甚至昏迷症状，临床称为肺性脑病。这主要是因为 CO_2 呈脂溶性，能迅速通过血脑屏障，而 HCO_3^- 为水溶性，通过屏障极为缓慢，因而脑脊液中 pH 值的降低较一般细胞外液更为显著，这可解释为何中枢系统的功能紊乱在呼吸性酸中毒时较代谢性酸中毒时更为显著。

（六）防治的病理、生理基础

1. 病因学治疗

如解除呼吸道梗阻使呼吸通畅或解痉，使用呼吸中枢兴奋药或人工呼吸器，对慢性阻塞性肺疾病患者采用控制感染、强心、解痉和祛痰疗法。

2. 发病学治疗

原则是改善通气功能，使 $PaCO_2$ 逐渐下降。慢性呼吸性酸中毒时，肾脏排酸保碱的代偿作用使 HCO_3^- 含量增加，应慎用碱性药物，特别是通气尚未改善之前，错误地使用碱性药物，可引起代谢性碱中毒，并使呼吸性酸中毒病情加重，使高碳酸血症进一步加重。

三、代谢性碱中毒

代谢性碱中毒（metabolic alkalosis）是指细胞外液碱增多或 H^+ 丢失而引起的以血浆 HCO_3^- 增多、pH 呈上升趋势为特征的酸碱平衡紊乱。

（一）原因与机制

1. 消化道失 H^+ 过多

常见于频繁呕吐及胃液引流使富含 HCl 的胃液大量丢失，来自胃腺壁细胞和肠液的 HCO_3^- 得不到足够的 H^+ 中和而被吸收入血，导致血浆 HCO_3^- 浓度升高，发生代谢性碱中毒。

2. 肾丢失 H^+ 过多

（1）应用呋塞米、噻嗪类利尿剂抑制了髓袢升支粗段对 Cl^-、Na^+ 的重吸收，使小管液 NaCl 含量增加，因而刺激远曲小管、集合管泌 H^+、泌 K^+ 增加，重吸收 Na^+ 和 HCO_3^- 增多，引起低氯性代谢性碱中毒。

（2）盐皮质激素分泌过多，常见于肾上腺皮质增生或肿瘤引起的原发性醛固酮增多及有效循环血量不足引起的继发性醛固酮增多。醛固酮可增强远曲小管和集合管对 Na^+ 和 HCO_3^- 的重吸收，并促进 K^+ 和 H^+ 的排出，导致 H^+ 经肾丢失和 HCO_3^- 重吸收增加，引起代谢性碱中毒及低钾血症。

3. 低钾血症

细胞外液 K^+ 浓度降低，细胞内 K^+ 向细胞外转移，而细胞外液中的 H^+ 向细胞内移动。同时，低血钾可导致肾小管上皮细胞 K^+–Na^+ 交换减弱，H^+–Na^+ 交换增强，H^+ 排出增加，HCO_3^- 的重吸收增加，发生缺钾性碱中毒。

4. 碱性物质摄入过多

口服或输入过量的 $NaHCO_3$；摄入大量乳酸钠、乙酸钠或输入大量含柠檬酸钠抗凝剂的库存血，这些有机酸盐在体内代谢可产生 $NaHCO_3$。

（二）分类

目前通常按给予生理盐水后代谢性碱中毒是否得到纠正而将其分为以下两类。

1. 盐水反应性碱中毒

主要见于呕吐、胃液引流及应用利尿剂时，由于伴有有效循环血量不足，也常有低钾和低氯现象存在，影响肾排出 HCO_3^- 能力，使碱中毒得以维持，给予等张或半张的盐水来扩充血容量，补充 Cl^- 能促进过多的 HCO_3^- 经肾排出，使碱中毒得以纠正。

2. 盐水抵抗性碱中毒

常见于全身性水肿、原发性醛固酮增多症、严重低血钾及 Cushing 综合征等，维持因素是盐皮质激素的直接作用和低血钾，对于这种碱中毒患者，盐水治疗无效。

（三）机体的代偿调节

1. 血液的缓冲作用和细胞内外离子交换

代谢性碱中毒时，血浆中 HCO_3^- 浓度升高，可被缓冲系统中的弱酸（H_2CO_3、$HHbO_2$、HHb、HPr、$H_2PO_4^-$）缓冲，如 $HCO_3^- + NaH_2PO_4 \rightarrow H_2CO_3 + Na_2HPO_4^-$，使血浆中 H_2CO_3 含量升高而 HCO_3^- 浓度下降。同时，因细胞外 H^+ 浓度降低，细胞内 H^+ 逸出，细胞外 K^+ 进入细胞内，使血浆 H^+ 浓度升高，而 K^+ 浓度下降。

2. 肺的代偿调节

血中 H^+ 浓度降低和 pH 升高可反射性抑制呼吸中枢，使呼吸变浅变慢，肺泡通气量减少，CO_2 排出减少，血中 H_2CO_3 代偿性升高，以使 HCO_3^-/H_2CO_3 浓度比接近正常。这种代偿调节迅速但有限，很少能达到完全代偿，因为随着肺泡通气量的减少，不仅 $PaCO_2$ 升高，还会有 PaO_2 降低，PaO_2 降低可兴奋呼吸中枢，限制 $PaCO_2$ 过度升高，往往在 24 小时后即可到达最大效应。

3. 肾脏的代偿调节

血中 H^+ 浓度降低和 pH 升高使肾小管上皮细胞内的碳酸酐酶和谷氨酰胺酶活性降低，故肾小管上皮细胞泌 H^+、泌 NH_3 和重吸收 HCO_3^- 减少，使血浆 HCO_3^- 浓度降低，尿液呈碱性。但在缺钾、缺氯和醛固酮分泌增多所致的代谢性碱中毒时，因肾小管上皮细胞 H^+–Na^+ 交换增强，H^+ 排出增多，尿液呈酸性，称反常性酸性尿。

（四）动脉血气变化

血 pH 升高；AB、SB、BB 均原发性升高，SBE 正值增大，AB>SB；$PaCO_2$ 继发性升高。

（五）对机体的影响

轻度代谢性碱中毒患者通常无症状，但是严重的代谢性碱中毒患者则可出现许多功能代谢的变化。

1. 中枢神经系统的改变

血中 pH 升高时，脑组织内 γ-氨基丁酸转氨酶活性增强而谷氨酸脱羧酶活性降低，所以抑制性递质 γ-氨基丁酸分解增强而生成减少。患者表现出烦躁不安、精神错乱、谵妄、意识障碍等中枢神经系统兴奋症状。

2. 神经肌肉的变化

碱中毒时，pH 升高可引起血浆中游离钙浓度降低，使神经肌肉的应激性增强，表现为面部和肢体肌肉抽动、腱反射亢进、手足搐搦。若患者伴有明显的低钾血症以致引起肌肉无力或麻痹时，可暂不出现抽搐，但一旦低钾血症纠正后，抽搐症状即可发生。

3. 低钾血症

碱中毒时，细胞外液 H^+ 浓度降低，细胞内 H^+ 逸出，细胞外 K^+ 内移；同时，肾小管上皮细胞 H^+-Na^+ 交换减少，而 K^+-Na^+ 交换增加，肾排 K^+ 增多，二者均可导致低钾血症。

4. 血红蛋白氧解离曲线左移

血液 pH 升高可使血红蛋白氧解离曲线左移，血红蛋白与 O_2 的亲和力增强，不易将结合的 O_2 释出，造成组织供氧不足。

（六）防治的病理、生理基础

纠正代谢性碱中毒的根本途径是促使血浆中过多的 HCO_3^- 随尿液排出。但即使是肾功能正常的患者，也不易完全代偿。因此，代谢性碱中毒的治疗方针应该是在进行基础疾病治疗的同时去除代谢性碱中毒的维持因素。对于盐水反应性碱中毒，只要口服或静注等张（0.9%）或半张（0.45%）的盐水即可恢复血浆 HCO_3^- 的浓度。对于盐水抵抗性碱中毒、全身性水肿的患者应尽量少用髓袢利尿剂或噻嗪类利尿剂，以预防碱中毒。碳酸酐酶抑制剂乙酰唑胺可抑制肾小管上皮细胞内的碳酸酐酶的活性，因而肾小管上皮细胞泌 H^+ 和重吸收 HCO_3^- 减少，Na^+ 和 HCO_3^- 排出增多，既达到治疗碱中毒的目的又减轻了水肿。肾上腺皮质激素过多引起的碱中毒，需用抗醛固酮药物和补 K^+ 去除代谢性碱中毒的维持因素。

四、呼吸性碱中毒

呼吸性碱中毒（respiratory alkalosis）是指肺通气过度引起的以血浆 H_2CO_3 浓度原发性降低、pH 呈升高趋势为特征的酸碱平衡紊乱。

（一）原因和机制

1. 低氧血症

初入高原地区由于吸入气 PO_2 过低或有心肺疾病、胸廓病变的患者，由于机体缺氧，使 PaO_2 降低，反射性引起呼吸加深、加快，CO_2 排出增多，血浆 H_2CO_3 浓度降低。

2. 某些颅内病变或精神性障碍

中枢神经系统疾病如脑血管意外、脑炎、脑外伤及脑肿瘤等均可刺激呼吸中枢引起过度通气；癔症发作时可引起精神性通气过度，CO_2 排出增多。

3. 机体代谢旺盛

见于高热、甲状腺功能亢进等疾病，血温过高和机体代谢增强引起呼吸中枢兴奋，通气过度，CO_2 排出增多。

4. 人工呼吸机使用不当

常因通气量过大导致机械性通气过度，使 CO_2 排出过多，引起医源性呼吸性碱中毒。

5. 某些药物的作用

如水杨酸、氨等可直接兴奋呼吸中枢致通气过度，使 CO_2 排出增多。

（二）机体的代偿调节

呼吸性碱中毒时，只要引起肺通气过度的原因未解除，肺的代偿调节作用就不明显。

1. 细胞内外离子交换和细胞内缓冲作用

细胞内外离子交换和细胞内缓冲作用是急性呼吸性碱中毒时的主要代偿方式。呼吸性碱中毒时，血浆 H_2CO_3 浓度迅速降低，HCO_3^- 浓度相对增大，H^+ 从细胞内移出至细胞外，与血浆 HCO_3^- 结合形成 H_2CO_3，因而血浆 HCO_3^- 浓度下降，H_2CO_3 浓度有所回升。同时，细胞外的 K^+ 进入细胞内，引起低血钾。血浆中部分 HCO_3^- 与 Cl^- 交换进入红细胞内，并在碳酸酐酶作用下形成 H_2CO_3，H_2CO_3 进一步解离成 CO_2 和 H_2O，CO_2 弥散入血浆，使血浆 $PaCO_2$ 有所回升。但上述代偿调节作用是极有限的，所以急性呼吸性碱中毒时 pH 往往高于正常值，呈失代偿状态。

2. 肾的代偿调节

肾的代偿调节是慢性呼吸性碱中毒的主要代偿调节方式。主要表现为肾小管上皮细胞泌 H^+、泌 NH_3 和重吸收 HCO_3^- 减少，使 HCO_3^- 随尿排出增多，血浆 HCO_3^- 浓度代偿性降低。

（三）动脉血气变化

血 pH 值升高；$PaCO_2$ 原发性降低；SB、AB、BB 继发性减少，BE 负值增加，AB<SB。

（四）对机体的影响

呼吸性碱中毒对机体的影响与代谢性碱中毒相似。但手足搐搦较为多见，严重者可发生肌肉震颤、抽搐。由于 $PaCO_2$ 降低，脑血管收缩，脑血流量降低，故患者常有头痛、头晕症状。

（五）防治的病理、生理基础

应主要防治原发病和去除引起通气过度的因素。对急性呼吸性碱中毒患者，可使其吸入含 5% CO_2 的混合气体或嘱其反复屏气，或用塑料袋套于其口鼻上使其反复吸回呼出的 CO_2 以维持血浆 H_2CO_3 浓度稳定，症状即可迅速得到控制。对精神性通气过度患者可酌情使用镇静剂。纠正低血钙、有手足搐搦者可静脉注射葡萄糖酸钙。

第四节 混合性酸碱平衡紊乱

混合性酸碱平衡紊乱是指同一患者同时发生两种或两种以上单纯性酸碱平衡紊乱的病理过程。根据同时发生单纯性酸碱平衡紊乱的多寡可分为双重性酸碱平衡紊乱和三重性酸碱平衡紊乱。

一、双重性酸碱平衡紊乱

双重性酸碱平衡紊乱系指同一患者同时发生两种单纯性酸碱平衡紊乱。根据其 pH 值效应分为如下两种。

（一）酸碱一致性

1. 呼吸性酸中毒合并代谢性酸中毒

常见于：①慢性阻塞性肺疾病合并心力衰竭或休克；②心搏骤停。肺通气障碍引起呼吸性酸中毒，组织缺氧引起代谢性酸中毒。

动脉血气变化：pH 值显著降低；AB、SB、BB 均降低，AB>SB；BE 负值增大；血 K^+ 升高；$PaCO_2$ 升高。

2. 呼吸性碱中毒合并代谢性碱中毒

可见于高热合并呕吐、肝硬化腹水应用利尿剂治疗。高热、肝硬化引起的血氨升高，刺激兴奋呼吸中枢，通气过度，引起呼吸性碱中毒；呕吐或因治疗腹水而长期应用利尿剂，又可引起代谢性碱中毒。

动脉血气变化：pH 值显著升高；AB、SB、BB 均升高，AB<SB；SBE 正值增大；$PaCO_2$ 下降；血 K^+ 降低。

（二）酸碱混合性

1. 呼吸性酸中毒合并代谢性碱中毒

见于慢性阻塞性肺疾病患者，因肺通气障碍引起呼吸性酸中毒，又因严重呕吐或心力衰竭应用排 K^+ 利尿剂，使 Cl^-、K^+ 丢失引起代谢性碱中毒。

动脉血气变化：pH 值变化不大，甚至可正常；AB、SB、BB 均升高，AB>SB；BE 正值增大；$PaCO_2$ 升高。

2. 呼吸性碱中毒合并代谢性酸中毒

见于：①糖尿病酮症酸中毒、肾衰竭和中毒性休克等患者合并高热，前一种因素引起代谢性酸中毒，而高热则引起呼吸性碱中毒；②水杨酸中毒，血中大量水杨酸可使有机酸增加，消耗大量 HCO_3^- 引起代谢性酸中毒。水杨酸又可直接刺激呼吸中枢，使肺通气过度导致呼吸性碱中毒；③慢性肝病、高血氨，并发肾功能衰竭。

动脉血气变化：pH 值变化不大，甚至可正常；AB<SB，SB、AB、BB 均降低；BE 负值增大；$PaCO_2$ 降低。

3. 代谢性酸中毒合并代谢性碱中毒

见于：①肾衰竭或糖尿病患者因频繁呕吐使胃液大量丢失；②剧烈呕吐伴严重腹泻的患者。

动脉血气变化：血浆 HCO_3^- 和 pH 值在正常范围内；$PaCO_2$ 也常在正常范围内或略高略低变动。

应该指出，在同一个患者身上不可能同时发生 CO_2 过多及过少，故呼吸性酸中毒和呼吸性碱中毒不可能同时发生。

二、三重性酸碱平衡紊乱

三重性酸碱平衡紊乱较少见，病理生理变化亦更复杂，有以下两种类型。

1. 呼吸性酸中毒合并代谢性酸中毒和代谢性碱中毒

其特点是 $PaCO_2$ 明显升高，AG>16 mmol/L；HCO_3^- 浓度一般会升高，血 Cl^- 浓度下降十分明显。

2. 呼吸性碱中毒合并代谢性酸中毒和代谢性碱中毒

其特点是 $PaCO_2$ 降低，AG>16 mmol/L，HCO_3^- 浓度可高可低；血 Cl^- 一般低于正常。

临床上，酸碱平衡紊乱是比较复杂的，亦不是一成不变的。因此，在诊断和治疗酸碱平衡紊乱时，一定要注意密切结合病史，通过血气检测结果的动态变化，综合分析病情，及时做出正确的诊断和适当的治疗。

第五节　分析判断单纯性酸碱平衡紊乱的方法

患者的病史和临床表现为判断是否为酸碱平衡紊乱提供了重要线索，血气检测结果是判断酸碱平衡紊乱类型的决定性依据，血清电解质检测也是有价值的参考资料，计算 AG 值有助于区别单纯性代谢性酸中毒的类型及诊断混合性酸碱平衡紊乱。

单纯性酸碱平衡紊乱主要靠血气分析诊断，其规律如下：

（1）根据 pH 或 H^+ 的变化，可判断是酸中毒。若 pH<7.35，则为酸中毒；若 pH>7.45，则为碱中毒。

（2）根据病史和原发性平衡紊乱可判断是呼吸性还是代谢性酸碱平衡紊乱。

如原发 $PaCO_2$↑，引起 pH↓，则为呼吸性酸中毒。

如原发 $PaCO_2$↓，引起 pH↑，则为呼吸性碱中毒。

如原发 HCO_3^-↓，引起 pH↓，则为代谢性酸中毒。

如原发 HCO_3^-↑，引起 pH↑，则为代谢性碱中毒。

各种单纯性酸碱平衡紊乱的发病环节及检测指标的变化见表 5-3。

表 5-3　各种单纯性酸碱平衡紊乱的发病环节及检测指标的变化

项目	代谢性酸中毒	呼吸性酸中毒	代谢性碱中毒	呼吸性碱中毒
原因	碱潴留或酸丢失	通气不足	酸潴留或碱丢失	通气不足
原发环节	H^+↑/$NaHCO_3$↓	H_2CO_3↑	H^+↓/$NaHCO_3$↑	H_2CO_3↓
	$\frac{[NaHCO_3]}{[H_2CO_3]}↓\left(\leqslant\frac{20}{1}\right)$		$\frac{[NaHCO_3]}{[H_2CO_3]}↑\left(\geqslant\frac{20}{1}\right)$	
血浆 pH	正常或↓	正常或↓	正常或↑	正常或↑
$PaCO_2$	↓	↑↑	↑	↓↓
HCO_3^-	↓↓	↑（慢性）	↑↑	↓（慢性）
尿液 pH	↓或↑	↓或↑	↑或↓	↑或↓

（3）根据代偿情况可判断是单纯性酸碱平衡紊乱还是混合性酸碱平衡紊乱。

代偿的规律是代谢性酸碱平衡紊乱主要靠肺代偿，而呼吸性酸碱平衡紊乱主要靠肾代偿，单纯性酸碱平衡紊乱时继发性代偿变化与原发性平衡紊乱同向，但继发性代偿变化一定小于原发性平衡紊乱，其代偿公式见表 5-4。

表 5-4　常用单纯性酸碱平衡紊乱的预计代偿公式

原发失衡	原发性变化	继发性变化	预计代偿公式	代偿时限
代谢性酸中毒	$[HCO_3^-]$↓	$PaCO_2$↓	$PaCO_2=1.5\times[HCO_3^-]+8\pm2$	12~24 小时
代谢性碱中毒	$[HCO_3^-]$↑	$PaCO_2$↑	$PaCO_2=0.7\times[HCO_3^-]\pm5$	12~24 小时
呼吸性酸中毒	$PaCO_2$↑	$[HCO_3^-]$↑		
急性			$\triangle[HCO_3^-]↑=0.1\times\triangle PaCO_2\pm1.5$	几分钟
慢性			$\triangle[HCO_3^-]↑=0.35\times\triangle PaCO_2\pm3$	3~5 天
呼吸性碱中毒	$PaCO_2$↓	$[HCO_3^-]$↓		
急性			$\triangle[HCO_3^-]↓=0.2\times\triangle PaCO_2\pm2.5$	几分钟
慢性			$\triangle[HCO_3^-]↓=0.5\times\triangle PaCO_2\pm2.5$	3~5 天

注：有"△"者为变化值，无"△"者表示绝对值；代偿时限是指体内达到最大代偿反应所需的时间。

在酸碱平衡紊乱时，机体的代偿调节有一定的规律性，即有一定的方向性、一定的代偿范围（代偿预计值）和代偿的最大限度。符合规律者为单纯性酸碱平衡紊乱，不符合规律者为混合性酸碱平衡紊乱。混合性酸碱平衡紊乱时，$PaCO_2$ 与 HCO_3^- 变化方向相反者为酸碱一致性酸碱平衡紊乱，$PaCO_2$ 与 HCO_3^- 变化方向一致者为酸碱混合性酸碱平衡紊乱。

习题

第六章 缺 氧

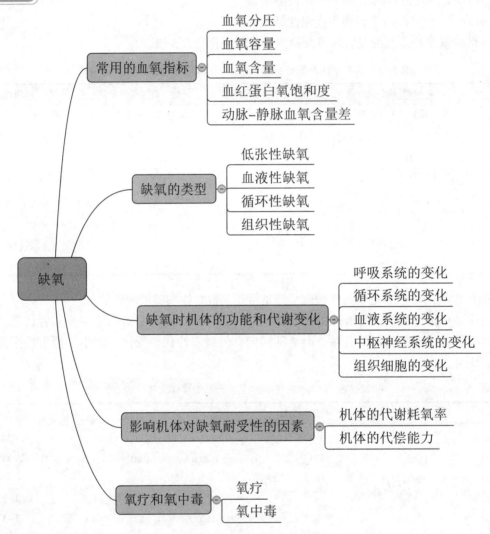

→ 思维导图

```
              ┌─ 血氧分压
              ├─ 血氧容量
     常用的血氧指标 ─┼─ 血氧含量
              ├─ 血红蛋白氧饱和度
              └─ 动脉-静脉血氧含量差

              ┌─ 低张性缺氧
     缺氧的类型 ──┼─ 血液性缺氧
              ├─ 循环性缺氧
              └─ 组织性缺氧

缺氧                      ┌─ 呼吸系统的变化
                        ├─ 循环系统的变化
     缺氧时机体的功能和代谢变化 ─┼─ 血液系统的变化
                        ├─ 中枢神经系统的变化
                        └─ 组织细胞的变化

     影响机体对缺氧耐受性的因素 ─┬─ 机体的代谢耗氧率
                        └─ 机体的代偿能力

     氧疗和氧中毒 ─┬─ 氧疗
              └─ 氧中毒
```

→ 学习目标

1. 掌握：缺氧的概念及各类型缺氧的原因、发病机制。
2. 熟悉：不同类型缺氧的血氧指标改变及皮肤、黏膜的变化特征；缺氧对机体的影响。
3. 了解：氧疗及氧中毒的病理生理基础。
4. 能够根据血氧指标对患者缺氧类型进行初步判断。
5. 能够解释氧疗的原则和注意事项；能够指导患者配合治疗。

→ 病例讨论

　　[病例一] 患者，男，45 岁，平素身体健康，初次到达海拔 4000 m 高原地带，感头晕、头痛、乏力、

胸闷、心悸、呼吸困难。查体：T 37.1 ℃，P 110 次/min，R 30 次/min，BP 120/85 mmHg。精神状态差，口唇青紫。心、肺检查未见异常，PaO_2 50 mmHg。经吸氧、卧床休息后症状缓解、口唇青紫消失。

问题：

1. 患者属于什么类型的缺氧？

2. 诊断依据是什么？

［病例二］ 患者，男性，33 岁，农民。于当日清晨 5 时为煤炉添煤时，昏倒在室内，1 h 后被发现，急诊入院。患者既往体健。查体：T 37 ℃，R 24 次/min，P 110 次/min，BP 100/70 mmHg。神志不清，口唇呈樱桃红色。其他未见异常。实验室检查：PaO_2 95 mmHg，Hb 150 g/L，CO_2（max）正常，HbCO 30%。入院后立即抢救，不久渐醒。

问题：

1. 患者属于什么类型的缺氧？

2. 诊断依据是什么？

缺氧-概述

氧是生命活动的必需物质。因组织供氧减少或用氧障碍引起细胞代谢、功能和形态结构异常变化的病理过程称为缺氧（hypoxia）。缺氧是造成细胞损伤最常见的原因，也是许多疾病的基本病理过程。

正常成人在静息状态下需氧量为 250 mL/min，而体内储存的氧仅有 1500 mL。机体一旦呼吸、心跳停止，数分钟内即可死于缺氧。临床常用血氧指标反映组织供氧量和耗氧量的变化。

组织供氧量=动脉血氧含量×组织血流量

组织耗氧量=（动脉血氧含量-静脉血氧含量）×组织血流量

第一节　常用的血氧指标

氧在体内主要由血液携带和血液循环运输。与此有关的血气检测指标，称为血氧指标。

一、血氧分压

血氧分压为物理溶解于血液中的氧产生的张力。正常人动脉血氧分压（arterial partial pressure of oxygen，PaO_2）约为 100 mmHg，主要取决于吸入气体的氧分压和外呼吸功能；静脉血氧分压（partial pressure of oxygen in venous blood，PvO_2）为 40 mmHg，主要取决于组织摄取氧和利用氧的能力。

二、血氧容量

血氧容量（oxygen capacity of blood，CO_2max）为在标准状态下（温度38 ℃，血氧分压150 mmHg，血二氧化碳分压40 mmHg）100 mL 血液中的血红蛋白（Hb）被氧充分饱和时的最大携氧量。血氧容量主要取决于 Hb 的质（结合氧的能力）及量（每 100 mL 血液所含 Hb 的数量）。在氧充分饱和时 1 g 血红蛋白可结合 1.34 mL 氧，按 15 gHb/dL 计算，血氧容量正常值约为 20 mL/dL，反映了血液携氧能力的强弱。

三、血氧含量

血氧含量（oxygen content of blood，CO_2）为 100 mL 血液的实际携氧量，包括 Hb 结合的氧和溶解于血浆中的氧。由于溶解的氧仅有 0.3 mL/dL，故血氧含量主要是指 100 mL 血液中的 Hb 实际结合的氧量，主要取决于血氧分压和血氧容量。动脉血氧含量（CaO_2）约为 19 mL/dL，静脉血氧含量（CvO_2）约为 14 mL/dL。

四、血红蛋白氧饱和度

血红蛋白氧饱和度（oxygen saturation of Hb，SO_2）为 Hb 与氧结合的百分数，简称血氧饱和度，主要

取决于 PaO_2，两者的关系可用 O_2-Hb 解离曲线（ODS）表示。由于 Hb 结合氧的生理特点，氧解离曲线呈"S"形（图 6-1）。

$$SO_2 = （血氧含量-溶解氧量）/血氧容量×100\%$$

正常动脉血氧饱和度（SaO_2）为 95%，静脉血氧饱和度（SvO_2）为 75%。当红细胞内 2,3-二磷酸甘油酸（2,3-DPG）、二氧化碳、H^+ 增多及血液温度升高时，Hb 与 O_2 的亲和力降低，HbO_2 释放 O_2 增多，氧解离曲线右移；反之氧解离曲线左移，此时 Hb 与 O_2 的亲和力增强，与 Hb 结合的 O_2 不易释出。

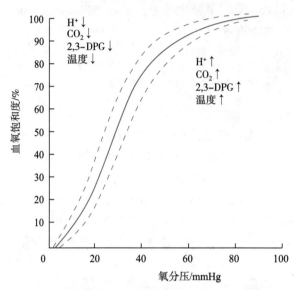

图 6-1 氧-血红蛋白解离曲线及其主要影响因素

五、动脉-静脉血氧含量差

动脉-静脉血氧含量差（$Ca-vO_2$）是指动脉血氧含量与静脉血氧含量的差值，即 $Ca-vO_2 = CaO_2 - CvO_2$，正常值约为 5 mL/dL，表示 1 dL 血液流经组织细胞时约有 5 mL 氧被利用。主要反映组织细胞的摄氧能力。

第二节 缺氧的类型

空气中的氧经过外呼吸进入血液，经血液循环运送到组织细胞，经内呼吸为细胞所用。整个呼吸过程主要涉及"肺部摄氧—血液携氧—循环运氧—组织用氧"四个环节，其中任一环节发生障碍都可引起缺氧。根据缺氧的原因和血氧变化的特点，将缺氧分为以下四种类型：

一、低张性缺氧

以动脉血氧分压降低为基本特征的缺氧称为低张性缺氧（hypotonic hypoxia），又称乏氧性缺氧（hypoxic hypoxia）。

（一）原因和机制

1. 吸入气 PO_2 过低

多发生于海拔 3000~4000 m 以上的高原或高空，也可发生于通风不良的矿井、坑道。因吸入气 PO_2 过低，导致进入肺泡进行气体交换的氧不足，血液向组织弥散氧的速度减慢，以致供应组织的氧不足，造成细胞缺氧。此种类型的缺氧又称大气性缺氧。

2. 外呼吸功能障碍

肺通气或换气功能障碍导致 PaO_2 和 CaO_2 降低，又称呼吸性缺氧。见于肺炎、呼吸中枢抑制和慢性阻塞性肺疾病等。

3. 静脉血分流入动脉血

见于某些先天性心脏病，如法洛四联症，因室间隔缺损伴有肺动脉狭窄或肺动脉高压时，右心压力高于左心，未经氧合的静脉血可直接渗入左心动脉血中，导致 PaO_2 降低。

4. 血红蛋白与氧的亲和力异常增高

某些因素可增强血红蛋白与氧的亲和力，使氧解离曲线左移，氧不易释放，引起组织缺氧。如输大量库存血，而库存血中 2,3-DPG 含量低，氧解离曲线左移；输入大量碱性液体，血液 pH 升高，使 Hb 与 O_2 亲和力增强，氧不易释放导致组织缺氧。

（二）血氧变化的特点

低张性缺氧时，血液中溶解氧减少，PaO_2 降低；与 Hb 结合的氧减少，导致 CaO_2 降低；SaO_2 主要取决于 PaO_2，故 SaO_2 降低；因血红蛋白无明显变化，故 CO_2max 多正常，但慢性缺氧患者可因红细胞和 Hb 代偿性增加而导致 CO_2max 增高；因 PaO_2、CaO_2 降低，同量血液中向组织弥散的氧减少，故 $Ca-vO_2$ 多降低，但慢性缺氧时组织用氧的能力代偿性增强，则 $Ca-vO_2$ 可无明显变化。

正常情况下，毛细血管中脱氧血红蛋白的平均浓度为 2.6 g/dL。低张性缺氧时，血液中 HbO_2 含量降低，而脱氧 Hb 增多。当毛细血管血液中脱氧 Hb 的平均浓度大于 5 g/dL 时，皮肤、黏膜呈青紫色，称为发绀，也是该型缺氧的特点之一。

二、血液性缺氧

血液性缺氧（hemic hypoxia）是指血红蛋白数量减少或性质改变使血液摄氧能力下降或血红蛋白结合的氧不易释出而引起的缺氧。因外呼吸功能正常，PaO_2 与 SaO_2 正常，又称等张性低氧（isotonic hypoxia）。

血液性缺氧

（一）原因和机制

1. 贫血

严重贫血时，血红蛋白数量减少，血液摄氧量降低，以致细胞供氧不足，又称为贫血性缺氧（anemic hypoxia）。严重贫血时面色苍白。

2. 一氧化碳中毒

CO 是一种窒息性气体，可与 Hb 结合生成碳氧血红蛋白（HbCO），使 Hb 失去摄氧能力。CO 与 Hb 的结合速率仅为 O_2 与 Hb 结合速率的 1/10，但 HbCO 的解离速度却为 HbO_2 的 1/2100，故 CO 与 Hb 的亲和力是 O_2 的 210 倍。当吸入气中含 0.1% 的 CO 时，血液中约 50% 的 Hb 可转变为 HbCO 而失去摄氧能力。此外，CO 还能抑制红细胞内糖酵解，使 2,3-DPG 生成减少，导致氧解离曲线左移，HbO_2 中 O_2 不易释出，进一步加重组织缺氧。因此 CO 中毒既阻碍 O_2 与 Hb 的结合，又阻碍 O_2 的解离，造成组织严重缺氧。由于血中 HbCO 增多，皮肤、黏膜呈樱桃红色。

3. 高铁血红蛋白血症

Hb 中的二价铁（Fe^{2+}）在氧化剂的催化下，可氧化成三价铁（Fe^{3+}），形成高铁血红蛋白（Hb-Fe^{3+}-OH）。生理情况下，血液中的还原剂如 NADH、维生素 C 和还原型谷胱甘肽等不断将高铁血红蛋白还原成二价铁的血红蛋白，使高铁血红蛋白仅占血红蛋白总量的 1%~2%。当食用大量含硝酸盐的腌菜或

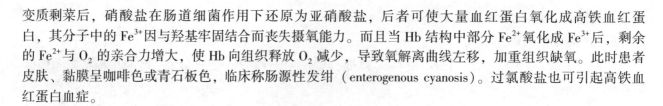

变质剩菜后，硝酸盐在肠道细菌作用下还原为亚硝酸盐，后者可使大量血红蛋白氧化成高铁血红蛋白，其分子中的 Fe^{3+} 因与羟基牢固结合而丧失摄氧能力。而且当 Hb 结构中部分 Fe^{2+} 氧化成 Fe^{3+} 后，剩余的 Fe^{2+} 与 O_2 的亲和力增大，使 Hb 向组织释放 O_2 减少，导致氧解离曲线左移，加重组织缺氧。此时患者皮肤、黏膜呈咖啡色或青石板色，临床称肠源性发绀（enterogenous cyanosis）。过氯酸盐也可引起高铁血红蛋白血症。

（二）血氧变化的特点

由于外呼吸功能正常，故 PaO_2、SaO_2 正常；但因 Hb 数量减少或性质改变，CO_2max 和 CaO_2 降低。由于 CaO_2 降低，血液流经毛细血管时，弥散到组织细胞的氧减少或速度变慢，导致组织缺氧和 $Ca-vO_2$ 低于正常值。

三、循环性缺氧

循环性缺氧（circulatory hypoxia）是指组织血流量减少引起的组织供氧不足，又称低动力性缺氧（hypokinetic hypoxia）或低血流性缺氧。其中，因动脉血灌流不足引起的缺氧称为缺血性缺氧（ischemic hypoxia），因静脉血回流障碍引起的缺氧称为淤血性缺氧（congestive hypoxia）。

（一）原因

循环性缺氧可由动脉血灌流不足引起缺血性缺氧，亦可由静脉血回流受阻，导致淤血性缺氧。循环性缺氧可为全身性，也可为局部性。

1. 全身性循环障碍

常见于休克、心力衰竭等。心输出量减少引起全身组织缺血、缺氧；缺氧严重时，患者可因心、脑、肾等重要器官功能衰竭而死亡。

2. 局部性循环障碍

多见于动脉血栓形成、动脉炎和动脉粥样硬化等导致的动脉血管狭窄或管腔阻塞。静脉栓塞或静脉炎时，局部血回流受阻，可造成局部组织淤血性缺氧。

（二）血氧变化的特点

未累及肺血流的循环性缺氧时，因氧可进入肺毛细血管与 Hb 结合，PaO_2、CO_2max、CaO_2 和 SaO_2 均正常。由于血液循环障碍血流缓慢，血液流经毛细血管的时间延长，从单位容量血液弥散到组织的氧较多，使静脉血氧含量降低，故 $Ca-vO_2$ 增大；但单位时间内流经毛细血管的血液总量减少，故弥散至组织细胞的氧减少，导致组织缺氧。缺血性缺氧时，因组织供血量不足，皮肤苍白。淤血性缺氧，血液淤滞在毛细血管床形成了更多的脱氧 Hb，可出现发绀。

全身性循环障碍累及肺，如左心衰竭引起肺气肿，或休克引起急性呼吸窘迫综合征时，则可合并有呼吸性缺氧，使 PaO_2 与 CaO_2 低于正常值。

四、组织性缺氧

在组织供氧正常的情况下，由组织细胞利用氧障碍所引起的缺氧称为组织性缺氧（histogenous hypoxia），或称氧利用障碍性缺氧（dysoxidative hypoxia）。

（一）原因和机制

1. 维生素缺乏

维生素 B_1、B_2 及维生素 PP 等均是呼吸链中脱氢酶的辅酶组成成分，参与氧化还原反应。严重缺乏这类维生素时，可抑制细胞生物氧化，导致细胞利用氧障碍。

2. 线粒体损伤

生物氧化主要在线粒体内进行。大量放射线照射、细菌毒素或严重缺氧等均可抑制线粒体呼吸功能或使其结构损伤，引起细胞生物氧化障碍。

3. 组织中毒

可见于氰化物、砷化物、硫化物、磷等物质引起的组织细胞中毒，最典型的是氰化物（HCN、KCN和 NaCN 等）中毒。各种氰化物可由呼吸道、消化道或皮肤进入机体，其 CN^- 迅速与氧化型细胞色素氧化酶的 Fe^{3+} 结合，形成氰化高铁细胞色素氧化酶，使之不能还原成还原型细胞色素氧化酶而失去传递电子的能力，导致呼吸链中断，组织细胞不能利用氧。此外，硫化物、砷化物等也可抑制细胞色素氧化酶而导致呼吸链阻断，使细胞利用氧障碍。

（二）血氧变化的特点及缺氧的机制

本型缺氧 PaO_2、CO_2max、CaO_2 和 SaO_2 等均正常。因组织细胞利用氧障碍，PvO_2 和 CvO_2 均较高，故 $Ca-vO_2$ 减小。由于细胞用氧障碍，毛细血管血液内 HbO_2 含量较高，患者皮肤、黏膜呈玫瑰红色或鲜红色。

应当指出，临床上某些患者还可发生混合性缺氧。如心力衰竭主要引起循环性缺氧，若并发肺水肿又可出现低张性缺氧。各型缺氧的血氧变化特点见表 6-1。

表 6-1 各型缺氧的血氧变化特点

缺氧类型	PaO_2	SaO_2	CaO_2max	CaO_2	$Ca-vO_2$
低张性缺氧	↓	↓	N 或 ↑	↓	↓ 或 N
血液性缺氧	N	N	↓ 或 N	↓	↓
循环性缺氧	N	N	N	N	↑
组织性缺氧	N	N	N	N	↓

注：↑升高，↓降低，N 不变。

第三节　缺氧时机体的功能和代谢变化

缺氧对机体的影响因缺氧的原因、速度及机体的反应性不同而不同。轻度缺氧时机体往往以适应和代偿反应为主，重度缺氧且机体代偿不全时，出现细胞的功能和代谢障碍，甚至组织结构破坏。急性缺氧时由于机体来不及代偿，以损伤表现为主，而慢性缺氧时机体的代偿反应和缺氧的损伤作用并存。现以低张性缺氧为例，介绍缺氧对机体的影响。

一、呼吸系统的变化

（一）代偿性反应

PaO_2 为 60~100 mmHg 时，肺通气量无变化。PaO_2 低于 60 mmHg 时，可刺激颈动脉体和主动脉体的外周化学感受器，反射性地引起呼吸加深加快，从而使：①肺泡通气量增加，肺泡气氧分压升高，PaO_2 随之升高；②胸廓呼吸运动增强使胸膜腔内压升高，促进静脉回流和增加静脉回心血量，使心输出量和肺血流量增加，从而有利于氧的摄取和运输。由此可见，肺通气量增加是急性低张性缺氧的最重要的代偿反应。

但持续缺氧因过度通气使 $PaCO_2$ 降低，可抑制呼吸中枢，限制肺通气的增强。长期低张性缺氧可使外周化学感受器的敏感性降低，肺通气反应减弱。单纯循环性缺氧、血液性缺氧和组织性缺氧因 PaO_2 基本正常，呼吸系统的代偿不明显。

（二）损伤性变化

1. 高原肺水肿

高原肺水肿是指机体快速进入海拔 4000 m 以上高原后的 1~4 天内，出现头痛、胸闷、呼吸困难、发绀、咳嗽和血性泡沫痰，甚至神志不清及肺部听诊有湿啰音的临床综合征。其发病机制尚不明了，可能与下列因素有关：①急性缺氧引起外周血管收缩，使回心血量和肺血流量增加；②缺氧使肺血管收缩，肺循环阻力增加，均可导致肺动脉高压，毛细血管内压升高，引起肺水肿；③肺血管收缩强度不一，致使肺血流分布不均，在肺血管收缩较轻或不收缩的部位，肺泡毛细血管血流量增加，毛细血管内压升高；④严重者继发炎症反应，使呼吸膜损伤，加重肺水肿。肺水肿一旦发生，可引起氧的弥散障碍，使 PaO_2 进一步下降。

2. 中枢性呼吸衰竭

重度缺氧（PaO_2 小于 30 mmHg）时，缺氧对呼吸中枢的抑制作用超过了对外周化学感受器的兴奋作用，使呼吸变浅变慢，呼吸节律不规则，肺泡通气量减少，发生中枢性呼吸衰竭。表现为呼吸抑制，呼吸节律和频率不规则，肺泡通气量减少。

二、循环系统的变化

（一）代偿性反应

1. 心输出量增加

低张性缺氧时心输出量增加，单位时间内供应组织细胞的血量增多，可提高组织的供氧量，对急性缺氧有一定的代偿意义。心输出量增加的主要机制是：①心率加快。PaO_2 降低引起胸廓运动增强，刺激肺牵张感受器，反射性引起交感神经兴奋，使心率加快；②心肌收缩力增强。PaO_2 降低引起交感—肾上腺髓质系统兴奋，儿茶酚胺释放增多，作用于心肌 β-肾上腺素能受体，使心肌收缩力增强；③回心血量增加。缺氧时胸廓运动幅度增大，有利于静脉血液回流，增加回心血量，使心输出量增多。

2. 血液重新分布

急性缺氧时，由于交感—肾上腺髓质系统兴奋性增强，皮肤、内脏器官血管收缩，而心、脑血管则因局部产生大量乳酸、腺苷和前列腺素等扩血管物质而扩张，故血流量增加。这种血液的重新分布现象，对确保心、脑等重要生命器官的血液供应具有重要的代偿作用。

3. 肺血管收缩

肺循环的主要功能是使血液充分氧合。当部分肺泡气 PO_2 降低时，可引起该部位肺小动脉收缩，使血液流向通气充分的肺泡，这是肺循环特有的生理现象，称为缺氧性肺血管收缩。此现象有利于维持肺泡通气与血流的适当比例，使流经这部分肺泡的血液仍能获得较充分的氧，从而可维持较高的 PaO_2。缺氧引起肺血管收缩的机制较复杂，可能与下列因素有关：①交感神经兴奋。肺血管 α-受体密度较高，交感神经兴奋时肺小动脉收缩。②体液因子的作用。缺氧时肺血管内皮细胞、肥大细胞、肺泡巨噬细胞释放多种缩血管物质如内皮素、血管紧张素 II、血栓素 A_2 等，使肺小动脉收缩。③缺氧的直接作用。缺氧使肺血管平滑肌细胞膜对 Na^+、Ca^{2+} 的通透性增强，Na^+、Ca^{2+} 内流增多引起肺血管收缩。

4. 组织毛细血管的密度增大

长期缺氧可促使毛细血管增生，特别是心、脑和骨骼肌的毛细血管增生更明显，其密度增大可使氧自毛细血管弥散至细胞的距离缩短，增加对细胞的供氧量。

（二）损伤性变化

严重缺氧时：①心肌细胞变性、坏死，心肌舒缩功能降低；②细胞内外离子分布异常，易发生心律失常；③乳酸、腺苷等扩血管物质增多，使外周血管扩张，回心血量减少，导致心输出量减少；④肺血管收缩，使右心负荷加重。以上因素综合作用致心功能障碍甚至心力衰竭。慢性缺氧使肺小动脉持续收缩，导致肺动脉高压，肺循环阻力增大，久之造成肺源性心脏病、右心肥大甚至右心衰竭。

三、血液系统的变化

（一）代偿性反应

1. 红细胞和血红蛋白增多

急性缺氧时，由于交感神经兴奋，脾、肝等贮血器官收缩，血液进入体循环，使血液中红细胞数量迅速增多；慢性缺氧时肾脏合成和释放促红细胞生成素增多，使骨髓造血功能增强，红细胞生成增多。红细胞增多可提高血氧容量和血氧含量，从而增加组织的供氧量。

2. 氧解离曲线右移

缺氧时红细胞内 2,3-DPG 增加，使 Hb 与 O_2 的亲和力降低，氧解离曲线右移，有利于结合氧向细胞释放。

（二）损伤性变化

若血液中红细胞过度增多，则血液黏滞度增大，循环阻力增大，血流速度减慢，反而加重组织缺氧。同时循环阻力增大，使心脏的后负荷增加，易诱发心力衰竭。当 PaO_2 低于 60 mmHg 时，红细胞内过多的 2,3-DPG 将妨碍 Hb 与 O_2 的结合，使动脉血氧含量明显降低，组织供氧严重不足。

四、中枢神经系统的变化

大脑是一个低储备、高供应和高消耗的器官。脑重仅为体重的 2%~3%，而脑血流量约占心输出量的 15%，其耗氧量可高达机体总耗氧量的 23%，所以脑对缺氧十分敏感。脑所需的能量主要来自葡萄糖有氧氧化，而脑内葡萄糖和氧的储备很少，一旦脑血流完全阻断，数分钟内脑细胞即可发生不可逆损害。缺氧可直接损害中枢神经系统的功能，急性缺氧常有头痛、情绪激动、记忆力和判断力降低及运动不协调等症状，严重者可出现惊厥和昏迷。慢性缺氧常有易疲劳、注意力不集中、嗜睡及精神抑郁等症状。缺氧所致的中枢神经系统功能障碍与缺氧所致的脑水肿和脑细胞受损有关。

五、组织细胞的变化

（一）代偿性反应

缺氧时，组织细胞可通过增强无氧酵解过程和提高利用氧的能力以获取维持生命活动所必需的能量。

1. 细胞利用氧的能力增强

慢性缺氧时，细胞内线粒体的数目和膜的表面积增加，呼吸链中的酶含量增多，活性增强，使细胞用氧能力增强。如胎儿在母体内处于相对缺氧的环境，其细胞线粒体的呼吸功能为成人的 3 倍，出生后 10~14 天，线粒体呼吸功能降至成人水平。

2. 糖酵解增强

磷酸果糖激酶是糖酵解的限速酶。缺氧时，ATP 生成减少，ATP/ADP 比值降低，可激活磷酸果糖激酶，使糖酵解增强，在一定程度上弥补能量的不足。

3. 肌红蛋白、脑红蛋白、胞红蛋白增加

肌红蛋白与氧的亲和力明显高于血红蛋白。慢性缺氧或久居高原的人骨骼肌内肌红蛋白含量增多，可从血液中摄取更多的氧，增加氧在体内的储存量。当 PaO_2 降低时，肌红蛋白可释放出一定量的氧供细胞利用。

4. 低代谢状态

缺氧可抑制细胞的各种合成代谢和离子泵功能，使细胞处于低代谢状态，耗能过程减弱，有利于在缺氧环境中生存。

肺通气量及心输出量增加是急性缺氧时的主要代偿方式，但这些代偿活动本身增加了能量和氧的消耗。红细胞增加和组织细胞利用氧的能力增强是慢性缺氧的主要代偿方式，通过提高血液的摄氧能力和更充分地利用氧，增强对缺氧的耐受性。低代谢状态不增加耗氧，是较为经济的代偿方式。

（二）损伤性变化

缺氧时细胞损伤主要表现为细胞膜、线粒体及溶酶体的改变。

1. 细胞膜的损伤

细胞膜是细胞缺氧最早发生损伤的部位。其损伤机制是：①Na^+内流。缺氧时 ATP 生成减少，细胞膜 Na^+-K^+ 泵功能障碍，使细胞内 Na^+ 增加，促使水进入细胞导致细胞水肿。②Ca^{2+}内流。因细胞膜通透性增强，细胞外 Ca^{2+} 顺浓度差进入细胞内。缺氧时 ATP 生成减少，Ca^{2+} 转运出细胞及肌质网摄取 Ca^{2+} 均减少，使得细胞内 Ca^{2+} 浓度增大。Ca^{2+} 增多可抑制线粒体的呼吸功能；可激活磷脂酶，使膜磷脂分解，引起溶酶体损伤及水解酶释放；可增强 Ca^{2+} 依赖性蛋白激酶的活性，促进氧自由基生成，加重对细胞的损伤。③K^+外流。细胞膜通透性增强，细胞内 K^+ 顺浓度差流出细胞，使细胞外 K^+ 浓度升高。细胞内缺钾，影响合成代谢和酶的功能。

2. 线粒体的损伤

轻度缺氧或缺氧早期，线粒体的呼吸功能代偿性增强。严重缺氧时，除明显抑制线粒体功能和氧化过程外，还可引起线粒体肿胀、嵴崩解、外膜破裂和基质外溢等结构损伤。

3. 溶酶体的损伤

酸中毒和细胞内高 Ca^{2+} 可激活磷脂酶，分解磷脂膜，使溶酶体膜稳定性降低，通透性增强，严重时溶酶体膜可破裂。溶酶体破裂释放大量蛋白水解酶，可引起细胞及其周围组织溶解、坏死；溶酶体酶进入血液循环可破坏多种组织，造成广泛的细胞损伤。

第四节　影响机体对缺氧耐受性的因素

影响机体对缺氧耐受性的因素可归纳为两点，即机体的代谢耗氧率与机体的代偿能力。

一、机体的代谢耗氧率

基础代谢率高者，如甲状腺功能亢进、发热的患者，由于耗氧量多，对缺氧的耐受性较低。寒冷、体力活动，情绪激动等可增加机体耗氧量，使机体对缺氧的耐受性降低。基础代谢率低者，由于耗氧量少，机体对缺氧的耐受性较高，如中枢神经抑制、体温降低时。因此临床上常采用低温麻醉、使用镇静剂和人工冬眠等措施以提高患者对缺氧的耐受性，如低温麻醉可用于心脏外科手术，以延长手术所必须阻断血流的时间。

二、机体的代偿能力

机体通过呼吸、循环和血液系统的代偿性反应能增加机体的供氧量。通过组织细胞的代偿性反应能提高机体利用氧的能力。这些代偿性反应存在着明显的个体差异，因而不同的个体对缺氧的耐受性也不同。有心、肺疾病和血液病者及老年人对缺氧的耐受性低。

机体对缺氧的耐受性是可以通过锻炼提高的。轻度的缺氧刺激可调动机体的代偿能力，如登山者缓慢阶梯式地登高比快速登高能更好地适应高山缺氧环境；慢性贫血者 Hb 即使很低仍可维持正常生命活动，而急性失血使 Hb 减少至同等程度就可能引起严重的代谢功能障碍。

第五节 氧疗和氧中毒

一、氧疗

缺氧治疗的关键环节是消除引起缺氧的原因，然后积极给氧治疗。吸氧是治疗缺氧的基本方法，对各种类型的缺氧均有一定疗效，但因缺氧的类型不同，氧疗的效果亦有较大差异。

低张性缺氧者氧疗效果最好，氧疗也是治疗低张性缺氧最有效的方法。由于患者 PaO_2、SaO_2 明显低于正常值，吸氧可提高肺泡气氧分压，使 PaO_2、SaO_2 和 CaO_2 均升高，因而对组织的供氧量增加。但对于静脉血分流引起的低张性缺氧，因分流的血液未经肺泡而直接流入动脉血，故吸氧对改善缺氧的作用较小。

血液性缺氧、循环性缺氧和组织性缺氧者 PaO_2 和 SaO_2 正常，因可结合氧的 Hb 饱和度已达 95% 左右，故吸氧虽可明显提高 PaO_2，但 SaO_2 增加却很有限。CO 中毒者可吸入纯氧或高压氧，使血液的 PaO_2 升高，有利于氧和 CO 竞争与 Hb 的结合，从而加速 HbCO 的解离，促进 CO 排出，故氧疗效果较好。组织性缺氧的主要问题是细胞用氧障碍，解除呼吸链酶的抑制是治疗的关键。此时组织供氧多正常，但氧疗可提高血液和组织液之间 PO_2 的梯度，促进氧向组织弥散，可有一定的治疗作用。

氧疗时，应注意吸入氧浓度不宜过高，以免引起氧中毒；给氧时注意保持呼吸道通畅；随时监测氧疗效果，对于严重慢性肺疾病者，因其常伴二氧化碳潴留，吸氧宜采用低浓度（30%）、低流量和持续给氧的原则，以保持轻度缺氧对呼吸中枢的刺激，防止因突然解除低氧血症而出现呼吸衰竭。

二、氧中毒

O_2 虽为生命活动所必需，但当吸入气 PO_2 过高时，活性氧增加，反而可引起组织细胞损伤，称氧中毒（oxygen intoxication）。氧中毒的发生主要取决于吸入气 PO_2 而不是氧浓度。吸入气 PO_2 过高时，血液与组织、细胞之间的 PO_2 差增大，氧的弥散加速，组织细胞因获得氧过多而中毒。人类氧中毒有脑型与肺型两种。

（一）脑型氧中毒

吸入 2~3 个大气压以上的氧，可在短时间内引起脑型氧中毒。患者主要出现视觉和听觉障碍、恶心、抽搐和晕厥等神经症状，严重者甚至昏迷、死亡。高压氧疗时患者出现神经症状，应区分脑型氧中毒与由缺氧引起的缺氧性脑病。前者先抽搐后昏迷，后者则先昏迷后抽搐。对氧中毒者应控制吸氧，但对缺氧性脑病者则应加强氧疗。

（二）肺型氧中毒

持续吸入约一个大气压的氧 8 小时以上可导致肺型氧中毒。患者出现胸骨后疼痛、咳嗽、呼吸困难和 PaO_2 降低等症状。肺部呈炎性病变，可见炎症细胞浸润、充血、水肿、出血、肺不张等。

氧疗时若发生氧中毒，PaO_2 降低，加重缺氧，则造成难以调和的治疗矛盾。因此，在常压吸氧时应控制氧的浓度和时间，严防氧中毒的发生。

习题

第七章 发 热

思维导图

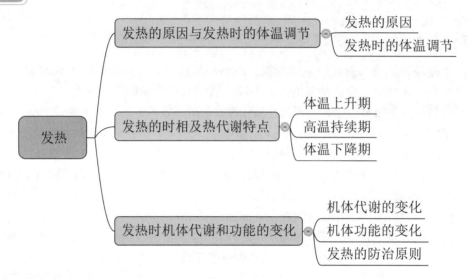

学习目标

1. 掌握：发热、内生致热原的概念以及发热的发病机制。
2. 熟悉：发热时机体的功能代谢变化。
3. 了解：发热的意义和治疗原则。
4. 具备对发热患者进行初步处理的能力。
5. 能与患者及其家属沟通，讲解发热的相关知识及危害，指导其配合治疗。

发热

病例讨论

患儿，男，3 岁。因发热、咽痛 2 天，伴惊厥半小时入院。查体：T 41.3 ℃，P 152 次/min，R 36 次/min；面红，口唇干燥，咽部充血，双侧扁桃体肥大、有脓苔，两肺呼吸音粗。实验室检查：WBC 17.3×10⁹/L，N 82%。入院后立即予物理降温，输液，抗生素治疗。3 小时后大量出汗，体温开始下降，5 天后痊愈出院。

问题：

1. 患儿体温升高的原因和机制是什么？
2. 对该患儿应该采取怎样的治疗和护理措施？

人和哺乳类动物都具有相对稳定的体温，以适应正常生命活动的需要。而体温的相对稳定是在体温调节中枢的调控下实现的。

正常成人体温维持在 37 ℃左右，一昼夜上下波动不超过 1 ℃。个体间差异一般也在 1 ℃范围内。由于致热原的作用使体温调节中枢调定点上移而引起调节性体温升高，就称为发热（fever）。

发热不是体温调节障碍，而是将体温调节到较高水平。当体温上升超过正常值的 0.5 ℃时，称为体温升高。但体温升高并不等同于发热，体温升高包括：①生理性体温升高，指生理功能增强，产热过多引起的体温升高，体温调定点并无变化，见于剧烈运动、月经前期、心理性应激等。生理性体温升高随生理过程的结束自动恢复正常体温。②发热，属于调节性体温升高。由于调定点上移，体温调节中枢在较高的水平上对体温进行调节。③过热，属于非调节性体温升高。体温调节中枢的调定点并未上移，而是体温调节障碍使体温调节机构不能将体温控制在与调定点相适应的水平上，是被动性体温升高。例如体温调节中枢损伤、出血、炎症等；过度产热，如癫痫大发作剧烈抽搐、甲状腺功能亢进、某些全身性麻醉药物导致的恶性高热；散热障碍，如先天性或后天性汗腺缺陷和环境温度过高引起的中暑等。过热和发热都属于病理性体温升高。

发热不是独立的疾病，而是许多疾病的重要病理过程和临床表现，也是疾病发生的重要信号。在整个病程中，体温曲线变化往往反映病情变化，对判断病情、评价疗效和估计预后均有重要的参考价值。

第一节　发热的原因与发热时的体温调节

一、发热的原因

通常，发热是指因发热激活物作用于机体，激活内生致热原细胞产生和释放内源性热原（endogenous pyrogen，EP），再经一些后继环节引起的体温升高。能引起人体和动物发热的物质，称为致热原。致热原既可来源于体外，也可在体内生成，包括发热激活物和内生致热原。

（一）发热激活物

能刺激机体产生和释放内生致热原的物质称为发热激活物，包括外致热原和某些体内产物。

1. 外致热原

来自体外的发热激活物称为外致热原。

（1）细菌　包括：①革兰氏阳性菌。革兰氏阳性菌感染是常见的发热原因，主要有金黄色葡萄球菌、链球菌、肺炎球菌、白喉棒状杆菌等，此类细菌的菌体及其产生的外毒素皆可致热。②革兰氏阴性菌。致热的革兰氏阴性菌主要有大肠杆菌、伤寒杆菌、淋球菌、脑膜炎球菌等，此类细菌的致热特征除全菌体和细胞壁中含肽聚糖外，最突出的是其细胞壁含内毒素（endotoxin，ET）。ET的主要成分是脂多糖（lipopolysaccharide，LPS），具有高度的水溶性和很强的致热效应，是最常见的外致热原。ET具有较强的耐热性（干热160 ℃条件下2小时才能灭活），且在自然界中分布极广，一般灭菌方法难以清除，因此是血液制品和输液过程中的主要污染源。③分枝杆菌。典型的菌群为结核杆菌。其全菌体及细胞壁中所含的肽聚糖、多糖和蛋白质都具有致热作用。

（2）病毒　常见的有流行性感冒病毒（简称流感病毒）、麻疹病毒、柯萨奇病毒和出血热病毒、SARS病毒等。流感和SARS等病症，最主要的症状之一就是发热。病毒由其全病毒体和其所含的血细胞凝集素致热。流感病毒含有一种毒素样物质，也可引起发热。

（3）真菌　许多真菌感染引起的疾病也伴有发热。如白念珠菌感染引起的肺炎、鹅口疮、肺炎；新型隐球菌感染引起的慢性脑膜炎等。真菌由全菌体及菌体内所含的荚膜多糖和蛋白质致热。

（4）其他　立克次体、衣原体、螺旋体等致病微生物细胞壁中亦含有脂多糖成分，其致热性可能与此有关。此外，尚有许多病原微生物并不产生特异性致热物质或其致热物质尚不清楚，它们引起发热的可能机制是其在体内繁殖导致相应抗原表达或细胞自身抗原的变异，激活体内产EP细胞。

2. 体内产物

（1）抗原-抗体复合物　实验证明，抗原-抗体复合物对产EP细胞有激活作用。如系统性红斑狼疮、类风湿等许多自身免疫性疾病都有顽固性发热。

（2）类固醇代谢产物　体内某些类固醇产物有致热作用，典型代表是睾酮的中间代谢产物——本胆烷醇酮。石胆酸也有类似作用。

（3）致炎物　尿酸盐结晶、硅酸盐结晶对产 EP 细胞也有一定的激活作用。组织坏死或坏死组织引起无菌性炎症时，可能释放某些发热激活物。

（二）内生致热原

内生致热原是机体在发热激活物作用下，内生致热原细胞合成和释放的能引起体温升高的物质。

1. 内生致热原的产生和释放

能够产生和释放 EP 的细胞称为产 EP 细胞，包括单核细胞、巨噬细胞、成纤维细胞、淋巴细胞、内皮细胞、肿瘤细胞等。EP 的产生和释放是一个复杂的细胞信息传递和基因表达控制的过程。此过程包括发热激活物与产 EP 细胞结合并使之激活，激活的产 EP 细胞合成和释放 EP。

2. 内生致热原的种类

目前公认的内生致热原有以下四种：

（1）白细胞介素-1（IL-1）　是由单核细胞、巨噬细胞、内皮细胞、星形细胞、肿瘤细胞等产生的多肽类物质，不耐热，70 ℃条件下 30 min 即失活。IL-1 受体广泛分布于脑内，尤其在靠近体温调节中枢的下丘脑外侧密度最大。给动物静脉内注射 IL-1 可引起典型的发热反应，并可被水杨酸类药物阻断。

（2）肿瘤坏死因子（tumor necrosis factor，TNF）　是由巨噬细胞和淋巴细胞等分泌的一种小分子蛋白质，具有许多与 IL-1 相似的生物学活性，是多种外致热原导致的发热、肿瘤发热的主要内生致热原。给动物静脉内注射 TNF 可引起明显的发热反应，并可被环加氧酶抑制剂布洛芬阻断。

（3）干扰素（interferon，IFN）　是一种具有抗病毒、抗肿瘤作用的蛋白质，主要由白细胞产生，是病毒感染发热的主要内生致热原。IFN 不耐热，60 ℃条件下 40 min 可灭活，反复注射可产生耐药性。

（4）白细胞介素-6（IL-6）　是由单核细胞、成纤维细胞和内皮细胞等分泌的蛋白质，ET、病毒、IL-1、TNF、血小板生长因子等可诱导其产生和释放。IL-6 的致热活性弱于 IL-1、IFN，布洛芬可阻断其致热作用。

二、发热时的体温调节

（一）体温调节中枢

体温调节基本、重要的中枢位于视前区下丘脑前部（preoptic anterior hypothalamus，POAH），该区的温度敏感神经元对来自外周和深部的温度信息起整合作用。损伤该区可导致体温调节障碍。而脑内另外一些部位如杏仁核、腹中膈和弓状核，则对发热时的体温调节产生负调节作用。因此，一些学者认为发热体温调节中枢是由正、负调节中枢构成的复杂功能系统。

（二）致热信息传入中枢的途径

血液循环中的 EP 将致热信息传入体温调节中枢引起发热，可能通过以下三种途径。

1. EP 通过终板血管器作用于体温调节中枢

终板血管器（organum vasculosum lamina terminalis，OVLT）位于第三脑室前壁的终板下部内，在前连合与视交叉前部之间，紧靠 POAH，是血脑屏障的薄弱部位。该处有丰富的毛细血管网，通透性强，EP 可能由此入脑。但也有人认为 EP 并不直接入脑，而是通过与此处的巨噬细胞、神经胶质细胞等细胞膜受体识别结合，产生新的信息，将致热原的信息传入 POAH。

2. EP 通过血脑屏障转运入脑

这是一种较直接的信号传递方式。据推测，EP 可能通过血脑屏障的特异性转运机制入脑，也可能从

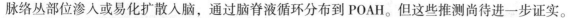

脉络丛部位渗入或易化扩散入脑，通过脑脊液循环分布到 POAH。但这些推测尚待进一步证实。

3. EP 通过迷走神经向体温调节中枢传递发热信号

研究发现，EP 可刺激肝脏巨噬细胞周围的迷走神经将信息传入中枢。切断膈下迷走神经后，腹腔内注射 IL-1 则不再引起发热。目前认为，胸、腹腔内的致热信息可能通过迷走神经传入中枢。

（三）发热中枢调节介质

大量研究证明，EP 不是引起调定点上移的最终物质，EP 可能是先作用于体温调节中枢，引起发热中枢介质的释放，继而引起调定点改变。发热中枢调节介质可分为两类：正调节介质和负调节介质。

1. 正调节介质

（1）前列腺素 E（prostaglandin E，PGE）　动物实验发现，向动物脑室内注射 PGE 可引起明显的发热反应，体温升高的潜伏期比 EP 短，同时伴有代谢率的改变。

（2）Na^+/Ca^{2+} 比值增大　实验显示，给多种动物脑室内灌注 Na^+ 可使体温快速升高，灌注 Ca^{2+} 则使体温快速下降，脑室内灌注降 Ca^{2+} 剂也可引起体温升高。这表明 Na^+/Ca^{2+} 比值增大在发热机制中可能起重要的中介作用。

（3）环磷酸腺苷（cyclic adenosine monophosphate，cAMP）　发热期间，动物脑脊液中 cAMP 明显增高，并与发热效应成明显正相关。但高温引起的过热期间，脑脊液中 cAMP 无明显改变。向动物脑室内注入外源性 cAMP，可迅速引起发热，潜伏期明显短于 EP 性发热。目前许多学者认为，cAMP 可能是更接近终末环节的发热介质。

（4）促肾上腺皮质激素释放激素（corticotropin releasing hormone，CRH）　中枢注入 CRH 可使动物体温升高；在发热的动物脑室内给予 CRH 可使其体温下降。因此，目前倾向于认为 CRH 是一种双向调节介质。

（5）一氧化氮（NO）　NO 是广泛分布于中枢神经系统的一种新型神经递质。研究显示，NO 与发热有关。其机制可能是：通过作用于 POAH、OVLT 等部位，介导发热时的体温升高；通过刺激棕色脂肪组织的代谢活动使产热增多；抑制发热时负调节介质的合成和释放。

2. 负调节介质

临床和实验研究均表明，发热时的体温升高极少高过 41 ℃，即使大大增加致热原的量，也难以超过此热限。这说明体内存在着自我限制发热的因素。现已证实，体内确实存在能对抗体温升高或降低体温的物质。主要包括：

（1）精氨酸升压素（arginine vasopressin，AVP）　又称抗利尿激素，由下丘脑神经元合成，是一种与多种中枢神经系统功能有关的神经递质。脑室内微量注射 AVP 具有解热作用，应用 AVP 拮抗剂可阻断其解热作用。

（2）α-促黑素细胞激素（α-MSH）　是由腺垂体分泌的多肽激素，具有极强的解热作用，可能控制发热的体温高度和持续时间。

（3）膜联蛋白 I（annexin I）　又称脂皮质蛋白（lipocortin），是一种钙依赖性磷酸酯结合蛋白。它在体内分布十分广泛，尤以脑、肺等器官为主。向大鼠脑室内注射重组的脂皮质蛋白，可明显抑制白细胞介素诱导的发热反应。研究发现，糖皮质激素的解热作用依赖于脂皮质蛋白的释放。

在 EP 引起调定点上移的机制中，正调节介质和负调节介质可能同时或先后被释放，共同控制着调定点上、下移动的范围及发热的幅度和时程，保证发热时体温不至于过高、发热时间不至于过长，从而避免高热引起脑细胞损伤。这是机体的自我保护功能和自稳调节机制使然，具有非常重要的生物学意义。

发热的发生机制可概括为：发热激活物作用于产 EP 细胞，产生和释放 EP，EP 经不同途径将信息传递到体温调节中枢，启动了体温正负调节机制，一方面通过正调节介质的释放使体温上升，另一方面通过负调节介质的释放限制体温升高，二者的相互作用决定调定点上移的幅度。由于调定点上移高于正常中心温度，因此体温调节中枢对产热和散热进行调节，一方面通过运动神经引起骨骼肌紧张度增强，使产热增加；另一方面经交感神经系统引起皮肤血管收缩，使散热减少。最终使体温升高到与调定点相适应的水平（图7-1）。发热持续一定时间后，随着发热激活物被控制或消失，EP被清除或降解，调定点迅速或逐渐恢复到正常水平，体温也相继被调控下降到正常水平。

第二节 发热的时相及热代谢特点

发热过程大致可分为三个时相：体温上升期、高温持续期和体温下降期。

一、体温上升期

在发热初期，由于正调节占优势，因此调定点上移，此时，原来的正常体温变成了"冷刺激"，中枢冷敏神经元兴奋，发出指令经交感神经到达散热器官，使皮肤血管和竖毛肌收缩，皮肤血流量减少，导致皮肤温度降低，散热随之减少，患者主要表现为自感发冷或恶寒和皮肤苍白。而竖毛肌收缩引起皮肤出现"鸡皮疙瘩"。同时指令到达产热器官，引起物质代谢加强和骨骼肌的节律性收缩，使产热增多，患者主要表现为寒战。皮肤温度下降也可刺激皮肤冷感受器，传入中枢引起寒战。机体因产热增多，散热减少，结果产热大于散热，体温不断上升，直至体温到达与新调定点相适应的水平。

二、高温持续期

当体温上升到与新的调定点水平相适应的高度后，便不再继续上升，而是在该高度附近波动，所以称高温持续期，也称高峰期或滞留期。此期体温已与调定点相适应，寒战停止并开始出现散热反应，产热与散热也在较高水平上保持动态平衡。患者表现为皮肤血管扩张，血流速度加快，皮肤温度上升，故患者不再感到寒冷，反而皮肤潮红，有酷热的感觉，皮肤的"鸡皮疙瘩"也消失。由于皮肤温度升高，水分蒸发增多，因而皮肤和口唇比较干燥。

三、体温下降期

经历了高温持续期，随着发热激活物、EP及发热介质的清除，体温调节中枢调定点恢复正常水平。由于血液温度高于调定点，POAH的冷敏神经元受到抑制，热敏神经元兴奋，通过调节作用使交感神经的紧张性活动减弱，皮肤血管进一步扩张，散热增加，产热减少，体温开始下降，逐渐恢复与正常调定点相适应的水平。体温下降期时，高血温及皮肤温度感受器传来的信息刺激发汗中枢，汗腺分泌增加，患者大量出汗，易造成脱水，甚至循环衰竭，应注意补充水和电解质。

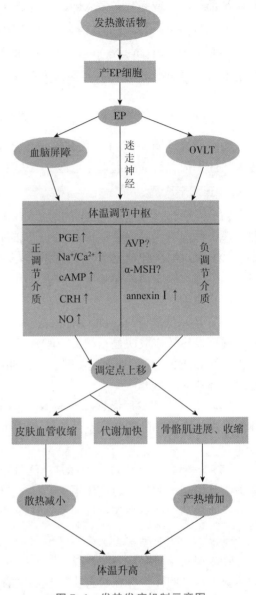

图7-1 发热发病机制示意图

第三节 发热时机体代谢和功能的变化

一、机体代谢的变化

体温升高时物质代谢明显加快。一般认为，体温每升高 1 ℃，基础代谢率约升高 13%，所以发热患者的物质消耗明显增多。如果持久发热，营养物质得不到相应补充，就会消耗患者自身的营养物质，导致消瘦和体重下降。

1. 糖代谢

发热时由于产热的需要，糖的分解代谢加强，糖原储备减少。由于机体代谢率明显增大，耗氧量增加，使部分组织相对缺氧，无氧糖酵解增强，ATP 生成减少，乳酸生成增多，患者可出现肌肉酸痛，严重者可发生代谢性酸中毒。

2. 脂肪代谢

发热时因能量消耗的需要，脂肪分解明显加强。由于糖原储备不足，加上发热患者食欲差，因此营养摄入不足，机体动员脂肪储备。脂肪分解加强且氧化不全可引起酮血症，患者长期发热易致脂肪大量消耗而消瘦。

3. 蛋白质代谢

发热时蛋白质分解加强，尿素氮含量是正常人的 3~4 倍。若此时未能及时补充足够的蛋白质，将产生负氮平衡，则不利于急性期反应蛋白的合成和损伤组织的修复。

4. 维生素代谢

发热尤其是长期发热的患者，由于糖、脂肪、蛋白质分解代谢加强，各种维生素的消耗也增多，应注意及时补充。

5. 水、电解质代谢

在发热的体温上升期，由于肾血流量减少，尿量明显减少，可致水、钠和氯在体内潴留。体温下降期，因尿量恢复及大量出汗，钠、氯排出增加。高温持续期皮肤和呼吸道水分蒸发增加及退热期大量出汗可导致水分大量丢失，严重者可引起脱水。因此，高热患者退热期应及时补充水分和适量电解质。

二、机体功能的变化

1. 中枢神经系统功能改变

发热使神经系统兴奋性增强，特别是高热（40~41 ℃）时，患者可能出现烦躁、头晕、头痛、谵妄、幻觉等症状。有的高热患者神经系统可处于抑制状态，表现为淡漠、嗜睡等，可能与 IL-1 的作用有关。小儿高热易出现抽搐，称高热惊厥，常见于 6 个月到 4 岁的幼儿，这可能与小儿中枢神经系统尚未发育成熟有关。

2. 循环系统功能改变

发热时心率加快，体温每升高 1 ℃，心率约增加 18 次/分，儿童增加得更快，这是血液温度升高刺激窦房结所致。在一定限度内（150 次/分），心率加快可增加心输出量，但若超过此限度，心输出量反而下降。同时心率过快、心肌收缩力加强还可增加心脏负荷，对原有心脏病损或心脏有潜在病灶的人，容易诱发心力衰竭。因此，发热患者应安静休息，尽量减少体力活动和情绪波动。

3. 呼吸系统功能改变

发热时血液温度升高，可刺激呼吸中枢并提高呼吸中枢对 CO_2 的敏感性，再加上代谢加强，CO_2 及乳酸等酸性代谢产物增多,共同促使呼吸加深加快,使肺通气加强,呼吸道散热量增加。但 CO_2 过度排出则会导致呼吸性碱中毒。

4. 消化系统功能改变

发热时由于交感神经兴奋,消化液分泌减少,胃肠蠕动减弱,胃排空减慢,患者常出现食欲缺乏、腹胀、便秘等症状。发热时中枢发热介质 PGE 产生增多,可引起厌食、恶心。由于唾液分泌减少及发热时水分蒸发增加,易出现口腔黏膜干燥、口腔异味等。

5. 泌尿系统功能改变

在体温上升期,由于交感神经兴奋,肾血管收缩,肾血流量下降,患者尿量减少,尿比重增大;高热持续期可引起肾小管上皮细胞水肿,出现蛋白尿和管型尿;体温下降期,尿量增加,尿比重逐渐降至正常。

6. 免疫系统功能改变

一些研究表明,发热时的高温环境(40 ℃以下)和产生、释放的大量内生致热原有以下作用:①刺激淋巴细胞增殖、分化,产生的抗体、淋巴因子增多;②增强吞噬细胞的趋化作用和吞噬功能,并诱导其他细胞因子的生成;③促进肝细胞产生急性期蛋白;④可抑制或杀灭对热敏感的致病微生物和肿瘤细胞(体温高达 41 ℃左右)。也有资料表明,发热可降低免疫细胞的功能和机体抗感染的能力,如抑制自然杀伤细胞的活性。

综上所述,发热对机体防御功能的影响是利弊并存,这可能与发热程度有关。中等程度的发热可能有利于提高免疫系统的功能,高热则有可能造成免疫系统的功能紊乱,过高热还可使吞噬细胞的化学趋向性、吞噬功能降低。

三、发热的防治原则

(1)治疗原发病,清除致热原。

(2)一般性发热的处理 发热是疾病的信号,体温曲线的变化可以反映病情,可作为诊断疾病、评价疗效和估计预后的重要参考,且适度发热有利于增强机体的免疫功能。过早给予解热,容易掩盖病情,延误原发疾病的诊断和治疗。因此,对于一般发热又不伴有其他严重疾病者,不可急于解热,应注意纠正水、电解质和酸碱平衡紊乱,适当补充营养物质、维生素和水等。尤其在退热期或用解热药致大量排汗时,要预防脱水的发生。

(3)需要及时解热的情况

①高热($T \geq 40$ ℃)或持续过久的发热,出现明显不适、头痛、头昏、意识障碍和惊厥者。

②心脏病患者,发热时心率加快、心脏负荷加重,易诱发心力衰竭。

③妊娠期妇女,发热可导致胎儿发育障碍,妊娠早期发热有致畸胎的危险。妊娠中晚期母体循环血量增加,心脏负荷加重,发热会进一步增加心脏负荷,易诱发心力衰竭。

(4)解热措施 药物解热,常用糖皮质激素、乙酰水杨酸类药物,清热解毒的中草药也有一定的解热作用,可适当应用。物理降温,对高热或危重患者,也可采用物理方法降温,如用冰帽或冰袋冷敷头部,酒精擦浴等,也可将患者置于温度较低的环境中,加强空气流通,以增加对流散热。

习题

第八章 缺血再灌注损伤

思维导图

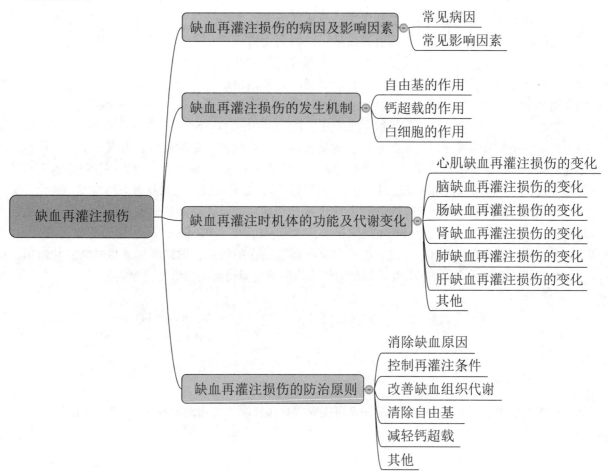

缺血再灌注损伤

缺血再灌注损伤的病因及影响因素
- 常见病因
- 常见影响因素

缺血再灌注损伤的发生机制
- 自由基的作用
- 钙超载的作用
- 白细胞的作用

缺血再灌注时机体的功能及代谢变化
- 心肌缺血再灌注损伤的变化
- 脑缺血再灌注损伤的变化
- 肠缺血再灌注损伤的变化
- 肾缺血再灌注损伤的变化
- 肺缺血再灌注损伤的变化
- 肝缺血再灌注损伤的变化
- 其他

缺血再灌注损伤的防治原则
- 消除缺血原因
- 控制再灌注条件
- 改善缺血组织代谢
- 清除自由基
- 减轻钙超载
- 其他

学习目标

1. 掌握：缺血再灌注损伤的概念；发生机制中自由基的作用、钙超载、白细胞的作用。
2. 熟悉：缺血再灌注损伤的发生原因与条件；心、脑缺血再灌注损伤的主要变化。
3. 了解缺血再灌注损伤的防治措施。
4. 能运用所学知识分析缺血再灌注损伤的发生机理，开展健康教育。
5. 初步具备缺血再灌注损伤的防治理念。

病例讨论

患者，男性，48岁。因胸痛约1小时入院。经心电图诊断为急性心肌梗死（前间壁）。体检：BP 100/75 mmHg，HR 37次/分，率齐，意识淡漠。既往有高血压病史10年。给予吸氧、心电监护，同时急查心肌酶、凝血因子、电解质、血常规等。

入院后约 1 小时给予尿激酶 150 万单位静脉溶栓（30 min 滴完）。用药完毕，患者胸痛即消失，但用药后约 10 min 时，心电监护显示出现室性早搏、室上性心动过速及室颤，BP 90/60 mmHg，立即给予除颤，同时给予利多卡因、小剂量异丙肾上腺素，监护显示渐为窦性心律、血压达正常。复查心电图为广泛前壁心肌梗死。

问题：

1. 为什么在溶栓后出现室颤？

2. 心肌的缺血再灌注损伤是否可逆？病理生理基础有哪些？

近年来，随着休克治疗的进步及溶栓疗法、动脉搭桥术、体外循环、心肺脑复苏、断肢再植和器官移植等方法的建立和推广应用，组织器官缺血后可以得到血液再灌注。多数情况下，缺血后再灌注可使组织器官功能得到恢复，损伤的结构得到修复，患者病情好转并康复；但有时缺血后再灌注，不仅不能使组织、器官功能恢复，反而加重组织、器官的功能障碍和结构损伤。这种在缺血基础上恢复血流后组织损伤反而加重，甚至发生不可逆性损伤的现象称为缺血再灌注损伤（ischemia-reperfusion injury，IRI）。现已证实，心、脑、肝、肾、肺、胃肠道、肢体及皮肤等多种组织器官都存在缺血再灌注损伤的现象。

研究发现，用低氧溶液灌注组织器官或在缺氧条件下培养细胞一定时间后，再恢复正常氧供应，组织及细胞的损伤不仅未能恢复，反而更趋严重，称为氧反常（oxygen paradox）。预先用无钙溶液灌流离体大鼠心脏 2 min 后，再用含钙溶液灌注时，心肌电信号异常，心脏功能、代谢及形态结构发生变化，称为钙反常（calcium paradox）。缺血引起的代谢性酸中毒是细胞功能及代谢紊乱的重要原因，但在再灌注时迅速纠正缺血组织的酸中毒，反而会加重细胞损伤，称为 pH 反常（PH paradox）。这表明氧、钙和 pH 可能参与再灌注损伤的发生与发展。因此，探索缺血再灌注损伤的机制，做到既保证尽早恢复缺血组织的血流，又减轻或防止再灌注损伤的发生，是缺血性疾病防治中亟待解决的重要课题。

第一节　缺血再灌注损伤的病因及影响因素

一、常见病因

凡在组织器官缺血基础上的血液再灌注都可能成为缺血再灌注损伤的发病原因。常见的有以下几类。

（1）组织器官缺血后恢复血液供应　如休克时微循环痉挛解除、冠状动脉痉挛缓解、器官移植及断肢再植等。

（2）某些新的医疗技术的应用　如动脉搭桥术、经皮腔内冠状动脉成形术（percutaneous transluminal coronary angioplasty，PTCA）、溶栓疗法等。

（3）体外循环条件下心脏手术，心搏骤停后心、脑、肺复苏等。

二、常见影响因素

许多因素可影响缺血再灌注损伤的发生及其严重程度，常见因素如下。

1. 缺血时间

缺血时间长短与再灌注损伤的发生密切相关。缺血时间短，恢复血供后可无明显的再灌注损伤，这是因为所有器官都能耐受一定时间的缺血。缺血时间长，恢复血供则易导致再灌注损伤。若缺血时间过长，缺血器官会发生不可逆性损伤，甚至坏死，不会出现再灌注损伤。此外，不同动物、不同器官发生再灌注损伤所需的缺血时间不同，小动物相对较短，大动物相对较长。如家兔心肌再灌注损伤所需的缺血时间一般为 40 min，脑一般为 30 min（全脑血流阻断），肝脏一般为 45 min（部分肝血流阻断），肾脏一般为 60 min，小肠大约为 60 min，骨骼肌约为 4 h。

2. 侧支循环

因侧支循环可缩短缺血时间和减轻缺血程度，缺血后侧支循环容易形成者不易发生再灌注损伤。因此，尽早实施缺血器官的再灌注具有重要的临床意义。

3. 需氧程度

对氧需求高的器官，如心、脑等，易发生再灌注损伤。

4. 再灌注条件

低温（25 ℃）、低压、低 pH、低钠、低钙灌注液灌注，或适当增加灌注液中 K^+ 和 Mg^{2+} 的含量，可减轻再灌注损伤；反之则可诱发或加重再灌注损伤。

第二节　缺血再灌注损伤的发生机制

缺血再灌注损伤的发生机制尚未彻底阐明。目前认为自由基的作用、细胞内钙超载和白细胞的激活是缺血再灌注损伤的重要发病学环节。

一、自由基的作用

（一）自由基的概念及分类

自由基（free radical）是外层电子轨道上含有单个不配对电子的原子、原子团或分子的总称。自由基的种类如下。

1. 氧自由基

由氧诱发的自由基称为氧自由基（oxygen free radical，OFR），包括超氧阴离子自由基（$\cdot O_2^-$）和羟自由基（$\cdot OH$），属于非脂性自由基。过氧化氢（H_2O_2）和单线态氧（$^1O_2$）不是自由基，但氧化作用很强，与氧自由基共同组成活性氧（reactive oxygen species，ROS）。

2. 脂质自由基

脂质自由基指氧自由基与多价不饱和脂肪酸作用后生成的中间代谢产物，如烷自由基（L·）、烷氧自由基（LO·）、烷过氧自由基（LOO·）等。

3. 其他

如氯自由基（Cl·）、甲基自由基（$\cdot CH_3$）和一氧化氮自由基（NO·）等。

自由基的化学性质极为活泼，易于失去电子（氧化）或夺取电子（还原），特别是其氧化作用强，故具有强烈的引发脂质过氧化的作用。

（二）缺血再灌注时氧自由基生成增多的机制

1. 黄嘌呤氧化酶形成增多

黄嘌呤氧化酶（xanthine oxidase，XO）及其前身黄嘌呤脱氢酶（xanthine dehydrogenase，XD）主要存在于毛细血管内皮细胞内。正常时只有10%以 XO 的形式存在，90%为 XD。缺血时，一方面由于 ATP 减少，膜泵功能障碍，Ca^{2+} 进入细胞内激活 Ca^{2+} 依赖性蛋白水解酶使大量 XD 转变为 XO；另一方面因氧分压降低，ATP 依次分解为 ADP、AMP 和次黄嘌呤，以致缺血组织内次黄嘌呤大量堆积。再灌注时，大量 O_2 随血液进入缺血组织，XO 催化次黄嘌呤转变为黄嘌呤并进而催化黄嘌呤转变为尿酸的两步反应都同时以 O_2 为电子接受体，产生大量的 $\cdot O_2^-$ 和 H_2O_2，H_2O_2 再在金属离子的参与下形成更为活跃的 $\cdot OH$。因此再灌注时组织内的 $\cdot O_2^-$、H_2O_2 和 $\cdot OH$ 等自由基及活性氧大量增加。

2. 中性粒细胞聚集及激活

中性粒细胞在吞噬活动时耗氧量显著增加,其摄入的 O_2 绝大部分经细胞内 NADPH 氧化酶和 NADH 氧化酶的催化,接受电子形成氧自由基,用以杀灭病原微生物。

缺血再灌注时,由 XO 的作用所产生的自由基作用于细胞膜后产生多种具有趋化活性的物质,如 C_3 片段、白三烯等,可吸引大量中性粒细胞聚集并激活。再灌注期间组织重新获得 O_2,使得激活的中性粒细胞耗氧量显著增加,产生大量氧自由基,称为呼吸爆发(respiratory burst)或氧爆发(oxygen burst),进一步造成组织细胞的损伤。

3. 线粒体膜损伤

因缺血缺氧使 ATP 减少,Ca^{2+} 进入线粒体增多,导致:①线粒体氧化磷酸化功能障碍,细胞色素氧化酶系统功能失调,电子传递链受损,氧自由基生成增多;②锰-超氧化物歧化酶(Mn-SOD)减少,清除自由基的能力降低,使自由基水平升高。

4. 儿茶酚胺自氧化增强

各种应激性刺激,包括缺血缺氧,均可使交感-肾上腺髓质系统兴奋产生大量的儿茶酚胺。儿茶酚胺一方面具有重要的代偿调节作用,另一方面通过自氧化产生大量具有细胞毒性的自由基。

(三) 自由基引起缺血再灌注损伤的机制

1. 膜脂质过氧化增强

膜脂质微环境的稳定是保证膜结构完整和膜蛋白功能正常的基本条件,自由基与膜脂质不饱和脂肪酸作用引发脂质过氧化反应,使膜结构受损、功能障碍,是其损伤细胞的早期表现。

(1) 破坏膜的正常结构 脂质过氧化使膜不饱和脂肪酸减少,不饱和脂肪酸/蛋白质的比例失调,细胞膜及线粒体、溶酶体等的液态性、流动性降低而通透性增强,细胞外 Ca^{2+} 内流增加。

(2) 促进自由基及其他生物活性物质生成 如前列腺素、血栓素、白三烯等,促进再灌注损伤发生。

(3) 改变血管的正常功能 ·OH 可促进白细胞黏附到血管壁,生成趋化因子和白细胞激活因子;$·O_2^-$ 可灭活 NO,影响血管收缩反应;自由基还可促进组织因子的生成和释放,加重 DIC。

(4) 减少 ATP 生成 线粒体膜脂质过氧化使线粒体功能抑制,ATP 生成减少,细胞能量代谢障碍加重。

2. 蛋白质功能抑制

自由基可使细胞结构蛋白和酶的巯基氧化形成二硫键;氨基酸残基氧化,胞浆及膜蛋白和某些酶交联形成二聚体或更大的聚合物,直接损伤蛋白质的功能。如自由基损伤肌纤维蛋白引起心肌收缩力减弱。

3. 核酸及染色体破坏

自由基可引起染色体畸变、核酸碱基改变或 DNA 断裂。这种作用 80% 为 ·OH 所致,因 ·OH 易与脱氧核糖核酸及碱基反应并使其结构改变。

可见,再灌注能使自由基生成增多,自由基增多可加重细胞损伤,两者相互影响,促进再灌注损伤的发生与发展,故自由基是再灌注损伤极为重要的发病学环节。

二、钙超载的作用

各种原因引起的细胞内钙含量异常增多并导致细胞结构损伤和功能代谢障碍的现象称为钙超载(calcium overloading)。

(一) 细胞内钙超载的发生机制

再灌注时钙超载的发生机制目前尚未完全阐明,可能与下列因素有关。

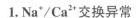

1. Na⁺/Ca²⁺交换异常

生理条件下，Na^+/Ca^{2+}交换蛋白以正向转运的方式将细胞内的Ca^{2+}转移至细胞外，与细胞膜钙泵共同维持细胞静息状态时的低钙浓度。病理情况下，Na^+/Ca^{2+}交换蛋白以反向转运的方式将细胞内的Na^+排出，细胞外Ca^{2+}进入细胞。现已证实，Na^+/Ca^{2+}交换蛋白是缺血再灌注损伤和钙超载时钙离子进入细胞的主要途径。

2. 蛋白激酶C（protein kinase C，PKC）活化

缺血再灌注损伤时，内源性儿茶酚胺释放增加，一方面作用于α_1-肾上腺素受体激活G蛋白-磷脂酶C（PLC）介导的细胞信号转导通路，促进磷脂酰肌醇（PI）分解，生成三磷酸肌醇（IP_3）和甘油二酯（DG），其中IP_3促进肌浆网释放Ca^{2+}；DG经激活PKC促进Na^+/H^+交换，进而促进Na^+/Ca^{2+}交换，使胞浆Ca^{2+}浓度增加。另一方面，儿茶酚胺作用于β-肾上腺素受体，通过激活腺苷酸环化酶增加L型钙通道的开放，从而促进胞外Ca^{2+}内流，进一步加重细胞内钙超载。

3. 生物膜损伤

（1）细胞膜损伤 ①缺血时膜正常结构受损，对Ca^{2+}的通透性增加；②再灌注时大量氧自由基引发膜脂质过氧化，进一步加重膜结构的损伤；③细胞内Ca^{2+}增加激活磷脂酶，使磷脂膜降解，进一步增加膜对Ca^{2+}的通透性。

（2）线粒体及肌浆网膜损伤 自由基增加和膜磷脂降解增强可损伤肌浆网膜，钙泵功能障碍使肌浆网摄Ca^{2+}减少，胞浆Ca^{2+}浓度增大。线粒体损伤抑制氧化磷酸化过程，ATP生成减少，使细胞膜和肌浆网膜钙泵功能障碍，促进钙超载的发生。

（3）溶酶体膜损伤 严重缺血、钙超载等可造成溶酶体膜破裂或通透性增强，溶酶体含有多种水解酶，如酸性磷酸酶、组织蛋白酶、核糖核酸酶等，这些水解酶一旦被释放便处于激活状态，造成细胞自溶及广泛的细胞损伤。

（二）钙超载引起缺血再灌注损伤的机制

钙超载引起缺血再灌注损伤的机制目前尚未完全阐明，可能与以下因素有关。

1. 细胞膜损伤

细胞内Ca^{2+}增加可激活磷脂酶，促使膜磷脂降解，造成细胞膜结构受损。膜磷脂的降解产物花生四烯酸、溶血磷脂等增多，可加重细胞功能紊乱。

2. 线粒体膜损伤

细胞内的Ca^{2+}增多，其被线粒体摄取过程中消耗大量ATP，同时进入线粒体的Ca^{2+}与含磷酸根的化合物结合，形成不溶性磷酸钙，既干扰线粒体氧化磷酸化，使ATP生成减少，又损伤线粒体膜而加重细胞能量代谢障碍。

3. 蛋白酶激活

细胞内Ca^{2+}增多使钙依赖性蛋白酶活性增强，从而促使黄嘌呤脱氢酶转变为黄嘌呤氧化酶，使氧自由基生成增多。若激活蛋白酶，则促进细胞膜和结构蛋白分解；若激活核酶，则引起染色体损伤。

4. 加重酸中毒

细胞内Ca^{2+}浓度增加可激活某些ATP酶，导致细胞高能磷酸盐水解，释放出大量H^+，加重细胞内酸中毒。

此外，在心肌缺血再灌注期间，细胞内钙超载尚可引起心肌纤维过度收缩；并通过心肌动作电位后延迟后除极的形成引发再灌注性心律失常，共同促使心肌缺血再灌注损伤的发生。

三、白细胞的作用

研究表明，白细胞聚集、激活介导的微血管损伤在缺血再灌注损伤的发生中起重要作用。

（一）缺血再灌注时白细胞增多的机制

1. 黏附分子生成增多

黏附分子（adhesion molecule）是由细胞合成的，可促进细胞与细胞之间、细胞与细胞外基质之间黏附的一大类分子的总称，如整合素、选择素、细胞间黏附分子和血管细胞黏附分子等，在维持细胞结构完整和细胞信号转导中起重要作用。缺血和再灌注时中性粒细胞和血管内皮细胞的多种黏附分子表达增强，导致中性粒细胞和血管内皮细胞之间广泛黏附和聚集。

2. 趋化因子生成增多

组织损伤时，细胞膜磷脂降解，花生四烯酸代谢产物（如白三烯、补体和激肽等）增多，具有很强的趋化作用，能吸引大量白细胞进入组织或黏附于血管内皮。同时，中性粒细胞与血管内皮细胞本身也可释放许多具有趋化作用的炎症介质，如白三烯 B_4（LTB_4）能使微循环中白细胞进一步增多。

（二）白细胞介导缺血再灌注损伤的机制

1. 微血管损伤

激活的中性粒细胞与血管内皮细胞之间的相互作用，是造成微血管损伤的决定因素。

（1）微血管血液流变学改变　在缺血和再灌注早期，中性粒细胞即黏附于血管内皮细胞上，随后血小板沉积和红细胞聚集，造成微血管阻塞。实验表明，白细胞的流变学和形态学特点与微血管血流阻塞有密切关系。机制主要包括：①与红细胞相比，白细胞体积大，变形能力弱；②在黏附分子的参与下，白细胞容易黏附在血管内皮细胞上，且不易分离，极易嵌顿、堵塞微循环血管；③加之内皮损伤、血小板黏附、微血栓形成和组织水肿等，更易形成无复流，加重组织损伤。无复流现象（no-reflow phenomenon）是在犬的实验中发现的。结扎犬的冠状动脉造成局部心肌缺血后，再放开结扎的动脉重新恢复血流，缺血区并不能得到充分的血液灌注，称此为无复流现象。这种现象不仅见于心肌，也可见于脑、肾和骨骼肌缺血后再灌注时。中性粒细胞激活及其致炎细胞因子的释放是引起无复流现象的病理生理学基础。

（2）微血管口径的改变　再灌注时，损伤的血管内皮细胞肿胀，导致管腔狭窄，阻碍血液灌流。特别是激活的中性粒细胞和血管内皮细胞可释放大量缩血管物质，如内皮素、血管紧张素Ⅱ和血栓素 A_2 等，而扩血管物质如一氧化氮的合成与释放减少，造成微血管舒缩功能改变。缺血细胞肿胀使微血管受压，也可促进无复流现象的发生，加重细胞的损伤和坏死。

（3）微血管通透性增强　既能引发组织水肿，又可导致血液浓缩，有助于形成无复流，也有利于中性粒细胞游出至细胞间隙，直接释放细胞因子而造成组织细胞损伤。

2. 组织损伤

激活的中性粒细胞与血管内皮细胞可释放大量致炎物质，如自由基、蛋白酶和细胞因子等，不但改变了自身的结构和功能，而且造成周围组织细胞损伤。

综上所述，缺血再灌注损伤发生的基本机制，主要是上述因素的共同作用。

第三节　缺血再灌注时机体的功能及代谢变化

缺血再灌注损伤表现为再灌注组织器官的代谢紊乱、功能障碍及结构损伤的变化。损伤的程度因缺血程度、再灌注时的条件及组织器官的不同而不同。研究发现，机体内许多器官如心、脑、肾、肝、肺、胃肠道、肢体和皮肤都可发生缺血再灌注损伤，其中对心脏的再灌注损伤研究最多。

一、心肌缺血再灌注损伤的变化

心肌的缺血再灌注损伤最为常见，对其研究最多。心肌缺血再灌注损伤时，其功能、代谢和结构均发生明显变化。

（一）心功能变化

1. 心舒缩功能降低

缺血再灌注导致的心肌可逆或不可逆损伤均造成心肌舒缩功能降低，表现为心输出量减少，心室内压最大变化速率降低和左室舒张末期压力升高等。缺血心肌在恢复血液灌注后一段时间内出现可逆性舒缩功能降低的现象，称为心肌顿抑（myocardial stunning）。心肌顿抑是缺血再灌注损伤的表现形式之一，其主要发生机制与自由基爆发性生成和细胞内钙超载有关。

2. 再灌注心律失常

缺血心肌再灌注过程中出现的心律失常，称为再灌注心律失常（reperfusion arrhythmia）。以室性心律失常居多，如室性心动过速和心室纤颤等。其发生条件如下。

（1）再灌区必须存在功能上可以恢复的心肌细胞　这种心肌细胞存在越多，心律失常的发生率越高。

（2）再灌注前心肌缺血时间的长短　实验证明，犬冠状动脉阻断后 15~45 min 再灌注，心律失常的发生率最高，缺血时间过长或过短，其发生率都低。

（3）缺血心肌细胞数量多、缺血程度重、再灌注速度快，此时心律失常的发生率高。

再灌注心律失常的发生机制尚未阐明，可能与下列因素有关：①再灌注心肌之间动作电位时程的不均一性为折返性心律失常的发生提供了电生理基础；②再灌注心肌动作电位延迟后除极的形成，为再灌注心律失常的发生奠定了基础；③自由基导致心肌细胞损伤、ATP 生成减少和 ATP 敏感性钾离子通道激活等引起心肌电生理特征性的改变；④增多的儿茶酚胺刺激 α 受体，提高了心肌细胞的自律性；⑤再灌注时纤颤阈降低，易致严重心律失常。

（二）心肌能量代谢变化

缺血期心肌 ATP 及磷酸肌酸含量降低，ADP、AMP 及其降解产物增多。如缺血损伤轻，再灌注后，心肌高能磷酸化合物含量可较快恢复正常；若缺血损伤重，再灌注后心肌高能磷酸化合物含量不仅不回升，反而可进一步降低。这是因为再灌注时自由基和钙超载等对线粒体的损伤使心肌能量合成减少，加之再灌注血流的冲洗，ADP 和 AMP 等物质含量比缺血期少，造成合成高能磷酸化合物的底物不足。

（三）心肌结构变化

缺血再灌注损伤时，心肌的超微结构变化较单纯缺血时更为严重，表现为：细胞膜破坏；线粒体肿胀、嵴断裂、溶解、空泡形成，基质内致密颗粒增多；肌原纤维断裂、节段性溶解和出现收缩带。

二、脑缺血再灌注损伤的变化

（一）脑能量代谢变化

脑缺血后，短时间内 ATP、磷酸肌酸、糖原和环磷酸鸟苷（cyclic guanosinc monophosphate，cGMP）等减少，而乳酸和 cAMP 明显增多；再灌注后，脑组织中 cAMP 含量进一步增多，而 cGMP 含量进一步减

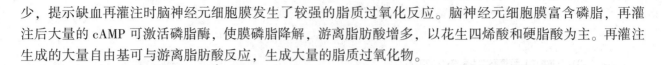

少，提示缺血再灌注时脑神经元细胞膜发生了较强的脂质过氧化反应。脑神经元细胞膜富含磷脂，再灌注后大量的 cAMP 可激活磷脂酶，使膜磷脂降解，游离脂肪酸增多，以花生四烯酸和硬脂酸为主。再灌注生成的大量自由基可与游离脂肪酸反应，生成大量的脂质过氧化物。

（二）脑氨基酸代谢变化

在家兔脑缺血再灌注损伤实验中发现，脑组织内神经递质性氨基酸代谢发生明显的变化，即兴奋性氨基酸（谷氨酸和天门冬氨酸）含量随缺血再灌注时间延长而逐渐降低，抑制性氨基酸（丙氨酸、γ-氨基丁酸、牛磺酸和甘氨酸）含量在缺血再灌注早期明显升高。缺血再灌注时间越长，兴奋性递质含量越少，脑组织超微结构改变也越严重。

（三）脑组织学变化

脑最明显的变化是脑水肿和脑细胞坏死，是缺血再灌注时脑组织内生成大量脂质过氧化物，使脑细胞膜结构破坏和钠泵功能障碍所致。

三、肠缺血再灌注损伤的变化

肠缺血时，液体通过毛细血管滤出而形成间质水肿。再灌注后，肠壁毛细血管通透性更强，肠黏膜损伤加重，其特征性表现为：广泛的上皮与绒毛分离，上皮坏死，大量中性粒细胞浸润，固有层破损，出血及溃疡形成。同时，肠腔大量有毒物质如氨、内毒素等经肠壁吸收增多。

四、肾缺血再灌注损伤的变化

肾缺血再灌注损伤时，血清肌酐明显增加，表明肾功能严重受损。缺血再灌注时肾组织学损伤较单纯缺血时更明显，表现为线粒体高度肿胀、变形，嵴减少，排列紊乱甚至崩解，空泡形成等，其中以急性肾小管坏死最为严重，可导致急性肾衰竭或肾移植失败。

五、肺缺血再灌注损伤的变化

肺缺血再灌注时，光镜下可见：肺不张伴不同程度的肺气肿，肺间质增宽、水肿，炎症细胞浸润，肺泡内较多红细胞渗出。

六、肝缺血再灌注损伤的变化

肝缺血再灌注时，血清谷丙转氨酶、谷草转氨酶及乳酸脱氢酶活性明显增强，表明肝功能严重受损。再灌注时肝组织损伤较单纯缺血明显加重，光镜下可见肝细胞肿胀、脂肪变性、空泡变性及点状坏死。

七、其他

骨骼肌缺血再灌注可导致肌肉微血管和细胞损伤，自由基增多，脂质过氧化增强。广泛的缺血再灌注损伤还可引起多器官功能障碍综合征。

第四节　缺血再灌注损伤的防治原则

一、消除缺血原因

消除缺血原因，尽早恢复血流是预防再灌注损伤的首要环节。针对缺血原因，采取有效措施，尽可能在再灌注损伤发生缺血前恢复血流，减轻缺血性损伤，避免严重的再灌注损伤。

二、控制再灌注条件

采用适当低温、低压、低流、低 pH 值、低钠及低钙灌注，可减轻再灌注损伤。低压、低流灌注可避免产生大量自由基及引起组织水肿；适当低温灌注有助于降低组织代谢率，减少耗氧量和代谢产物堆积；低 pH 值液灌注可减轻细胞内碱化，抑制磷脂酶和蛋白酶分解细胞，避免 Na^+-Ca^{2+} 交换的过度激活；低钙液灌注可减轻因钙超载所致的细胞损伤；低钠液灌注有利于减轻细胞肿胀。

三、改善缺血组织代谢

缺血组织有氧代谢低下，糖酵解过程增强，补充糖酵解底物（如磷酸己糖）有保护缺血组织的作用。外源性 ATP 作用于细胞表面，与 ATP 受体结合，可使细胞膜蛋白磷酸化，有利于细胞膜功能恢复，并可穿过细胞膜进入细胞直接供能。针对缺血时线粒体损伤所致的氧化磷酸化受阻，可用氢醌和细胞色素 c 等治疗，延长缺血组织的可逆性改变期限。

四、清除自由基

（一）低分子清除剂

1. 存在于细胞脂质部分的自由基清除剂

维生素 E 和维生素 A 等。

2. 存在于细胞内外水相中的自由基清除剂

半胱氨酸、抗坏血酸（维生素 C）、还原型谷胱甘肽（GSH）和还原型辅酶Ⅱ（NADPH）等。

（二）酶性清除剂

1. 过氧化氢酶（catalase，CAT）

过氧化物酶存在于细胞内，可清除 H_2O_2，以避免高毒性 ·OH 的产生。

2. 超氧化物歧化酶（superoxide dismutase，SOD）

超氧化物歧化酶是一种金属蛋白，可以歧化超氧阴离子生成 H_2O_2。

五、减轻钙超载

在再灌注前或再灌注时即刻应用钙拮抗剂，可抑制细胞内钙超载，减轻再灌注损伤。近年来的研究表明，应用 Na^+/Ca^+ 交换及 Na^+/K^+ 交换抑制剂可以更有效地防止钙超载的发生。

六、其他

有研究表明，采用内、外源性细胞保护剂，如牛磺酸、金属硫蛋白等，可增强细胞对内环境紊乱的耐受力而起到保护细胞的作用。采用中性粒细胞抗血清或抗粒细胞代谢产物抑制粒细胞激活，可明显缩小再灌注后心肌的梗死面积。目前，通过调动机体内源性抗损伤机制来减轻细胞的缺血再灌注损伤的防治原则已受到越来越广泛的关注。

习题

第九章 休 克

▶ 思维导图

```
休克 ─┬─ 休克的病因与分类 ─┬─ 按休克的病因分类
      │                    └─ 按休克发生的始动环节分类
      │
      ├─ 休克的发展过程与发病机制 ─┬─ 休克代偿期
      │                            ├─ 休克进展期
      │                            └─ 休克难治期
      │
      ├─ 休克时机体的代谢与各器官系统功能的变化 ─┬─ 细胞代谢障碍
      │                                          ├─ 细胞损伤
      │                                          ├─ 器官功能障碍
      │                                          ├─ 多器官功能障碍综合征
      │                                          └─ 全身炎症反应综合征
      │
      └─ 休克的防治原则 ─┬─ 病因学防治
                        ├─ 补充血容量
                        ├─ 纠正酸中毒
                        ├─ 合理使用血管活性药物
                        ├─ 保护细胞，改善细胞代谢
                        └─ 防止器官功能障碍与衰竭
```

▶ 学习目标

1. 掌握：休克的概念；休克代偿期的代偿意义；休克失代偿期对机体的影响。
2. 熟悉：休克的病因、分类及发生机制；休克时各器官功能代谢的变化。
3. 了解：休克的防治原则。
4. 能分析休克的症状和体征，初步具备判断分期和预后的能力。
5. 针对休克向患者及其家属讲解诊疗问题和注意事项。

休克原因与机制

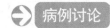病例讨论

患者，男性，34 岁，建筑施工时不慎从 2 楼坠落，急送医院。体检：面色苍白，脉搏细弱、快，四肢冰冷，出汗，右侧肢体有多处片状淤血和局部血肿，血压 65/40 mmHg，呼吸 12 次/min，体温 36.9 ℃。

问题：

1. 该患者是否为休克？

2. 如果是休克，属于哪种类型休克？属于哪一期休克？

3. 此期休克的组织细胞变化特点是什么？

休克（shock）是指机体在严重失血、感染、创伤等强烈致病因素的作用下，有效循环血量急剧减少，组织血液灌流量严重不足，引起组织细胞缺血缺氧，各重要生命器官的功能、代谢障碍及结构损伤的病理过程。其典型的临床表现是面色苍白或发绀、四肢湿冷、脉搏变细、脉压缩小、尿量减少、血压降低、神志淡漠甚至昏迷。休克是临床上最常见的危重症之一，如不及时抢救，器官功能和组织细胞将发生不可逆的损害，甚至危及患者生命。迄今，人们对休克的认识和研究已有 200 多年的历史，虽然人们对休克的认识越来越深入，但休克特别是感染性休克的发病机制仍有待于进一步阐明。

第一节　休克的病因与分类

引起休克的原因很多，分类方法不一，比较常用的分类方法有以下几种。

一、按休克的病因分类

1. 失血、失液性休克

失血、失液性休克见于外伤大出血、十二指肠溃疡出血、食管静脉曲张破裂出血及产后大出血和 DIC 等。休克是否发生取决于失血量及失血速度，若快速失血超过总血量的 20% 左右，即可引起休克，失血超过总血量的 45%~50%，往往迅速导致死亡；剧烈呕吐、腹泻及大量出汗、糖尿病致多尿等导致大量体液丢失，使有效循环血量锐减而发生休克。

2. 烧伤性休克

严重的大面积烧伤常伴有血浆大量渗出而丢失，使有效循环血量减少、组织灌流量不足，引起烧伤性休克，休克初期是低血容量和疼痛引起的，晚期常因继发感染而发展为感染性休克。

3. 创伤性休克

严重的创伤可因剧烈疼痛、大量失血、组织坏死而引起创伤性休克，在战争时期、自然灾害和意外事故中较多见。

4. 感染性休克

细菌、病毒、真菌、立克次体等病原微生物的严重感染可引起休克，称为感染性休克。在革兰氏阴性菌感染引起的休克中，细菌内毒素起重要作用。感染性休克常伴有败血症，故又称败血症休克。

5. 过敏性休克

过敏性休克是指某些过敏体质者，在注射某些药物（如青霉素）、血清制剂或疫苗后，或进食某些食物或接触某些物品（如花粉）后，发生 I 型超敏反应而引起的休克。其发生与免疫球蛋白 E（immunoglobulin E，IgE）和抗原在肥大细胞表面结合，引起组胺和缓激肽大量释放入血，导致血管平滑肌舒张、血管床容积增大、毛细血管通透性增强有关。

6. 心源性休克

大面积急性心肌梗死、急性弥漫性心肌炎、严重的心律失常、急性心脏压塞、肺栓塞、张力性气胸

等可导致心输出量急剧减少,有效循环血量和组织灌流量显著下降而引起心源性休克。

7. 神经源性休克

剧烈疼痛、高位脊髓损伤或麻醉、中枢镇静药过量等强烈刺激可引起神经源性休克,此种休克的发生与交感缩血管功能抑制使阻力血管扩张、血管床容积增大、有效循环血量相对不足有关。这种休克患者的微循环灌流正常并且预后较好,常无须治疗而自愈,有人称这种状况为低血压状态,并非休克。

二、按休克发生的始动环节分类

尽管休克的病因各异,但有效循环血量锐减,组织微循环灌流量不足,是大多数休克发生的共同基础。而机体有效循环血量的维持由三个因素决定:正常的心泵功能、足够的血容量及正常的血管容量,其中任何一个环节发生异常,均可导致休克发生(图9-1)。因此,将血容量减少、血管床容量增加、心泵功能障碍这三个因素称为休克的三个始动环节,由此将休克分为以下三类。

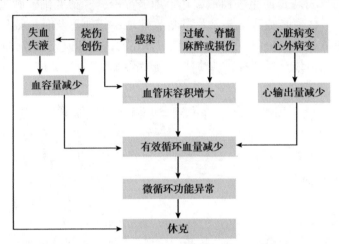

图9-1 休克发生的原因、起始环节和共同基础

1. 低血容量性休克

低血容量性休克是指由于血容量减少引起的休克。常见于失血、失液、烧伤及创伤等,大量体液丢失,使血容量急剧减少,导致心输出量减少和血压下降,组织微循环灌流量减少;心输出量减少会反射性引起交感神经兴奋,外周血管收缩,导致组织微循环的灌流量进一步减少。其典型临床表现为"三低一高":中心静脉压、心排血量及动脉血压降低,而外周阻力升高。

2. 血管源性休克

血管源性休克见于某些严重的感染、过敏反应或强烈的神经刺激等,通过内源性或外源性血管活性物质的作用,小血管扩张,血管床容积增大,大量血液淤积在扩张的小血管内,导致回心血量锐减,有效循环血量明显减少,从而引起休克。

3. 心源性休克

心脏泵血功能障碍,心输出量急剧减少,使有效循环血量和微循环灌流量显著下降所引起的休克称为心源性休克。常见于大面积急性心肌梗死、急性心肌炎、严重的心律失常、急性心包填塞、张力性气胸、肺动脉高压等。无论是心内还是心外的病变,最终都导致心输出量下降,不能维持正常的组织灌流。

第二节 休克的发展过程与发病机制

休克的发生机制尚未完全阐明。目前,微循环机制和细胞分子机制受到大多数学者的认可。不同类型的休克的发展过程有所差异,本节以典型的失血性休克为例,根据其微循环变化规律,将休克的发展过程分为三期。

一、休克代偿期

休克代偿期（compensatory stage of shock）是休克发展过程的早期阶段，又称休克早期或微循环缺血性缺氧期。

（一）微循环的变化特点

微循环的变化特点主要为小血管收缩或痉挛，微动脉、后微动脉和毛细血管前括约肌收缩尤其明显，使毛细血管前阻力增加、大量真毛细血管关闭、真毛细血管网血流量减少，流速减慢；动-静脉短路开放，血液通过开放的动-静脉短路和直捷通路回流，使组织微循环灌流量明显减少，出现"少灌少流、灌少于流"，组织呈缺血、缺氧状态（图9-2b）。

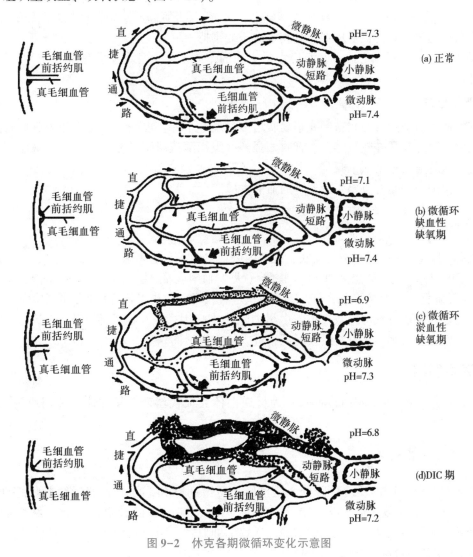

图 9-2　休克各期微循环变化示意图

（二）微循环变化的主要机制

快速大量失血导致有效循环血量减少，引起交感-肾上腺髓质系统兴奋，儿茶酚胺大量释放入血，使 α-肾上腺素受体占优势的皮肤、腹腔内脏和肾的小血管强烈收缩。由于微动脉、后微动脉和毛细血管前括约肌比微静脉对儿茶酚胺更敏感，故毛细血管前阻力增加比后阻力更显著，大量真毛细血管网关闭，微循环灌流量急剧减少。儿茶酚胺作用于β-肾上腺素受体，使动-静脉短路开放，血液通过开放的动-静脉短路和直捷通路回流，加重组织缺氧。同时血容量减少及儿茶酚胺增多导致其他缩血管体液因子如血管紧张素Ⅱ、血管升压素、血栓素 A_2 和内皮素等增多，使小血管进一步收缩。

（三）微循环变化的代偿意义

1. 维持动脉血压

（1）回心血量增加 ①"自身输血"，静脉系统属于容量血管，可容纳总血量的60%～70%。休克早期，由于儿茶酚胺等大量缩血管物质的释放，小静脉、微静脉及肝脾储血库收缩可迅速而短暂地减少血管床容量，使回心血量增多。这种变化起到了"自身输血"的作用，是休克时增加回心血量的"第一道防线"。②"自身输液"，休克早期，由于毛细血管前阻力大于后阻力，毛细血管内流体静压降低，促使组织液回流增多，起到了"自身输液"的作用，是休克时增加回心血量的"第二道防线"。

（2）心排血量增加 在回心血量增加的基础上，交感-肾上腺髓质系统兴奋，儿茶酚胺增多，使心率加快，心肌收缩力增强，心排血量增加，有利于血压的维持。

（3）外周阻力增大 在回心血量和心排血量增加的基础上，全身小动脉痉挛收缩，可使外周阻力增大，血压回升。

2. 血液重新分布

不同器官的血管对交感神经兴奋和儿茶酚胺增多的反应不一：皮肤、骨骼肌和内脏血管内α-肾上腺素受体密度较大，对儿茶酚胺较敏感，血管收缩强烈，组织灌流量明显减少；而心、脑血管无明显收缩。不同组织器官的血管对儿茶酚胺的反应不均一，使有限的血液资源得到重新分布，起到"移缓就急"的作用，从而可以保障心和脑等重要生命器官的血液供应。

（四）临床表现

由于交感-肾上腺髓质系统兴奋，皮肤、腹腔内脏血管收缩，患者表现出面色苍白、四肢湿冷、尿量减少和脉搏变细等症状。此期患者血压可骤降（大失血和心源性休克），也可略降，甚至正常（代偿），但脉压明显降低。因血液重新分布，脑血液供应可正常，故患者神志清楚，但常烦躁不安。

此期，若能及时采取有效的抢救措施，尽早消除休克病因，补充血容量，恢复有效循环血量，则可阻止休克进一步发展；否则，休克将继续发展；进入休克进展期。

二、休克进展期

休克进展期（progressive stage of shock）为可逆性休克失代偿期，又称休克中期或微循环淤血性缺氧期。

（一）微循环变化特点

终末血管床对儿茶酚胺的反应性降低，微动脉、后微动脉和毛细血管前括约肌收缩性减弱甚至扩张，真毛细血管网大量开放，血液进入真毛细血管网内；同时微静脉血流缓慢，红细胞、血小板聚集，白细胞黏附、贴壁与嵌塞，血液黏度增加，导致毛细血管后阻力大于前阻力，使微循环"灌多流少、灌大于流"，组织呈淤血性缺氧状态（图9-2c）。

（二）微循环变化机制

此期的机制主要与组织细胞长时间缺血、缺氧、酸中毒及多种体液因子的作用相关。

1. 酸中毒

由于微循环持续缺血、缺氧，导致无氧酵解产物（乳酸）堆积，发生酸中毒。酸中毒使血管平滑肌

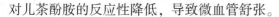

对儿茶酚胺的反应性降低，导致微血管舒张。

2. 局部扩血管物质增多

组织长期缺血、缺氧及酸中毒可刺激组胺、激肽和腺苷等扩血管物质生成增多，引起小血管平滑肌舒张和毛细血管扩张、通透性增强。同时细胞解体 K^+ 释放入血增加，细胞外高，K^+ 可抑制 Ca^{2+} 通道开放，Ca^{2+} 内流减少，微血管平滑肌反应性与收缩性降低，引起微循环血管扩张。

3. 血流动力学改变

休克进展期血液流速明显降低，在血流缓慢的微静脉中，红细胞易聚集；同时由于淤血、缺氧、酸中毒、组胺的释放等，微血管通透性增强，血浆外渗，血液浓缩，血液黏稠度增大，红细胞、血小板易于聚集；白细胞贴附于血管内皮细胞，使血流受阻，血流缓慢、淤滞加重，毛细血管后阻力增大。贴附的白细胞通过释放氧自由基和溶酶体酶损伤血管内皮细胞，进一步引起微循环障碍和组织损伤。

4. 内毒素等的作用

多数休克后期可伴有肠源性细菌入血，这些细菌释放毒素可激活巨噬细胞，通过促进一氧化氮生成增多等途径引起血管平滑肌舒张。

（三）微循环变化的后果

此期，由于微循环淤血，毛细血管内流体静压升高，组胺和激肽等作用使毛细血管通透性增强，不但"自身输液"停止，而且血浆大量外渗，引起血液浓缩、血液黏稠度增加，血液流速更加缓慢，淤血进一步加重。静脉系统容量血管扩张，血管床容积增大，回心血量减少，"自身输血"功能丧失。微循环的淤血和血浆外渗使有效循环血量锐减，回心血量进一步减少，导致心输出量和血压进行性下降，使得交感-肾上腺髓质系统更为兴奋，组织灌流量进一步减少，组织缺氧更趋严重，心、脑等重要器官供血严重不足，形成恶性循环，休克进一步恶化。

（四）临床表现

此期患者全身各组织器官严重淤血，回心血量进行性减少，心输出量锐减，血压进行性下降。心、脑血管失去自我调节能力和血液重新分布的优先保证，脑供血不足，出现神志淡漠、意识模糊甚至昏迷等症状；冠状动脉供血不足使心搏无力，心音低钝，脉搏变细；肾血流严重不足，患者出现少尿甚至无尿症状；皮肤组织淤血、缺氧，出现发绀或花斑，体温降低。

本期病变由代偿期向失代偿期逐渐发展，初期如能及时有效救治，可消除引起休克的病因。采取扩充血容量、纠正酸中毒、合理选用血管活性药物、保护生物膜等措施解除微循环淤血，患者病情仍可好转。否则；休克将进一步恶化，进入休克难治期。

三、休克难治期

休克难治期（refractory stage of shock）是休克发展的晚期阶段，又称微循环衰竭期或 DIC 期或休克的不可逆期。

（一）微循环变化特点

微血管发生麻痹性扩张，对血管活性物质失去反应，毛细血管大量开放；血液进一步浓缩，血细胞聚集，血液黏稠度增加，形成大量微血栓，并可阻塞血管，导致微循环血流停止，"不灌不流"，组织几乎完全不能进行物质交换，得不到氧气和营养物质供应（图 9-2d）。后期可见微血管出血。

(二) 微循环变化机制

1. 严重缺氧、酸中毒

严重缺氧、酸中毒使微血管丧失了对血管活性物质的反应性，导致微血管麻痹、扩张，加上微血管通透性增强，使血浆大量外渗，血液浓缩、淤滞，血流缓慢。

2. DIC 形成

休克晚期发生 DIC 的机制是：①机体组织细胞长时间缺血、缺氧、酸中毒及大量内毒素释放入血，使血管内皮细胞受损，启动内源性凝血系统，同时血管内皮细胞的抗凝作用减弱；②严重组织损伤可释放大量组织因子入血，激活外源性凝血系统；③微循环淤血，血浆外渗，使血液浓缩，血流缓慢甚至停止，血液黏稠度增加，血细胞易于聚集而形成微血栓。

3. DIC 加重休克

休克一旦并发 DIC，将对微循环及各组织器官功能造成严重损伤，使病情迅速恶化，这是由于：①大量微血栓形成阻塞了微循环通路，加重了微循环障碍并使回心血量锐减；②凝血和纤溶过程中的一些产物可增加血管壁的通透性，加重微血管舒缩功能紊乱；③DIC 时的出血导致有效循环血量进一步下降；④器官可因微血栓形成出现栓塞、梗死，加重器官功能障碍。这些不利因素给休克的救治造成了极大的困难，故将此期称为休克难治期或不可逆期。

(三) 临床表现

此期患者病情危重，濒临死亡，临床表现主要体现在以下四个方面。

1. 循环衰竭

由于微血管平滑肌麻痹，反应性降低，血压逐渐下降甚至测不到，即使使用升压药也难以恢复。心音低弱，脉搏细速，中心静脉压降低，静脉塌陷，出现循环衰竭，可导致患者死亡。

2. 并发 DIC

本期常可并发 DIC，如皮肤出现瘀点、瘀斑，有时可见呕血、便血及其他器官出血。一旦发生并发 DIC，会使休克进一步恶化。

3. 重要器官功能障碍

休克晚期，由于微循环淤血持续加重和 DIC 发生，全身组织微循环灌流严重不足，组织细胞受损乃至死亡，心、脑、肺和肾等重要生命器官出现功能障碍或衰竭。患者可有呼吸困难、少尿或无尿、意识模糊甚至昏迷等临床表现。

4. 毛细血管无复流现象 (no-reflow phenomenon)

毛细血管无复流现象是指在大量输血、补液治疗后，血压虽可一度回升，但微循环灌流量仍无明显改善，仍不能恢复毛细血管血流的现象。此现象与血管内皮细胞肿胀、白细胞黏附聚集和并发 DIC 导致血管腔阻塞有关，也是导致休克难治的重要原因之一。

上述休克典型的三个时期变化简单概括了休克发生发展的一般规律，但并非所有的休克都依次出现上述三期的变化，如 DIC 是休克难治的一个重要因素，但不表明其是休克的必经阶段，并非所有的休克患者都会并发 DIC。不同类型的休克具有不同的特点，对不同类型的休克，应具体分析，认清其发病环节及发生发展规律，及时采取合理的抢救措施。

第三节　休克时机体的代谢与各器官系统功能的变化

一、细胞代谢障碍

1. 能量代谢障碍

休克时由于微循环障碍，组织灌流量减少，组织细胞严重缺氧，有氧氧化障碍，糖酵解增强，ATP 合成减少，酸性代谢产物（乳酸）生成增多。由于 ATP 供应不足，细胞膜钠泵活性下降，Na^+-K^+ 转运障碍，引起细胞内 Na^+ 增多，而细胞外 K^+ 增多，导致细胞肿胀和高钾血症。

2. 代谢性酸中毒

休克时细胞严重缺氧，糖酵解增强，酸性代谢产物（乳酸）生成增多。肝功能受损，肝细胞不能充分摄取乳酸转化成葡萄糖，同时肾功能受损，代谢产物不能及时排出，导致代谢性酸中毒发生。

二、细胞损伤

休克时的细胞损伤既可以是某些休克动因特别是内毒素直接引起的，也可以继发于微循环障碍所致的缺血、缺氧。

细胞膜是休克时最早发生损伤的部位，主要表现为膜通透性增强，各种离子泵功能受损，导致水、Na^+ 和 Ca^{2+} 内流，K^+ 外流，引起细胞和细胞器肿胀，跨膜电位明显降低。线粒体最早出现的损伤是呼吸功能降低和 ATP 合成抑制，此后形态、结构发生改变，甚至崩解，导致能量产生进一步减少。溶酶体肿胀，有空泡形成和溶酶体酶大量释放，引起细胞自溶，消化基膜，激活激肽系统，产生心肌抑制因子等毒性多肽，加重休克。

细胞作为形态功能单位，其原发性损伤既是器官功能障碍的基础，也是引起或加重微循环障碍的重要原因。

三、器官功能障碍

休克时，细胞结构破坏、功能受损和代谢障碍，常导致肺、肾、心、脑、肝等重要器官相继或同时发生功能障碍甚至衰竭，这是造成休克难治或患者死亡的常见原因。

1. 肺功能障碍

休克患者呼吸功能障碍的发生率可高达 83%～100%。早期可因创伤、感染等刺激使呼吸加快、通气过度，出现低碳酸血症和呼吸性碱中毒。休克进一步发展，病情恶化，可发生急性呼吸窘迫综合征（acute respiratory distress syndrome，ARDS）或休克肺（shock lung）。

肺的主要病理变化为呼吸膜损伤。突出表现为肺水肿、肺毛细血管微血栓形成、肺不张及肺泡表面透明膜形成等。其发生机制是：活化的中性粒细胞释放氧自由基、蛋白酶及炎症介质等损伤血管内皮细胞，使血管通透性增强，出现肺水肿、出血；中性粒细胞聚集、黏附，血管内皮细胞损伤，导致微血栓形成；肺泡上皮细胞受损，表面活性物质合成减少，出现肺不张；肺泡壁毛细血管通透性增强，血浆蛋白透过血管壁沉着在肺泡腔，形成透明膜。

休克肺引起严重的肺泡通气与血流的比例失调和气体弥散障碍，临床上患者主要表现为以进行性呼吸困难、动脉血氧分压进行性降低、发绀、肺水肿和肺顺应性降低为特征的急性呼吸衰竭。

2. 肾功能障碍

休克时，肾脏是最早且最易受损伤的器官之一，急性肾功能障碍的发生率较高，临床主要表现为少尿或无尿、氮质血症、高钾血症和代谢性酸中毒。晚期常发生器质性肾功能衰竭导致患者死亡。

休克初期，由于血液重新分布，肾血灌流不足，肾小球滤过率降低，可发生功能性肾功能衰竭

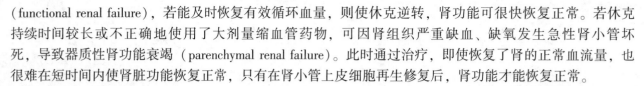

（functional renal failure），若能及时恢复有效循环血量，则使休克逆转，肾功能可很快恢复正常。若休克持续时间较长或不正确地使用了大剂量缩血管药物，可因肾组织严重缺血、缺氧发生急性肾小管坏死，导致器质性肾功能衰竭（parenchymal renal failure）。此时通过治疗，即使恢复了肾的正常血流量，也很难在短时间内使肾脏功能恢复正常，只有在肾小管上皮细胞再生修复后，肾功能才能恢复正常。

3. 肝功能障碍

休克时肝功能障碍发生率很高，主要表现为肝功能不全和黄疸。多见于由创伤和全身感染引起的休克，其主要机制与肠道细菌、毒素吸收入血并直接作用于肝脏，激活肝脏的巨噬细胞有关。由于肝脏代偿能力较强，肝功能障碍早期不易被发现。肝功能受损时，肝细胞对乳酸的利用障碍导致或加重酸中毒发生；凝血因子合成减少导致凝血功能障碍，可促使 DIC 发生；解毒功能降低促使或加重内毒素血症；肝损害导致黄疸发生，影响某些胆盐中和内毒素的作用，使血中内毒素水平升高，毒性增强。

4. 胃肠功能障碍

休克早期由于腹腔内脏血管收缩，胃肠道血流量明显减少。胃肠黏膜可因缺血、淤血引起水肿、糜烂或出血，形成应激性溃疡（stress ulcer）。现代内窥镜已证实了在某些应激状态下应激性溃疡的存在，其发病与消化液反流及缺血再灌注损伤有关。临床主要表现为腹痛、消化不良、呕血或黑便等。胃肠黏膜损伤，屏障功能削弱，可导致大量内毒素甚至细菌经肠道入血，使菌血症、毒血症及败血症的发生率增加，促进休克发展。消化道功能紊乱是休克晚期发生肠源性败血症、全身炎症反应综合征、多器官功能障碍和衰竭的主要原因之一。

5. 心功能障碍

除心源性休克伴有原发性心功能障碍外，其他类型休克的早期，由于机体的代偿和血液重新分布，心功能一般无明显障碍。但随着休克的发展，多种有害因素相继或同时作用于心肌，可导致心肌受损，心功能障碍，有可能发生心力衰竭。其机制为：①交感-肾上腺髓质系统兴奋使心率加快，心肌收缩力增强，心肌耗氧量增加，加重心肌缺氧；而血压下降和心率过快则引起心室舒张期缩短，冠脉灌流量减少，导致心肌供血不足。②休克患者多伴有酸中毒、高血钾、低血钙及低镁血症等，可引起心肌收缩力降低和心律失常。③休克时炎症介质增多，TNF 等可损伤心肌细胞。④细菌毒素、氧自由基等直接或间接损伤心肌细胞，抑制心功能。⑤休克并发 DIC 时，引起心肌缺血或心肌坏死，加重心功能障碍。

6. 脑功能障碍

休克早期，由于血液的重新分配和脑血管的自身调节可保证脑的血液供应，因此患者神志清醒，除了应激引起的烦躁不安外，可无明显脑功能障碍的表现。随着休克的发展，当平均动脉压低于 50 mmHg 或发生 DIC 时，脑组织血液灌流量明显减少，缺血、缺氧加重，患者出现神志淡漠甚至昏迷等脑功能障碍的表现。重者可发生脑水肿和颅内压升高，严重者可导致患者死亡。

7. 免疫系统功能变化

休克时机体防御反应的最大特点是非特异的炎症反应亢进，而特异性细胞免疫功能降低。部分患者由于过度表达 IL-4、IL-10 和 IL-13 等抗炎介质，免疫系统处于全面抑制状态。这些变化一般可持续10 天以上，此时体内中性粒细胞和单核巨噬细胞的吞噬功能受到抑制，杀菌功能降低；外周血淋巴细胞数减少，B 细胞分泌抗体的能力减弱，特异性免疫功能降低，炎症反应失控，无法局限化。因此，感染容易扩散，引起菌血症和败血症，难以治疗，甚至死亡。

四、多器官功能障碍综合征

多器官功能障碍综合征（multiple organ dysfunction syndrome，MODS）是指机体在严重感染、创伤、烧伤及休克或休克复苏后，短时间内同时或相继出现两个或两个以上器官功能损害的临床综合征。慢性病患者在原发器官功能障碍基础上继发另一器官功能障碍，不属于 MODS。MODS 主要发生于急性危重患者，是一种危重的临床综合征。患者多有休克背景，死亡率高。

随着医学科技和器官支持疗法的发展，单个器官功能衰竭的危重患者抢救成功的概率大大提高，存活率明显增加，使危重病症中原有病变较轻的一些其他器官功能障碍得以显现，同一急性重症患者可出现两个以上的器官功能障碍和衰竭。MODS 患者机体内环境严重紊乱，如能得到及时救治，MODS 可能逆转，但若未能得到有效控制，病情进一步恶化，则可发展为多系统器官功能衰竭而危及患者的生命。

五、全身炎症反应综合征

各种感染与非感染性致休克因子在引起休克的同时，直接或间接地引起机体损伤。活体组织对损伤的突出表现之一是炎症反应。一般情况下，炎症局限在局部组织中，活化的炎症细胞释放的炎症介质一般仅在炎症局部发挥防御作用，血浆中一般测不出。但如果大量炎症细胞活化，通过级联反应产生大量炎症介质，就会导致炎症介质泛滥而溢出血浆，并在远隔部位引起全身性炎症，使炎症反应失控。一般情况下，血浆炎症介质升高幅度越大，持续时间越长，预后越差。休克时发生全身性炎症反应容易引起多器官功能障碍甚至衰竭。

1991 年美国胸科医师学会和危重病医学会（ACCP/SCCM）联合会议上提出了全身炎症反应综合征（systemic inflammatory response syndrome，SIRS）这一概念，指因感染或非感染病因作用于机体而引起失控的自我持续放大和自我破坏的全身性炎症反应临床综合征。

第四节　休克的防治原则

一、病因学防治

积极防治引发休克的各种原发疾病，去除休克的原始动因，如止血、镇痛、修复创伤、控制感染、抗过敏和强心等。

二、补充血容量

各种休克发生后都存在不同程度的有效循环血量绝对或相对不足，最终都会导致组织灌流量减少。除心源性休克外，补充血容量是提高心输出量和改善组织灌流的根本措施。因此，需及时补充血容量。临床上补液的原则是"需多少、补多少"。输液过多过快可导致肺水肿，因此，护理人员应注意动态观察患者静脉充盈程度及尿量、血压和脉搏等的变化，这些可作为监测输液量的参考指标。若条件许可，应动态监测中心静脉压和肺动脉楔压，以便更精确地指导输液。此外，还应根据血细胞比容决定输血和输液的比例，正确选择全血、胶体或晶体溶液，使血细胞比容控制在35%~40%的范围内。

三、纠正酸中毒

休克发生和发展的过程中，组织细胞缺血缺氧，必然导致乳酸酸中毒。酸中毒不仅会加重微循环障碍和促进 DIC 发生，还可引起高钾血症和抑制心肌收缩作用，同时还将直接影响血管活性药的疗效，对机体危害甚大。因此，临床上应积极纠正酸中毒。

四、合理使用血管活性药物

使用血管活性药物是为了增加微循环的血液灌流量。因酸中毒会影响血管活性药物的疗效，故必须在纠正酸中毒的基础上使用血管活性药物。

低血容量性休克早期，在充分扩充血容量的前提下，合理使用扩血管药物可缓解微血管的过度收缩，降低血管阻力，使组织恢复血液灌流。相反，因血管容积扩大所致的休克（如过敏性休克和神经源性休克），缩血管药物治疗效果较好，可暂时升高血压，保证心、脑的血液供应，因此应尽早使用缩血管药物，但浓度不宜过高、速度不能过快。若缩血管药物浓度过高、输注速度过快，则会导致微循环血管过度收缩，血液灌流量明显下降，反而加重病情。

五、保护细胞，改善细胞代谢

保护细胞、改善细胞代谢是防治休克的重要措施。可使用糖皮质激素、前列腺素 I_2（PGI_2）等稳定溶酶体膜，防止细胞受损；补充能量物质以改善细胞代谢和提供必需的能源物质。

六、防止器官功能障碍与衰竭

休克时应在去除病因的基础上进行综合治疗，最大限度地保护各器官系统的功能，切断可能存在的恶性循环，防止发生多器官功能障碍或衰竭。

习题

第十章 弥散性血管内凝血

思维导图

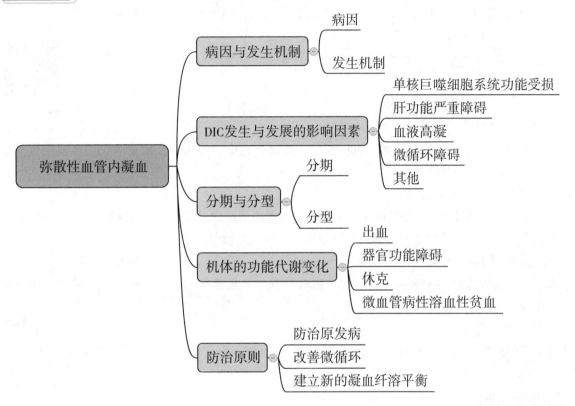

弥散性血管内凝血
- 病因与发生机制
  - 病因
  - 发生机制
- DIC发生与发展的影响因素
  - 单核巨噬细胞系统功能受损
  - 肝功能严重障碍
  - 血液高凝
  - 微循环障碍
  - 其他
- 分期与分型
  - 分期
  - 分型
- 机体的功能代谢变化
  - 出血
  - 器官功能障碍
  - 休克
  - 微血管病性溶血性贫血
- 防治原则
  - 防治原发病
  - 改善微循环
  - 建立新的凝血纤溶平衡

学习目标

1. 掌握：DIC 的概念、病因与发病机制；DIC 的分期与临床表现。
2. 熟悉：DIC 的诱发与促进因素；DIC 的分型。
3. 了解：DIC 的防治原则。
4. 能根据患者的症状和体征判断 DIC 的分期和预后。
5. 能向患者或其家属解释 DIC 的病情、实验室检查意义和注意事项。

病例讨论

某女，32 岁，孕 39^+ 周，下腹痛待产 4 小时入院。妊娠 7 个月产前检查，诊断为 "妊娠高血压综合征"。体格检查：T 37.2C，R 22 次/min，P 90 次/min，BP 160/100 mmHg。进入第二产程不久，孕妇在用力分娩时感气促，不久产出一女婴。产妇气促加重，呼吸 28 次/min，心悸明显，心率 125 次/min，产道大出血，出血量达 1000 mL 以上，不凝。血压 90/60 mmHg。实验室检查：RBC 1.45×10^{12}/L，Hb 60 g/L，WBC 11.0×10^9/L，PLT 50×10^9/L。尿蛋白（++）、颗粒管型（+）。凝血酶原时间 24 s，凝血酶时间 20 s，纤维蛋白原定量 0.95 g/L。血浆鱼精蛋白复凝试验（3P 试验）（+++）、外周血红细胞碎片 >6%，D-二聚体实验（++）。见注射部位有血肿、瘀斑。抽血检验血中有羊水成分及胎盘组织细胞。

问题：

1. 请分析患者出血的原因。

2. 患者发生了何种基本病理过程？发生机制是什么？

弥散性血管内凝血（disseminated intravascular coagulation，DIC）是指在某些致病因子的作用下，凝血因子和血小板被激活，大量促凝物质入血，使凝血酶增加，微循环中广泛微血栓形成，继而出现以凝血功能障碍为主要特征的病理过程。广泛微血栓形成消耗大量凝血因子和血小板，同时引起纤维蛋白溶解系统活性增强，导致患者有明显的出血、休克、器官功能障碍及溶血性贫血等临床表现。DIC 既是许多疾病发展过程中的中间环节，也可单独发生，起病急，病情重，病死率高，预后较差。

第一节　病因与发生机制

一、病因

DIC 的病因与发生机制

1. 严重感染（31%~43%）

感染性疾病是 DIC 最常见的病因，包括细菌、病毒等感染和败血症，如革兰氏阴性或阳性菌感染、病毒性肝炎、流行性出血热等。

2. 恶性肿瘤（24%~34%）

恶性肿瘤晚期易并发 DIC，如胰腺癌、结肠癌、食管癌、肝癌、胃癌、前列腺癌、白血病和绒毛膜上皮癌、胆囊癌、肾癌、膀胱癌、卵巢癌、子宫颈癌、恶性葡萄胎等。

3. 妇产科疾病（4%~12%）

如流产、妊娠中毒症、子痫及先兆子痫、胎盘早剥、羊水栓塞和胎死宫内、子宫破裂、腹腔妊娠、剖宫产手术等。

4. 创伤及大手术（1%~5%）

如严重软组织创伤、挤压综合征、大面积烧伤；前列腺、肝、脑、肺、胰腺等脏器大手术；器官移植术等。

二、发生机制

弥散性血管内凝血的发生机制比较复杂，其主要的发生机制通常为以下几个方面。

（一）血管内皮细胞损伤

严重感染、高热、抗原抗体复合、缺氧、酸中毒和内毒素等，均可损伤血管内皮细胞，使胶原纤维暴露，并释放组织因子，分别启动内、外源性凝血系统，使血液凝固性增强，导致 DIC 的发生。同时暴露的胶原纤维还可使血小板的黏附、活化和聚集功能增强，并释放大量血小板活性物质，进一步促进 DIC 的发生和发展。

（二）组织严重损伤

大手术、严重创伤、烧伤和产科意外等导致的组织损伤，恶性肿瘤组织的坏死，白血病放、化疗导致白血病细胞大量损坏等情况下，可释放大量组织因子入血，激活外源性凝血系统，引起凝血。

（三）血细胞大量损坏

1. 红细胞大量损坏

异型输血、疟疾和阵发性睡眠性血红蛋白尿症等导致红细胞大量损坏，释出大量的 ADP 和促红细胞

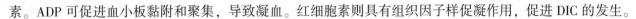

素。ADP 可促进血小板黏附和聚集，导致凝血。红细胞素则具有组织因子样促凝作用，促进 DIC 的发生。

2. 白细胞损伤

血液中的中性粒细胞和单核细胞在内毒素、IL-1、TNF 等刺激下，可释放组织因子，启动外源性凝血系统。急性早幼粒细胞白血病患者在进行放疗和化疗等治疗后，白细胞大量破坏，释放组织因子样物质，激活外源性凝血系统，促进 DIC 的发生。

3. 血小板被激活

血小板的激活、黏附和聚集在止血过程中具有重要作用。在 DIC 的发生发展中血小板亦起重要作用，但多为继发性作用，只有在少数情况下，可能起原发性作用，如血栓性血小板减少性紫癜。

（四）其他促凝物质入血

急性坏死性胰腺炎时，大量胰蛋白酶入血，可激活凝血酶原，促进凝血酶生成。蛇毒，如蝰蛇蛇毒含有一种蛋白酶，可直接水解凝血酶原形成凝血酶；响尾蛇蛇毒可直接使纤维蛋白原凝固。羊水和某些肿瘤细胞等可通过表面接触使因子XII活化，激活内源性凝血系统，促进 DIC 的发生。此外，内毒素可损伤血管内皮细胞，并刺激血管内皮细胞表达组织因子，促进 DIC 的发生。

第二节 DIC 发生与发展的影响因素

DIC 的诱因与临床表现

一、单核巨噬细胞系统功能受损

单核巨噬细胞系统可吞噬和清除血液中的凝血酶、纤维蛋白原及其他促凝物质，也可清除纤溶酶、纤维蛋白降解产物（fibrin degradation product，FDP）及内毒素等。当这一功能严重障碍或由于大量吞噬了其他物质（如坏死组织和细菌等）使其功能受"封闭"时，就会促进 DIC 发生。例如，全身性（Schwartzman）反应时，由于第一次注入小剂量内毒素，使单核吞噬细胞系统功能"封闭"，第二次注入内毒素时易引起 DIC。

二、肝功能严重障碍

肝脏具有合成抗凝血酶III（antithrombin III，AT III）、蛋白 C 等抗凝物质及灭活 FIXa、FXa、FXIa 等凝血因子的功能。当肝功能严重障碍时，凝血、抗凝和纤溶平衡紊乱。病毒和某些药物等引起肝功能障碍，也可激活凝血因子，促进 DIC 的发生。此外，肝细胞大量坏死可释放大量组织因子等，启动外源性凝血系统，促进 DIC 的发生。

三、血液高凝

妊娠三周开始，孕妇血液中血小板及凝血因子（I、II、V、VIII、IX、X、XII等）增多，而 AT III、组织型纤溶酶原激活物、尿激酶型纤溶酶原激活物等抗凝物质相对减少；来自胎盘的纤溶抑制物增多，血液渐趋高凝状态，妊娠末期最明显。因此，发生产科意外（如胎盘早剥、胎死宫内和羊水栓塞等）时，DIC 的发生率较高。

酸中毒所致的血液高凝状态，是促进 DIC 发生发展的重要原因之一。一方面，酸中毒可损伤血管内皮细胞，引起 DIC。另一方面，血液 pH 值降低，肝素的抗凝活性减弱而凝血因子的酶活性升高，并促进血小板的聚集，这些均可使血液处于高凝状态，促进 DIC 的发生与发展。

四、微循环障碍

微循环严重障碍时，血液淤滞，甚至呈淤泥状；此时红细胞聚集，血小板亦黏附和聚集；同时微循

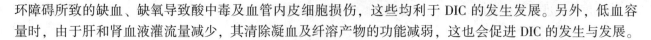

环障碍所致的缺血、缺氧导致酸中毒及血管内皮细胞损伤，这些均利于 DIC 的发生发展。另外，低血容量时，由于肝和肾血液灌流量减少，其清除凝血及纤溶产物的功能减弱，这也会促进 DIC 的发生与发展。

五、其他

临床上不恰当地应用纤溶酶抑制剂（如 6-氨基己酸和对羧基苄胺）等药物，过度抑制了纤溶系统，导致血液黏度增大等，也可促进 DIC 的发生与发展。

第三节　分期与分型

一、分期

根据 DIC 的病理生理特点及发展过程，可分为以下 3 期。

（一）高凝期

各种病因导致凝血系统被激活，可使凝血酶产生增强，血液凝固性异常增强，微循环中大量微血栓形成。此时主要表现为血液的高凝状态。

（二）消耗性低凝期

大量凝血酶的产生和微血栓的形成，使凝血因子和血小板因大量消耗而减少；同时发生继发性纤溶系统活性增强，血液处于消耗性低凝状态。此时患者可有明显出血。

（三）继发性纤溶亢进期

DIC 时产生大量凝血酶及 FXIIa 等激活纤溶系统，产生大量纤溶酶。进而又有 FDP 形成，使纤溶和抗凝作用增强，此期出血表现十分明显。

二、分型

（一）按 DIC 发生快慢

1. 急性型

特点是 DIC 可在数小时或 1~2 天内发生，病情迅速恶化；临床表现明显，以休克和出血为主；分期不明显；实验室检查示明显异常。常见于严重感染，尤其是革兰氏阴性菌引起的败血症休克、异型输血、羊水栓塞、胎死宫内、严重创伤和急性排斥反应等。

2. 亚急性型

特点是在数天内逐渐形成 DIC；临床表现常介于急性和慢性之间。常见于恶性肿瘤转移和胎死宫内等。

3. 慢性型

特点是病程长；此时机体有一定的代偿能力，且单核吞噬细胞系统功能较健全；临床表现不明显，常以某器官功能不全为主要表现；通常仅有某些实验室检查结果异常，尸检时始被发现；一定条件下可转为急性型。常见于恶性肿瘤、胶原病和慢性溶血性贫血等。

（二）按 DIC 代偿情况

1. 代偿型

特点是凝血因子和血小板的消耗与代偿之间基本保持平衡状态；实验室检查结果常无明显异常；临床表现不明显或仅有轻度出血和血栓形成症状，易被忽视。常见于轻度 DIC。可转为失代偿型。

2. 失代偿型

特点是凝血因子和血小板的消耗超过生成；实验室检查可见血小板和纤维蛋白原等凝血因子明显减少；患者常有明显的出血和休克等表现。常见于急性 DIC。

3. 过度代偿型

特点是患者机体代偿功能较好，凝血因子和血小板代偿性生成迅速，甚至超过其消耗；实验室检查示血浆纤维蛋白原等凝血因子暂时性升高，出血及栓塞症状不明显。常见于慢性 DIC 或恢复期 DIC。也可转为失代偿型 DIC。

第四节 机体的功能代谢变化

DIC 的临床表现复杂多样，可表现为出血、休克和多器官衰竭及贫血，但以微血管中微血栓形成和出血最为突出。

一、出血

出血常为 DIC 患者最初的表现。可有多部位出血倾向，如瘀斑、紫癜、呕血、黑便、咯血、血尿、牙龈出血、鼻出血及阴道出血等。出血程度不一，严重者可同时多部位大量出血；轻者可只有伤口或注射部位渗血不止等。DIC 出血与凝血物质大量消耗、继发性纤溶亢进、FDP 形成等有关。

二、器官功能障碍

DIC 时，微血管中大量微血栓形成，阻塞微循环，导致器官缺血性功能障碍。尸检时常可见微血管内存在微血栓，典型的微血栓为纤维蛋白性血栓，但亦可为白色血栓。微血管中微血栓形成主要会阻塞局部的微循环，造成缺血、局灶性坏死。严重或持续时间较长可导致受累脏器衰竭。如发生在肾脏，可累及入球小动脉或肾小球毛细血管，严重时可导致双侧肾皮质坏死和急性肾衰竭，出现血尿、蛋白尿、少尿或无尿等。如发生在肺部，可有呼吸困难、肺水肿及出血表现，导致呼吸衰竭。如发生在消化系统，可有恶心、呕吐、腹泻和消化道出血表现。肝脏受累可出现黄疸及肝衰竭等。累及肾上腺时可引起皮质出血性坏死，造成急性肾上腺皮质衰竭，称沃-弗综合征。累及垂体发生坏死，可导致希恩综合征。神经系统受累可出现神志模糊、嗜睡、昏迷和惊厥等非特异性症状，这可能与微血管阻塞及蛛网膜下腔、脑皮质、脑干等出血有关。

由于 DIC 发生的范围、病程及严重程度等不同，患者的临床表现也不同。轻者仅影响个别脏器的部分功能，重者可引起一个或多个脏器衰竭，即多器官衰竭，甚至死亡。

三、休克

DIC 和休克可互为因果，形成恶性循环。

急性 DIC 常伴发休克，是由于微血管内广泛微血栓形成，阻塞微循环，使回心血量明显减少；心肌损伤，使心输出量减少；广泛出血，使血容量减少。此外，在 DIC 的形成过程中，由于凝血因子Ⅻ的激活，可相继激活补体、激肽和纤溶系统，产生一些血管活性物质，如激肽和补体成分（C3a、C5a）。C3a 和 C5a 可使肥大细胞和嗜碱性粒细胞释放组胺等。激肽和组胺均可使微血管平滑肌舒张、通透性增强，使外周阻力降低，回心血量减少。FDP 的某些部分可增强组胺、激肽的作用，促进微血管的舒张。这些因素均可使全身微循环障碍，促进休克的发生与发展。

四、微血管病性溶血性贫血

DIC 患者可伴发微血管病性溶血性贫血，其特征是外周血涂片中可见一些特殊的形态各异的变形红细胞，称裂体细胞。其外形呈盔甲形、星形、新月形等，统称为红细胞碎片。红细胞碎片脆性高，易发生溶血。

DIC 是产生红细胞碎片的主要原因，其机制是：在凝血反应的早期，纤维蛋白丝在微血管腔内形成细网，血流中的红细胞流经网孔时，可黏着、滞留或挂在纤维蛋白丝上。血流不断冲击，可引起红细胞破裂。当微血流通道受阻时，红细胞还可从微血管内皮细胞间的裂隙被"挤压"出血管外，也可使红细胞扭曲、变形和碎裂，从而形成红细胞碎片（图 10-1）。

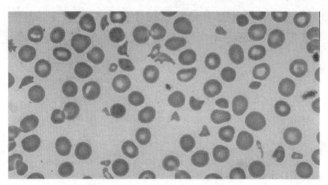

图 10-1　微血管病性溶血性贫血

第五节　防治原则

一、防治原发病

积极治疗原发病可预防和去除引起 DIC 的原因，这是防治 DIC 的根本措施。如及时有效地控制原发感染病灶、抢救休克、纠正酸碱平衡紊乱等，对 DIC 的防治具有非常重要的作用。

二、改善微循环

及时疏通被微血栓阻塞的微循环，增加其灌流量，在防治 DIC 的发生与发展中具有重要作用。通常采取扩充血容量和解除血管痉挛等措施。此外，也有人应用阿司匹林等抗血小板药抑制血小板的黏附和聚集，对改善微循环也有一定的效果。

三、建立新的凝血纤溶平衡

在 DIC 的高凝期和消耗性低凝期，常用肝素抗凝。消耗性低凝期和继发性纤溶亢进期不使用肝素，此时可以输入血小板，以及新鲜冰冻血浆和冷沉淀等补充凝血因子。

习题

第十一章 炎 症

思维导图

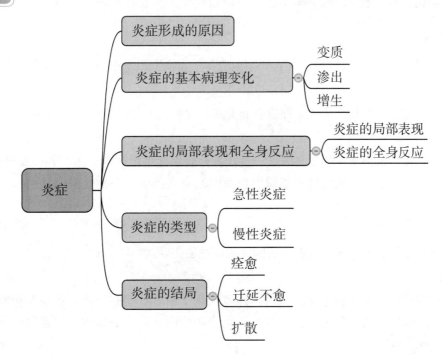

学习目标

1. 掌握：炎症的概念、原因和基本病理变化；炎症介质的概念和主要作用；炎症细胞的种类和主要功能；急性炎症的类型和病理变化；一般慢性炎症的病理变化特点；肉芽肿性炎的概念、病因和病变特点。

2. 熟悉：炎症局部与全身表现；渗出液与漏出液的区别；炎性息肉、炎性假瘤的概念；炎症的结局。

3. 了解：炎症的原因；炎症的血流动力学变化和血管通透性增加的机制；白细胞渗出过程；吞噬细胞的吞噬过程。

4. 结合所学病理知识解释炎症的临床表现及相关实验室检查结果。

5. 具备识别炎症细胞和初步判断炎症类型的能力。

病例讨论

某患者，男性，13 岁。2 天前畏寒发热，腹痛、腹泻，开始为水样便，后呈黏液脓血便，次数明显增多，里急后重明显。查体：脱水貌，体温38.5 ℃，心率 112 次/min，左下腹轻度压痛，无反跳痛，肠鸣音亢进。实验室检查：血 WBC 12.3×10^9/L，中性粒细胞80%；大便镜下见大量脓细胞和红细胞。

问题：

1. 试分析此患者炎症类型为何种渗出性炎？

2. 试解释临床表现。

炎症（inflammation）是具有血管系统的活体组织对损伤因子所发生的复杂的防御反应。并非所有的活体动物都能发生炎症反应，单细胞和多细胞生物对局部损伤发生的反应，如吞噬损伤因子、通过细胞或细胞器肥大以应对有害刺激等，均不能称为炎症。只有当生物进化到具有血管时，才能发生以血管反应为中心环节，同时又保留了上述吞噬和清除功能的复杂而完善的炎症反应。

在炎症过程中，一方面致炎因子引起细胞和组织发生损伤性变化；另一方面，机体通过一系列复杂的反应，以局限和消灭致炎因子，清除、吸收坏死组织和细胞，并通过实质细胞和间质细胞的再生修复损伤。可以说，炎症是损伤、抗损伤和修复的统一过程。

炎症可发生于机体的任何部位，是机体重要的防御反应。如果没有炎症，感染将无从控制，组织损伤会持续存在，创伤将不能愈合，人类将不能在充满致病因子的自然环境中生存。但在某些情况下，炎症反应对机体也可引起不同程度的危害。

第一节　炎症形成的原因

炎症形成的原因

凡是能够引起细胞和组织损伤的因子都能引起炎症。致炎因子种类繁多，可归纳为以下几类。

1. 生物性因子

生物性因子最常见，也最重要的致炎因子，包括各种病原微生物和寄生虫，它们在机体内生长繁殖、产生和释放毒素及代谢产物，造成细胞和组织损伤而引起炎症反应。生物性病原体引起的炎症通常称为感染（infection）。

2. 物理性因子

高温、低温、放射线、紫外线、电击、切割、机械性创伤等。

3. 化学性因子

化学性因子包括外源性和内源性化学物质，外源性化学物质有强酸、强碱和强氧化剂等，内源性化学物质有坏死组织的分解产物和病理条件下堆积于体内的代谢产物，如尿酸、尿素等。药物和其他生物制剂使用不当也会引起炎症。

4. 变态反应

当机体免疫反应状态异常时，可引起不适当或过度的免疫反应，造成组织损伤，发生炎症反应。常见于各型超敏反应及某些自身免疫性疾病，如过敏性鼻炎和肾小球肾炎等。

5. 组织坏死

任何原因引起的组织坏死都是潜在的致炎因子。如新鲜梗死灶边缘出现的充血出血带和炎症细胞浸润，都是炎症的表现。

6. 异物

石棉、手术缝线、滑石粉、隆乳术的填充物等残留在机体组织内均可导致炎症。

第二节　炎症的基本病理变化

炎症的基本病理变化

炎症的基本病理变化包括变质、渗出和增生。在炎症过程中它们以一定的先后顺序发生，一般病变的早期以变质和渗出为主，后期以增生为主。一般来说，变质是损伤性过程，渗出和增生是抗损伤和修复过程。

一、变质

炎症局部组织发生的变性和坏死，称为变质（alteration）。变质既可发生于实质细胞，也可发生于间质细胞。实质细胞常发生的变质包括细胞肿胀、脂肪变性、凋亡、凝固性坏死和液化性坏死等。间质细胞常发生黏液变性、玻璃样变性和纤维素样坏死等。

二、渗出

炎症局部组织血管内的液体成分、纤维素、蛋白质和各炎症细胞通过血管壁进入组织间隙、体腔、体表和黏膜表面的过程，称为渗出（exudation）。渗出的液体和细胞成分统称为渗出物。渗出是炎症最具特征性的变化，以血管反应为中心，包括血流动力学改变、血管通透性增加、白细胞渗出和吞噬作用。此过程在炎症早期和急性炎症时表现尤为突出。

（一）血流动力学改变

血流动力学改变主要表现为血流量和血管口径的变化（图 11-1）。一般按如下顺序发生。

炎细胞有哪些

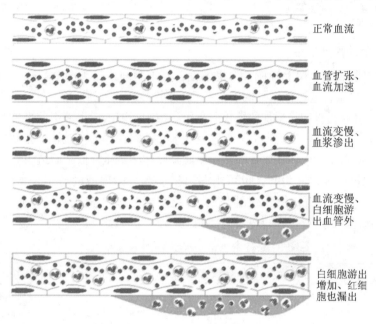

正常血流

血管扩张、血流加速

血流变慢、血浆渗出

血流变慢、白细胞游出血管外

白细胞游出增加、红细胞也漏出

图 11-1 血流动力学变化模式图

1. 细动脉短暂收缩

细动脉短暂收缩由神经调节和化学介质引起，损伤后立即出现，仅持续几秒。

2. 血管扩张和血流加速

心动脉扩张和血流加速先累积，然后毛细血管扩张，局部血流加快，血流量增加，形成动脉性充血，是炎症局部发红和发热的原因。血管扩张的发生机制与轴突反射和炎症介质的作用有关。

一般情况下，极轻度刺激引起血流加快，仅持续 10~15 分钟，然后逐渐恢复正常；轻度刺激下血流加快可持续几个小时，随后血流减慢甚至停滞；较重的刺激下可在 15~30 分钟内出现血流停滞；严重损伤时几分钟内就会发生血流停滞。

3. 血流速度减慢

在血管扩张的基础上，血管通透性增强会导致血流速度减慢。血管通透性增强使血管内富含蛋白质的液体成分外渗，导致血管内红细胞浓集，血液黏稠度增加，血流速度变慢。最后在扩张的小血管内挤满红细胞，称血流停滞。

（二）血管通透性增加

微循环血管通透性的维持主要依赖血管内皮细胞的完整性。在炎症过程中下列机制可引起血管通透性增加：

1. 内皮细胞收缩和（或）穿胞作用增强

组胺、缓激肽、LT 和 P 物质等作用于内皮细胞，使内皮细胞收缩并使内皮细胞间出现缝隙，这是造成血管通透性增加最常见的原因。近内皮细胞连接处由相互连接的囊泡所构成的囊泡体形成穿胞通道，富含蛋白质的液体通过穿胞通道穿越内皮细胞称为穿胞作用（transcytosis），是血管通透性增加的另一机制。

2. 内皮细胞损伤

致炎因子或某些炎症介质可直接损伤内皮细胞，使之坏死脱落，从而导致血管通透性增加。

3. 白细胞介导的内皮细胞损伤

白细胞黏附于内皮细胞而激活，释放出活性氧代谢产物和蛋白水解酶，导致内皮细胞损伤和脱落，从而使血管通透性增加。

4. 新生毛细血管壁的高通透性

在炎症修复过程中形成的新生毛细血管内皮细胞，其细胞间连接不健全，故具有高通透性。

应当指出，上述引起血管通透性增加的炎症因素可同时或先后起作用。

渗出液的产生是血管通透性明显增加的结果。积聚于组织间隙的渗出液引起炎性水肿，积聚于体腔则引起积液。炎性水肿常在急性炎症中表现突出。引起炎性水肿的因素包括：血管扩张和血流加速引起流体静压升高和血浆超滤；富含蛋白质的液体从血管外渗，使血浆胶体渗透压降低，而组织液胶体渗透压升高。

局部组织水肿不但可由渗出液引起，也可由漏出液引起。漏出液的产生是血浆超滤的结果，主要是由微血管内流体静压升高或血浆胶体渗透压降低，使组织液生成增多或回流障碍所致。正确区分渗出液和漏出液，有助于疾病的诊断和鉴别诊断。其鉴别要点见表 11-1。

表 11-1 渗出液与漏出液的区别

	渗出液	漏出液
原因	炎症	非炎症
蛋白量	>30 g/L	<30 g/L
相对密度（比重）	>1.018	<1.018
细胞数	通常>500×10^6/L	通常<100×10^6/L
Rivalta 试验*	阳性	阴性
凝固性	能自凝	不能自凝
透明度	混浊	澄清

注：* Rivalta 试验即醋酸沉淀试验，渗出液因含大量黏蛋白，为 0.1% 的醋酸所沉淀（阳性反应）。

炎性水肿的意义在于：①稀释和中和毒素，减轻损害，并为局部浸润的白细胞带来营养物质，运走代谢产物；②渗出物内含有抗体和补体，有利于消灭病原体；③渗出物中纤维素互相交织成网，可限制病原微生物的扩散，并有利于白细胞吞噬和消灭病原体；④在炎症后期纤维素网还可成为修复的支架，并有利于成纤维细胞产生胶原纤维；⑤渗出物中的病原微生物和毒素随淋巴液被带到局部淋巴结，有利于细胞和体液免疫的产生。

但是，渗出物过多亦会给机体带来不利影响，例如：①压迫和阻塞作用，如过多的心包积液和胸腔积液可压迫心脏和肺脏，严重的喉头水肿可引起窒息；②渗出物中的纤维素吸收不良可发生机化，造成组织粘连、硬化，如大叶性肺炎时肺肉质变。

（三）白细胞渗出和吞噬作用

炎症反应最重要的功能是将炎症细胞输送到炎症病灶，白细胞渗出是炎症反应最重要的特征。白细胞通过血管壁游出血管的过程，称为白细胞渗出（leukopedesis）。渗出到血管外的白细胞称为炎症细胞。

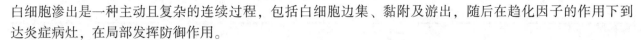

白细胞渗出是一种主动且复杂的连续过程，包括白细胞边集、黏附及游出，随后在趋化因子的作用下到达炎症病灶，在局部发挥防御作用。

1. 白细胞边集和滚动

随着血流变慢和血液成分渗出，白细胞由血管轴流进入边流，称为白细胞边集。随后白细胞在内皮细胞表面滚动，并不时黏附于内皮细胞。

2. 白细胞黏附

白细胞和内皮细胞紧紧黏着，是白细胞从血管中游出的前提。该过程是靠细胞表面的黏附分子相互识别、相互作用来完成的。

3. 白细胞游出

白细胞穿过血管壁进入周围组织的过程，称为白细胞游出。首先白细胞在内皮细胞连接处伸出伪足，整个白细胞以阿米巴运动的形式从内皮细胞缝隙中逸出，到达内皮细胞和基底膜之间，最后穿过基底膜到达血管外。一个白细胞常需 2~12 分钟才能完全通过血管壁。

炎症的不同阶段游出的白细胞的种类有所不同。在急性炎症的早期（24 小时内）中性粒细胞首先游出，24~48 小时内则以单核细胞浸润为主。此外，致炎因子不同，渗出的白细胞也不同。化脓性细菌感染以中性粒细胞浸润为主，病毒感染以淋巴细胞浸润为主，过敏反应则以嗜酸性粒细胞浸润为主。

4. 趋化作用（chemotaxis）

趋化作用是指白细胞向着化学刺激物定向移动，移动的速度为每分钟 5~20 μm。这些具有吸引白细胞定向移动的化学刺激物称为趋化因子。趋化因子具有特异性，不同的趋化因子吸引不同的白细胞。不同的炎症细胞对趋化因子的反应不同，中性粒细胞和单核细胞对趋化因子反应明显，而淋巴细胞反应较弱。

5. 白细胞在局部的作用（phagocytosis）

渗出的白细胞在炎症病灶局部主要发挥吞噬和免疫作用。

（1）吞噬作用（phagocytosis）　是指白细胞游出到炎症病灶，吞噬病原体和组织碎片的过程。吞噬作用是除了白细胞通过释放溶酶体酶杀伤病原体之外的另一种杀伤病原体的途径。具有吞噬作用的细胞主要为中性粒细胞和巨噬细胞。吞噬过程包括识别和附着、吞入、杀伤和降解三个阶段。

（2）免疫作用　发挥免疫作用的细胞主要为巨噬细胞、淋巴细胞和浆细胞。抗原进入机体后，巨噬细胞将其吞噬处理，并将抗原信息呈递给 T 细胞和 B 细胞。致敏的 T 细胞释放淋巴因子，B 细胞产生抗体，分别发挥细胞免疫和体液免疫作用。

（3）组织损伤作用　白细胞在化学趋化、激活和吞噬过程中可释放溶酶体酶、活性氧代谢产物、炎症介质及组织损伤因子，这些产物可引起内皮细胞和组织损伤，加重原始致炎因子的损伤作用。

不同的炎症细胞的功能不同，总结于表 11-2。

表 11-2 常见各类炎症细胞及其功能与临床意义

类别	来源	功能	临床意义
嗜中性粒细胞	血液	运动活跃，吞噬能力强，能吞噬细菌、组织碎片、抗原抗体复合物，崩解后释放蛋白溶解酶，释放内源性致热原	见于急性炎症、炎症早期
单核细胞及巨噬细胞	血液及单核巨噬细胞系统	运动及吞噬能力很强，能吞噬非化脓性球菌、较大组织碎片、异物，转变为类上皮细胞、多核巨细胞等，参与特异性免疫，释放内源性致热原	见于急性炎症后期、慢性炎症、非化脓性炎症（结核、伤寒等）及病毒和寄生虫感染
嗜酸性粒细胞	血液	吞噬抗原抗体复合物及组织胺	见于寄生虫感染和变态反应性炎症

续表

类别	来源	功能	临床意义
淋巴细胞及浆细胞	血液及淋巴组织	T 细胞参与细胞免疫，致敏后产生淋巴因子，杀伤靶细胞；B 淋巴细胞在抗原刺激下转变为浆细胞，产生抗体，参与体液免疫	见于慢性炎症
嗜碱性粒细胞	血液	释放组胺、5-HT、肝素	参与变态反应性炎症

（四）炎症介质在炎症过程中的作用

某些致炎因子可直接引起机体局部的炎症反应，但多数急性炎症反应主要是通过一系列化学因子的作用而实现的。这些参与并诱导炎症反应的具有生物活性的化学因子称为炎症介质（inflammatory mediator）。炎症介质种类繁多，可来自细胞和血浆，其中以细胞释放的炎症介质最重要。

炎症介质在炎症中的作用

1. 细胞释放的炎症介质

（1）血管活性胺　包括组胺和 5-羟色胺（5-hydroxytryptamine，5-HT）。组胺主要存在于肥大细胞和嗜碱性粒细胞的颗粒中，也存在于血小板内。其主要作用是使细动脉扩张和细静脉通透性增加。5-HT 主要存在于血小板，其作用与组胺相似。

（2）花生四烯酸代谢产物　花生四烯酸（arachidonic acid，AA）广泛存在于体内多种器官的细胞内，并以脂化的方式与细胞的膜磷脂结合。在致炎因子的作用下，AA 通过环氧化酶或脂质氧化酶途径分别生成前列腺素（prostaglandin，PG）、白细胞三烯（leukotriene，LT）和脂质素（lipoxin，LX）。PG 具有使血管扩张、通透性增加及致热和致痛等作用。LT 可使血管收缩、支气管痉挛以及血管通透性增加，并对中性粒细胞具有趋化作用。LX 是一种新的 AA 活性代谢产物，具有促进和抑制炎症反应的双重作用，可能是 LT 活动的负调节因子。临床上应用的抗炎药如阿司匹林、吲哚美辛和类固醇激素等有抑制 AA 代谢的作用，从而减轻炎症反应。

（3）白细胞产物　中性粒细胞和单核细胞被致炎因子激活后，可释放氧自由基和溶酶体酶，促进炎症反应和破坏组织，成为炎症介质。其作用包括：①损伤血管内皮细胞，使血管通透性增加；②灭活抗蛋白酶系统（如 α_1-抗胰蛋白酶），导致蛋白酶活性增加，破坏细胞外成分，如弹力纤维；③损伤红细胞或其他实质细胞；④溶酶体酶可破坏和溶解各种细胞成分，导致组织严重坏死、溶解。

（4）细胞因子（cytokine）　主要由激活的淋巴细胞和单核细胞产生，包括 IL、TNF、IFN、集落刺激因子等。其可调节其他类型细胞的功能，在介导炎症反应中亦有重要功能：①对炎症细胞有趋化作用；②可杀伤带特异性抗原的靶细胞，引起组织损伤。

（5）一氧化氮（NO）　主要来自内皮细胞、巨噬细胞和一些特定的神经细胞。NO 主要作用于血管平滑肌使血管扩张，抑制血小板黏着和聚集，抑制肥大细胞引起的炎症反应，调节控制白细胞向炎症病灶集中。细胞内高浓度 NO 可限制细菌、寄生虫生长繁殖和病毒复制。

（6）血小板激活因子（platelet activating factor，PAF）　由嗜碱性粒细胞、血小板、中性粒细胞、单核巨噬细胞和血管内皮细胞产生。其作用包括：①激活血小板；②引起血管、支气管收缩；③使血管扩张和小静脉通透性增加；④趋化作用。

（7）神经肽　P 物质可传导疼痛，引起血管扩张和血管通透性增加。

2. 血浆中的炎症介质

血浆中存在着三种相互关联的系统：激肽系统、补体系统、凝血系统和纤溶系统，它们是重要的炎症介质。

（1）激肽系统　激肽系统激活的最终产物是缓激肽，后者可引起小血管扩张、血管通透性增加，使血管以外的平滑肌收缩及具有致痛作用。

（2）补体系统 补体是抵抗病原微生物的重要因子，可使血管通透性增加，具有化学趋化作用和调理素作用。补体系统在血浆中以非激活的形式存在。激活的补体中 C3a 和 C5a 是最重要的炎症介质。其作用包括：①使血管扩张，血管通透性增加；②对中性粒细胞和单核细胞有强烈的趋化作用；③增强中性粒细胞和单核细胞的吞噬活性；④杀伤细菌等生物学功能。

（3）凝血系统 主要是由凝血酶、活化的凝血因子 X（X a）发挥炎症介质的作用。其主要作用有：①使血管通透性升高；②对白细胞有趋化作用；③可激活激肽系统和补体系统。

（4）纤溶系统 纤溶系统激活后产生的纤维蛋白降解产物也能使血管通透性增加，且具有白细胞趋化作用。

主要炎症介质及其作用总结于表 11-3。

表 11-3 主要炎症介质及其作用

功能	炎症介质种类
血管扩张	组胺、5-HT、缓激肽、PGE_2、PGD_2、PGF_2、NO
血管通透性增加	组胺、5-HT、缓激肽、C3a、C5a、LTD_4、LTC_4、LTE_4、PAF、活性氧化代谢物、P 物质
白细胞趋化作用	C5a、LTB_4、细菌代谢产物、细胞因子（IL-8、TNF 等）
发热	PG、细胞因子（IL-1、IL-6、TNF 等）
致痛	PGE_2、缓激肽
组织损伤	氧自由基、溶酶体酶、NO

三、增生

炎症增生（inflammatory proliferation）包括实质细胞和间质细胞的增生。实质细胞的增生如慢性肝炎中肝细胞的增生。间质细胞的增生包括巨噬细胞、血管内皮细胞和成纤维细胞的增生。成纤维细胞增生可产生大量胶原纤维，易形成炎症局部纤维化。通常增生在急性炎症后期或慢性炎症中较明显，但少数疾病在炎症初期即可见明显增生，如伤寒初期即有大量巨噬细胞增生。

炎症增生也是一种重要的防御反应，具有限制炎症扩散和修复损伤组织的作用。但过度的纤维组织增生对机体会产生不利影响，如患慢性病毒性肝炎时，间质纤维组织过度增生可引起肝硬化。

第三节 炎症的局部表现和全身反应

炎症有哪些反应？

一、炎症的局部表现

炎症的局部表现包括红、肿、热、痛和功能障碍。

1. 红

炎症早期由于动脉性充血，局部血液中氧合血红蛋白增多，故呈鲜红色。随着炎症发展，血流变慢，发生静脉性充血，局部血液中还原血红蛋白增多而呈暗红色。

2. 肿

主要由炎性充血、水肿和渗出所致。在慢性炎症和炎症后期主要与局部组织和细胞的增生有关。

3. 热

主要由炎症时动脉性充血及分解代谢增强、产热增多所致。

4. 痛

前列腺素、5-HT 和缓激肽等炎症介质具有致痛作用，渗出物压迫和刺激神经末梢也可引起疼痛。

5. 功能障碍

主要由：①在炎症过程中组织细胞变性、坏死或组织结构被破坏引起功能障碍；②炎症时局部组织肿胀或渗出物压迫引起功能障碍；③疼痛引起的保护性反应导致功能障碍。

二、炎症的全身反应

1. 发热

发热是下丘脑的体温调节中枢受内、外源性致热原刺激的结果。一定程度的发热可促进抗体形成，增强单核巨噬细胞系统功能，加强肝脏解毒功能，有一定的防御意义。但长期或过高发热，则可导致各系统，特别是中枢神经系统功能紊乱。

2. 白细胞计数增加

末梢血白细胞计数增加是炎症反应的常见表现，特别在细菌感染引起的炎症时更是如此。白细胞计数增加主要是由于 IL-1 和 TNF 引起白细胞从骨髓储存库加速释放，而且相对不成熟的杆状核中性粒细胞所占比例增加，称为"核左移"。多数细菌感染引起中性粒细胞增多；慢性炎症和一些病毒感染时以淋巴细胞增多为主；寄生虫感染和过敏反应，以嗜酸性粒细胞增多为主。但多数病毒、立克次体和原虫感染，甚至极少数细菌（如伤寒杆菌）感染，引起末梢血白细胞计数减少。临床上常通过检查白细胞总数和分类计数来辅助诊断疾病。

3. 单核巨噬细胞系统增生

临床上表现为肝、脾及局部淋巴结肿大。单核巨噬细胞系统激活是慢性炎症的一个重要特征，该系统细胞增生、功能增强，有利于吞噬消灭病原体和崩解坏死组织。

4. 实质器官病变

炎症严重时，心、肝和肾等器官的实质细胞常发生不同程度的变性、坏死，以致器官功能障碍。

第四节 炎症的类型

炎症依其病程长短和起病缓急分为两大类：急性炎症（acute inflammation）和慢性炎症（chronic inflammation）。急性炎症反应迅速，持续时间短，常常仅几天，一般不超过一个月，局部病变常以渗出性病变为主，炎症细胞浸润以中性粒细胞为主。慢性炎症持续时间长，病程为数月到数年，局部病变常以增生为主，炎症病灶内以淋巴细胞和巨噬细胞浸润为主。

一、急性炎症

在急性炎症过程中，血流动力学改变、血管通透性增加和白细胞渗出这三种变化非常明显，目的是将抵抗病原微生物的两种主要成分（即白细胞和抗体）运送到炎症

急性炎症的血管反应

病灶。急性炎症病灶内常有大量渗出物，根据渗出物成分的不同，急性炎症可分为浆液性炎、纤维蛋白性炎、化脓性炎和出血性炎。

（一）浆液性炎（serous inflammation）

浆液性炎以浆液渗出为主要特征。浆液性渗出物以血浆成分为主，含有 3%~5% 的蛋白质（主要为白蛋白），同时混有少量纤维素和中性粒细胞。浆液性炎常发生于浆膜、黏膜和疏松结缔组织。如皮肤Ⅱ度烫伤引起的水疱、感冒初期的清鼻涕、口周疱疹及关节炎引起的关节腔积液，胸、腹膜炎引起的浆膜腔积液等。浆液性炎一般较轻，容易吸收、消退。但浆液性渗出物过多也会产生不利影响，甚至导致严重后果。如喉头浆液性炎造成的喉头水肿可引起窒息，胸膜和心包腔大量浆液渗出可影响心肺功能。

（二）纤维蛋白性炎（fibrinous inflammation）

纤维蛋白性炎以纤维蛋白原渗出为主，继而形成纤维蛋白的炎症。在 HE 染色中，纤维蛋白呈红染、相互交织的网状、条状或颗粒状，常混有中性粒细胞和坏死的细胞碎片。纤维蛋白原大量渗出说明血管壁损伤严重，通透性明显增加。多由毒力强的白喉棒状杆菌、痢疾杆菌、肺炎球菌等的毒素或毒性物质（如汞中毒的汞、尿毒症的尿素）等引起。纤维蛋白性炎常发生于黏膜、浆膜和肺组织。

1. 黏膜的纤维蛋白性炎

渗出的纤维蛋白原、坏死组织和中性粒细胞共同形成一灰白色的伪膜，又称伪膜性炎。常见于白喉和细菌性痢疾。白喉的伪膜性炎若发生于咽部不易脱落，则称为固膜性炎；若发生于气管较易脱落，则称为浮膜性炎，可引起窒息（图 11-2）。

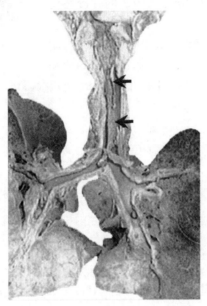

图 11-2　气管白喉（箭头示伪膜）

2. 浆膜的纤维蛋白性炎

常见于胸腔和心包腔。如风湿性心外膜炎，渗出的纤维蛋白原随心脏搏动形成绒毛状物覆盖于心脏表面，称"绒毛心"。如果渗出的纤维蛋白原不能被完全吸收，就会发生机化而引起粘连。

3. 肺的纤维素蛋白炎

肺泡腔内充满大量纤维蛋白原，还可见大量中性粒细胞，常见于大叶性肺炎。渗出的纤维蛋白原若不能被完全溶解吸收，则由肉芽组织取代而形成肺肉质变。

（三）化脓性炎（purulent inflammation）

化脓性炎是以中性粒细胞渗出为主，并伴有不同程度的组织坏死和脓液形成的炎症。化脓性炎多由化脓菌（如葡萄球菌、链球菌、大肠杆菌和脑膜炎球菌）感染所致，也可由组织坏死继发感染引起。脓性渗出物称脓液，是一混浊的凝乳状液体，呈灰黄或黄绿色。脓液中的中性粒细胞除极少数仍有吞噬能力外，大多数已发生变性和坏死，称为脓细胞。脓细胞、细菌、坏死组织碎片和少量浆液共同构成脓液。由葡萄球菌引起的化脓性炎，脓液较黏稠，由链球菌引起的化脓性炎，脓液较稀薄。依其病因及发生部位的不同，化脓性炎可分为以下三种类型。

化脓性炎与出血性炎

1. 脓肿（abscess）

脓肿为局限性化脓性炎症，其主要特点是组织发生溶解坏死，形成充满脓液的腔。常发生于皮下和内脏，如肝、肾、肺等。主要由金黄色葡萄球菌引起。金黄色葡萄球菌可产生血浆凝固酶，使渗出的纤维蛋白原转变成纤维素，因而病变较局限。小脓肿可吸收、消散，较大脓肿由于脓液过多，吸收困难，则需要切开排脓或穿刺抽脓。脓腔局部由肉芽组织修复。如果较大脓肿未及时切开引流，就会因脓液过多、脓腔内压力较大而自行溃破。皮肤、黏膜的脓肿向表面溃破形成溃疡；深部脓肿向体表、体腔或自然管道穿破，在组织内形成只有一个开口的病理性盲管，称为窦道（sinus）；深部脓肿向体表、体腔或自然管道穿破，在组织内形成两端相通的管道，称为瘘管（fistula）。如肛瘘即肛周深部的脓肿一端开口于体表皮肤，另一端开口于直肠肠腔内（图11-3）。

疖是毛囊、皮脂腺及其周围组织的脓肿。疖中心部分液化变软后，脓液便可排出。痈是多个疖的融合，在皮下脂肪和筋膜组织中形成多数相互沟通的脓肿，必须及时切开排脓。

2. 蜂窝组织炎（phlegmonous inflammation）

蜂窝组织炎又称蜂窝织炎，是指疏松结缔组织的弥漫性化脓性炎。常发生于皮肤、肌肉和阑尾，主要由溶血性链球菌引起。链球菌能分泌透明质酸酶，可降解结缔组织中的透明质酸；分泌链激酶，可溶解纤维素，因此细菌易通过组织间隙和淋巴管蔓延扩散，表现为组织内大量中性粒细胞弥漫性浸润，与周围组织界限不清。

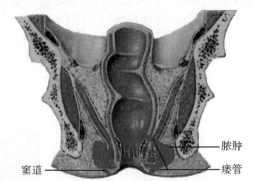

脓肿
窦道
瘘管

图11-3　肛瘘窦道与瘘管模式图

3. 表面化脓和积脓

发生于黏膜和浆膜的化脓性炎称表面化脓。此时中性粒细胞主要向黏膜或浆膜表面渗出，深部组织的中性粒细胞浸润不明显。如化脓性尿道炎和化脓性支气管炎，渗出的脓液可经尿道和支气管排出体外。当化脓性炎发生于浆膜、胆囊和输卵管时，脓液则在浆膜腔、胆囊和输卵管腔内积存，称为积脓（empyema）。

（四）出血性炎（hemorrhagic inflammation）

出血性炎是指炎症病灶内血管损伤严重，渗出物中含有大量红细胞。常见于流行性出血热、鼠疫和钩端螺旋体病等。

上述各型炎症既可单独发生，亦可合并存在，如浆液性纤维蛋白性炎、纤维蛋白性化脓性炎等。在炎症的发展过程中一种炎症可转变成另一种炎症，如浆液性炎可转变成纤维蛋白性炎或化脓性炎。

二、慢性炎症

慢性炎症可发生在急性炎症之后，也可隐匿地逐渐发展。急性炎症反复发作，在发作期间无明显症状，也表现为慢性炎症。慢性炎症发生的原因是：毒力弱的病原微生物持续存在；长期暴露于内源性或外源性毒性因子；对自身组织产生免疫反应，如类风湿性关节炎等。慢性炎症包括一般慢性炎症和慢性肉芽肿性炎两种类型。

（一）一般慢性炎症

一般慢性炎症中活动性炎症、组织破坏和修复反应同时出现。活动性炎症的表现同急性炎症。慢性炎症最重要的特点是：①炎症病灶内以巨噬细胞、淋巴细胞和浆细胞等慢性炎症细胞浸润为主；②成纤维细胞、血管内皮细胞及上皮或实质细胞增生；③主要由炎症细胞引起组织破坏。

慢性炎症时，实质细胞和间质细胞共同增生，可形成炎性息肉或炎性假瘤。

1. 炎性息肉

炎性息肉见于黏膜的慢性炎症。局部被覆的黏膜上皮、腺体和肉芽组织增生，形成带蒂的肿块，突出于黏膜表面，称炎性息肉。常见鼻息肉和子宫颈息肉。

2. 炎性假瘤

炎性假瘤是指炎性增生时形成境界清楚的瘤样肿块。其大体形态和 X 线检查影像都与肿瘤相似，称为炎性假瘤。好发于眼眶和肺。

（二）慢性肉芽肿性炎症（chronic granulomatous inflammation）

慢性肉芽肿性炎症是一种特殊的慢性炎症，以肉芽肿形成为特点。肉芽肿是由以巨噬细胞局部增生为主，形成的境界清楚的结节状病灶。病灶较小，直径一般为 0.5~2.0 mm。

肉芽肿的主要细胞成分是上皮样细胞和多核巨细胞，具有诊断意义。上皮样细胞为激活的巨噬细胞，胞浆丰富，呈淡粉色，略呈颗粒状，胞浆界限不清，核呈圆形或长圆形，染色浅淡，核内有 1~2 个核仁。因其形态与上皮细胞相似，故称上皮样细胞。肉芽肿内的多核巨细胞由上皮样细胞融合而来，细胞核数目可达几十个，甚至几百个。若细胞核排列于细胞的周边呈马蹄形或花环状，则称为 Langhans 巨细胞；若细胞核杂乱无章地分布于细胞内，则称为异物巨细胞。

不同的病因可引起形态不同的肉芽肿，病理学家常可根据肉芽肿形态特点做出病因诊断，如根据典型的结核肉芽肿可诊断结核病。根据致病原因不同，肉芽肿可分为下列两类。

1. 感染性肉芽肿

感染性肉芽肿是由某些病原体（如结核杆菌、伤寒杆菌、梅毒螺旋体、血吸虫等）引起的具有特征性的肉芽肿，其中以结核肉芽肿最为常见。典型的结核肉芽肿中心为干酪样坏死，周围为放射状排列的上皮样细胞，其间散在分布数量不等的 Langhans 巨细胞，再向外为大量淋巴细胞浸润，结节周围还可见纤维结缔组织包绕。

2. 异物肉芽肿

异物肉芽肿是由于异物（如外科缝线、粉尘、木刺、寄生虫虫卵、隆乳术的填充物等）不易被消化，刺激长期存在而形成的慢性炎症。异物肉芽肿的形态特征是以异物为中心，周围为数量不等的巨噬细胞、异物巨细胞和成纤维细胞等，形成一结节状病灶。

第五节 炎症的结局

大多数急性炎症能够痊愈，少数迁延为慢性炎症，极少数可扩散到全身。

一、痊愈

在炎症过程中病因被清除，少量的炎症渗出物和坏死组织被溶解、吸收，通过周围健康细胞的完全性或不完全性再生加以修复。

二、迁延不愈

如果机体抵抗力低下或治疗不及时、不彻底，致炎因子就不能在短期内被清除而持续存在，不断损伤组织，导致炎症过程迁延不愈，可使急性炎症转变成慢性炎症，病情可时轻时重。

三、扩散

少数情况下，由于机体抵抗力低下或病原微生物毒力强、数量多，病原微生物可不断繁殖，并沿组织间隙或脉管系统向周围和全身器官扩散。

（一）局部蔓延

炎症局部的病原微生物可通过组织间隙或自然腔道向周围组织和器官蔓延。如急性膀胱炎可向上蔓延至输尿管或肾盂。

（二）淋巴道蔓延

急性炎症渗出的富含蛋白的炎性水肿液或部分白细胞可通过淋巴管回流至淋巴结，引起淋巴管炎和淋巴结炎。如足部感染时可引起同侧腹股沟淋巴结肿大，在足部感染灶和肿大的腹股沟淋巴结之间出现红线，即为淋巴管炎。病原微生物可进一步通过淋巴循环入血，引起血行蔓延。

（三）血行蔓延

病原微生物及其毒素或毒性产物可直接侵入或随淋巴液回流进入血液循环，引起菌血症、毒血症、败血症和脓毒败血症。

1. 菌血症（bacteremia）

细菌由局部病灶入血，全身无中毒症状，但在血液中可检测到细菌，称为菌血症。一些炎症性疾病早期就有菌血症，如大叶性肺炎、流行性脑脊髓膜炎。此时，肝、脾和骨髓的吞噬细胞可吞噬清除细菌。

2. 毒血症（toxemia）

细菌的毒素或毒性产物被吸收入血，称为毒血症。临床上出现高热、寒战等全身中毒症状，同时伴心、肝和肾等实质细胞的变性、坏死，严重时出现中毒性休克。

3. 败血症（septicemia）

侵入血中的细菌未被清除，反而大量繁殖，并产生毒素，引起全身中毒症状和病理变化，称为败血症。临床上常有高热、寒战，皮肤和黏膜多发性出血点或瘀斑，以及脾脏和全身淋巴结肿大等症状。此时血培养可检测到细菌。

4. 脓毒败血症（septicopyemia）

由化脓菌引起的败血症称为脓毒败血症。患者除有败血症的表现外，血中的细菌菌落随血流到达全身各处并栓塞于毛细血管，在皮肤、软组织及肺、肝、肾和脑等脏器形成多发性栓塞性脓肿。

习题

第十二章 肿 瘤

思维导图

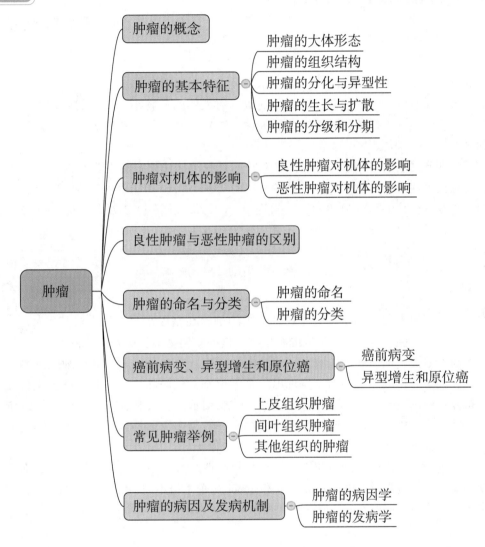

学习目标

1. 掌握：肿瘤、癌前病变（疾病）、非典型增生、原位癌及上皮内瘤变的概念；肿瘤的异型性；肿瘤的生长、扩散和转移；良、恶性肿瘤的区别，癌与肉瘤的区别；肿瘤对机体的影响；肿瘤的命名原则。

2. 熟悉：肿瘤的形态结构特点；常见肿瘤的类型、好发部位、形态特点和生物学特性。

3. 了解：肿瘤的分级和分期；肿瘤发生发展的基本理论，肿瘤发生的分子生物学基础。

4. 能够区分典型的良、恶性肿瘤；能够解释典型良、恶性肿瘤的病变特点及生物学行为。

5. 能够通过观察病理切片，对典型良、恶性肿瘤做出初步病理诊断；能够解释各种肿瘤的常见临床表现。

病例讨论

患者，男性，71岁，20天前出现咳嗽，咳白痰，量少，痰中带血丝而入院。胸部CT显示：右肺上叶近支气管处见一个结节状突起，直径约为6.0 cm，为厚壁空洞影，内侧壁较厚，洞壁欠光滑，周围大片密度增高影，边缘欠佳，纵隔未见肿大淋巴结。行B超引导下肿瘤穿刺活检术，术后病理：右肺非小细胞癌，伴坏死。随后，在全麻下行右全肺根治性切除，加肺门淋巴结清扫，标本送病理检查。

问题：

1. 请问对患者肺组织的病理诊断是什么？

2. 从肿块的形状、数目、大小、颜色、硬度和包膜等一般外观性状描述该患者肿块的大体形态。

3. 有哪些方法可预防此肿瘤的形成？

肿瘤（tumor）是以细胞异常增殖为特点的一大类疾病。肿瘤种类繁多，具有不同的生物学行为和临床表现。生长缓慢，没有侵袭性或侵袭性弱，不播散，对人体的危害小，这样的肿瘤称为良性肿瘤。相反，生长迅速，侵袭性强，易播散，对人体的危害大，这样的肿瘤称为恶性肿瘤。通常所说的癌症泛指所有的恶性肿瘤。

近年来，国际期刊发表的统计数据显示，恶性肿瘤是我国居民死亡的主要原因之一，2016年，我国城市居民和农村居民恶性肿瘤的预期死亡率为109.5/10万和149.0/10万，2015年我国死于恶性肿瘤的预期人数约为281.4万人，其中肺癌61.0万人，胃癌49.8万人，肝癌42.2万人，食管癌35.7万人，结直肠癌19.1万人，胰腺癌7.9万人，乳腺癌7.1万人，脑癌6.1万人，白血病5.3万。

第一节　肿瘤的概念

肿瘤概述与形态结构

肿瘤是在各种致瘤因素的作用下，机体局部组织的细胞在基因水平上失去对其生长的正常调控，导致克隆性异常增生而形成的新生物。这种新生物常表现为局部肿块。

肿瘤性增生与炎症性、损伤修复性增生（非肿瘤性增生）有本质区别。肿瘤细胞一般呈单克隆性增生，不同程度地丧失了分化成熟的能力，表现出异常的形态、代谢和功能。肿瘤细胞生长旺盛，相对无止境，与整个机体不协调，即使致瘤因素已不存在，肿瘤细胞的生长和代谢特点仍可继续维持，肿瘤细胞的这种生物学特征可遗传给子代细胞。非肿瘤性增生一般是多克隆性，增生的组织细胞分化成熟，基本上具有原组织的结构与功能，一旦病因消除，增生即告停止。

肿瘤性增殖常常表现为机体局部的肿块，但某些肿瘤性疾病并不一定形成肿块，而临床上表现为肿块者不一定是肿瘤。一些病理学家强调neoplasm和tumor两个术语不同，tumor泛指临床上表现为"肿块"的病变，而真正的肿瘤称为neoplasm，但在日常工作中两个术语常作为同义词使用。

第二节　肿瘤的基本特征

一、肿瘤的大体形态

受多种因素的影响，肿瘤的形态多种多样，并在一定程度上反映了肿瘤的良、恶性。

1. 肿瘤的数目

肿瘤多为单发，也可先后或同时发生多个肿瘤（多发肿瘤），如子宫多发性平滑肌瘤和神经纤维瘤病等。

2. 肿瘤的大小

肿瘤的大小可有很大差别，与肿瘤的性质、生长时间和发生部位等有关。小者只有几毫米，在显微镜下才能发现，如原位癌；大者有数十厘米，质量可达数千克甚至数十千克，如巨大卵巢囊腺瘤。发生在体表或大的体腔（如腹腔）内的肿瘤，生长空间充裕，体积可以很大；发生在密闭的狭小腔道（如颅腔、椎管）内的肿瘤，生长受限，体积通常较小。生长缓慢、生长时间长的肿瘤，体积可以很大。良性肿瘤生长缓慢，生长时间长，通常比较大；而恶性肿瘤生长速度快，易发生转移和引起患者死亡，常长不大。

3. 肿瘤的形状

肿瘤的形状多种多样，与肿瘤的组织类型、发生部位、生长方式及性质（良、恶性）密切相关。常见的形状有息肉状、菜花状、乳头状、结节状、分叶状、囊状、浸润性包块状、弥漫性肥厚状和溃疡状等（图 12-1）。

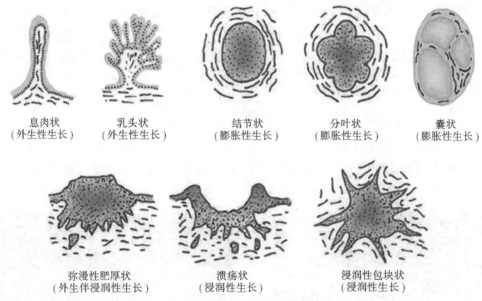

息肉状	乳头状	结节状	分叶状	囊状
（外生性生长）	（外生性生长）	（膨胀性生长）	（膨胀性生长）	（膨胀性生长）

弥漫性肥厚状　　　　溃疡状　　　　浸润性包块状
（外生伴浸润性生长）　（浸润性生长）　（浸润性生长）

图 12-1　肿瘤的形状和生长方式模式图

4. 肿瘤的颜色

与肿瘤的组织来源有关，如血管瘤呈红色，脂肪瘤呈黄色，黑色素瘤则呈黑色或棕褐色。恶性肿瘤的切面多呈灰白色或灰红色。肿瘤发生继发性改变（如变性、出血和坏死）时，其颜色会发生相应改变。

5. 肿瘤的质地

肿瘤的质地取决于肿瘤的组织来源。如脂肪瘤一般比较软，而骨瘤较坚硬。同一来源的肿瘤的硬度取决于实质与间质的比例，间质多而实质少者较硬，反之则较软。

6. 肿瘤与周围组织的关系

良性肿瘤可形成包膜，与周围组织常常分界清楚；恶性肿瘤多向周围组织中浸润性生长致界限不清，也可推挤周围组织形成假包膜。

二、肿瘤的组织结构

肿瘤由实质和间质两部分组成，两者有着密切联系。

1. 肿瘤实质

肿瘤实质即肿瘤细胞，是肿瘤的主要成分，决定着肿瘤的生物学特性。通常根据肿瘤细胞的形态、形成的结构或其产物来判断肿瘤的分化方向，进行组织学分类。

2. 肿瘤间质

肿瘤间质由结缔组织、血管和淋巴管组成。间质成分不具特异性，对肿瘤实质起着支持和营养的作用。通常生长快的肿瘤间质血管多，反之则较少。一般情况下，肿瘤间质内有丰富的淋巴细胞、浆细胞和巨噬细胞等浸润，与机体对肿瘤组织的免疫反应有关，患者预后相对较好。

肿瘤的分化、异型性与命名

三、肿瘤的分化与异型性

肿瘤的分化（differentiation）是指肿瘤组织在形态和功能上与某种正常组织的相似之处，相似的程度称为分化程度（degree of differentiation）。如某个肿瘤的形态与鳞状上皮相似，说明这个肿瘤是向鳞状上皮分化的。一个肿瘤的组织形态和功能比较接近某种正常组织，说明其分化程度高或分化好；若相似性较小，则说明其分化程度低或分化差。如果一个肿瘤缺乏与正常组织的相似之处，则称为未分化（undifferentiated）肿瘤。

肿瘤组织在细胞形态和组织结构上，与相应的正常组织有不同程度的差异，这种差异称为异型性（atypia）。肿瘤异型性的大小反映了肿瘤组织的分化成熟程度。异型性越小，说明肿瘤组织分化成熟程度越高，恶性程度越低；相反，异型性越大，说明肿瘤组织分化成熟程度越低，恶性程度越高。因此，肿瘤异型性的大小是区别肿瘤性增生和非肿瘤性增生，诊断肿瘤良、恶性以及肿瘤恶性程度的主要组织学依据。

（一）肿瘤组织结构的异型性

肿瘤组织在空间排列形式上与相应正常组织间的差异，称为肿瘤组织结构的异型性。良性肿瘤组织结构有不同程度的异型性，如子宫平滑肌瘤，其细胞排列成束状，相互编织，同一束内的细胞排列与正常平滑肌相似，但核有时排列成栅状。恶性肿瘤组织结构的异型性明显，如纤维肉瘤，其瘤细胞很多，胶原纤维很少，细胞排列紊乱，与正常的组织结构相去甚远，有时甚至无法判断其组织来源（图12-2，图12-3）。

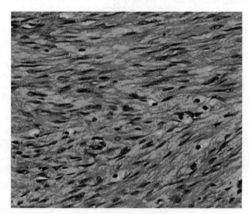
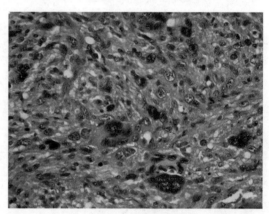

图 12-2 纤维瘤　　　　　　　　　　　　　　图 12-3 纤维肉瘤

（二）肿瘤细胞形态的异型性

良性肿瘤细胞形态异型性较小，与起源的正常细胞相似。恶性肿瘤细胞分化程度低，异型性明显，其特点如下。

1. 肿瘤细胞的多形性

恶性肿瘤细胞一般比相应的正常细胞大，但大小不一、形态各异，并可出现瘤巨细胞，即体积巨大的肿瘤细胞。有些分化很差的肿瘤，其瘤细胞常比相应的正常细胞小，瘤细胞大小也较一致，如小细胞肺癌。

2. 肿瘤细胞核的多形性

表现为：①核体积增大，使核浆比例增大（正常为1∶4~1∶6，恶性肿瘤细胞接近1∶1），核大小不一，形态各异，可出现多核、巨核、双核或奇异形核；②核染色加深，染色质呈粗颗粒状，分布不均，常堆积于核膜下；③核仁肥大，数目增多（2~5个不等）；④核分裂象多见，出现异常的核分裂象

（病理性核分裂），如不对称性核分裂和多极性核分裂（图12-4）。

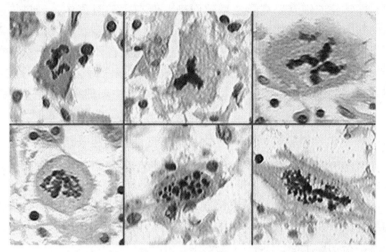

图12-4 恶性肿瘤细胞病理性核分裂示意图

肿瘤的生长与扩散

四、肿瘤的生长与扩散

（一）肿瘤的生长

1. 肿瘤的生长速度

不同肿瘤及肿瘤的不同阶段，其生长速度有极大差异。一般来说，良性肿瘤分化程度高，大部分瘤细胞处于非增殖状态，故生长缓慢。恶性肿瘤分化程度低，生长速度快，短时间内即可形成肿块，且常因血管及营养供应相对不足，发生坏死、出血等继发性改变。如果良性肿瘤在短时间内生长速度突然加快，就要考虑恶性变的可能。影响肿瘤生长速度的因素很多，如肿瘤细胞的倍增时间（doubling time）、生长分数（growth fraction）及肿瘤细胞的生成和死亡比例等。

肿瘤细胞的倍增时间是指细胞分裂繁殖为两个子代细胞所需的时间。多数恶性肿瘤细胞的倍增时间并不比正常细胞快，所以恶性肿瘤生长迅速可能与肿瘤细胞倍增时间缩短无关。

生长分数是指肿瘤细胞群体中处于增殖状态的细胞的比例。恶性肿瘤形成初期，细胞分裂增殖活跃，生长分数高。随着肿瘤的生长，有的肿瘤细胞进入静止期，分裂增殖停止。许多抗肿瘤药物都是通过干扰细胞增殖而起作用的。因此，生长分数高的肿瘤对化学药物治疗敏感。对于生长分数低的肿瘤，在化疗前可以先进行放射治疗或手术，以缩小或大部去除瘤体，此时，残余的静止期肿瘤细胞可再次进入增殖期，从而增加肿瘤对化学治疗的敏感性。

肿瘤细胞的生成和死亡比例是影响肿瘤生长速度的一个重要因素，可能在很大程度上决定着肿瘤是否能持续生长、能以多快的速度生长。肿瘤生长过程中，由于营养供应和机体抗肿瘤反应等因素的影响，有些肿瘤细胞会死亡，且往往以凋亡的形式发生。

2. 肿瘤血管生成

肿瘤直径达到1~2 mm后，若无新生血管生成来提供营养，则不能继续增长。实验显示，肿瘤有诱导血管生成的能力。肿瘤细胞本身及巨噬细胞等炎症细胞能产生血管内皮生长因子（vascular endothelial growth factor，VEGF）等血管生成因子，诱导新生血管的生成。血管内皮细胞和纤维母细胞表面有血管生成因子受体。血管生成因子与其受体结合后，可促进血管内皮细胞分裂和毛细血管生长。因此，抑制肿瘤血管生成有望成为治疗肿瘤的新途径。

3. 肿瘤的演进与异质化

恶性肿瘤生长过程中其侵袭性增加的现象，称为肿瘤的演进（progression），可表现为生长速度加快、浸润周围组织和发生远处转移。肿瘤演进与它获得越来越大的异质性（heterogeneity）有关。恶性肿瘤细胞虽然是从一个发生恶性转化的细胞单克隆性增殖而来，但在生长过程中，经过许多代分裂繁殖产生的子代细胞可出现不同的基因改变或其他大分子的改变，其在生长速度、侵袭能力、对生长信号的反应和对抗癌药的敏感性等方面都可以有差异。此时，这一肿瘤细胞群体不再由完全一样的肿瘤细胞组成，而是具有异质性的肿瘤细胞群体，是具有各自特性的"亚克隆"。在获得这种异质性的肿瘤演进过程中，具有生长优势和较强侵袭能力的细胞压倒了没有生长优势和侵袭能力弱的细胞。

4. 肿瘤的生长方式

（1）膨胀性生长　是多数良性肿瘤的生长方式。由于良性肿瘤生长缓慢，不侵袭周围正常组织，随着肿瘤体积逐渐增大，被周围组织慢慢推开或挤压，使肿瘤呈结节状，有完整包膜，与周围组织界限清楚。位于皮下者临床触诊推之易动，手术易摘除，术后不易复发。

（2）浸润性生长　是大多数恶性肿瘤的生长方式。随着肿瘤组织分裂增生，瘤细胞像树根长入泥土一样侵入周围组织间隙、血管、淋巴管内，并破坏周围组织。肿瘤无包膜，与周围组织界限不清，触诊时固定、不活动。手术不易切除干净，术后易复发。

（3）外生性生长　发生于体表、体腔或自然管道内表面的肿瘤多呈外生性生长，形成乳头状、息肉状或菜花状肿物。良、恶性肿瘤均可呈外生性生长。但恶性肿瘤在外生性生长的同时，其基底部常呈浸润性生长，表面因其生长快、血液供应不足，易发生坏死，坏死组织脱落后形成底部高低不平、边缘隆起的溃疡。

（二）肿瘤的扩散

恶性肿瘤不仅可以在原发部位浸润生长、累及邻近器官或组织，还可以通过多种途径扩散到身体其他部位。这是恶性肿瘤最重要的生物学特点。其扩散方式如下。

1. 直接蔓延（direct spread）

恶性肿瘤细胞常常沿着组织间隙、淋巴管、血管或神经束衣向周围正常组织或器官生长，并破坏其结构，这种现象称为直接蔓延。如晚期子宫颈癌可直接蔓延至膀胱和直肠。

2. 转移（metastasis）

恶性肿瘤细胞从原发部位侵入淋巴管、血管或体腔，迁徙到其他部位，继续生长，形成与原发瘤同样类型的肿瘤，这个过程称为转移。所形成的肿瘤称为转移瘤或继发瘤。发生转移是恶性肿瘤的特点，但并非所有恶性肿瘤都会发生转移。如皮肤基底细胞癌多造成局部破坏，很少发生转移。恶性肿瘤的转移途径主要有以下几种。

（1）淋巴道转移　是癌的主要转移途径。恶性肿瘤细胞侵入淋巴管，随淋巴液首先到达局部淋巴结（如乳腺癌转移到同侧腋窝淋巴结）。肿瘤细胞先聚集于边缘窦，继续增殖并累及整个淋巴结，使淋巴结肿大、质地变硬、切面呈灰白色。肿瘤组织侵出被膜，可使相邻的淋巴结融合成团。局部淋巴结转移后，可继续转移到下一站的淋巴结（图12-5）。最后可经胸导管入血，继发血道转移。

（2）血道转移　是肉瘤的主要转移途径。恶性肿瘤细胞多经毛细血管或静脉入血。侵入血管的肿瘤细胞聚集成团，形成瘤栓。肿瘤细胞的血道转移与血栓栓塞过程相似，即侵入体循环静脉的肿瘤细胞经右心到肺，在肺内形成转移瘤（图12-6）；侵入门静脉系统的肿瘤细胞首先发生肝转移；侵入肺静脉的肿瘤细胞可经左心随主动脉血流到达全身各器官，常转移到脑、骨、肾及肾上腺等处；侵入胸、腰、骨盆静脉的肿瘤细胞可通过吻合支进入脊椎静脉丛，直接转移到脊椎和脑。

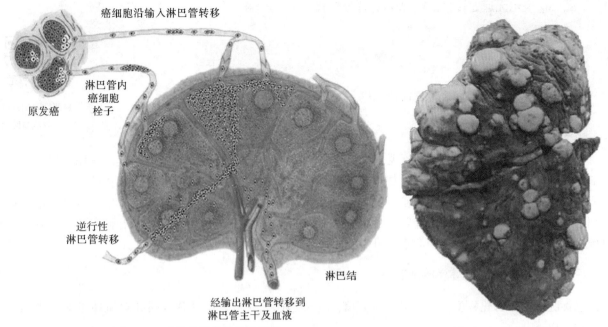

癌细胞沿输入淋巴管转移

淋巴管内
癌细胞
栓子

原发癌

逆行性
淋巴管转移

淋巴结

经输出淋巴管转移到
淋巴管主干及血液

图 12-5 癌的淋巴道转移示意图　　　　　　　图 12-6 肺转移癌

血道转移可累及许多器官，但最常受累的脏器是肺，其次是肝和骨。临床上判断有无血道转移以确定患者的临床分期和治疗方案时，做肺及肝的影像学检查是很有必要的。血道转移瘤的特点是常为多发、边界清楚、散在分布且多位于器官表面。位于器官表面的转移瘤，由于瘤结节中央出血、坏死而下陷，可形成所谓的"癌脐"。

（3）种植性转移　体腔内器官的恶性肿瘤蔓延到器官表面时，瘤细胞可以脱落，像播种一样种植在体腔内各器官的表面，形成多数转移瘤。如晚期胃癌破坏胃壁侵及浆膜后，可种植到大网膜、腹膜和腹腔内器官表面甚至卵巢处。在卵巢可表现为双侧卵巢体积增大，镜下见富于黏液的印戒细胞癌弥漫浸润。这种特殊的卵巢转移性肿瘤称为 Krukenberg 瘤。肿瘤转移到浆膜后常引起浆膜腔血性浆液性积液。临床上对积液进行脱落细胞学检查，有助于肿瘤诊断。瘤细胞浸润也可引起浆膜腔器官粘连。极少数情况下，在施行外科手术时医护人员也可能造成医源性种植性转移。

五、肿瘤的分级和分期

肿瘤的分级和分期一般用于恶性肿瘤，是临床制订治疗方案和估计预后的重要参考。医学上常常使用"五年生存率""十年生存率"等统计指标来衡量肿瘤的恶性行为和对治疗的反应，这些指标与肿瘤的分级和分期有密切的关系。一般来说，肿瘤的分级和分期越高，患者的生存率越低。

1. 分级

恶性肿瘤的分级（grade）是描述其恶性程度的指标。病理学上，根据肿瘤的分化程度、异型性、核分裂象的数目等将恶性肿瘤分为 Ⅰ 、Ⅱ 、Ⅲ 三级。Ⅰ 级为高分化，恶性程度低；Ⅱ 级为中等分化，中度恶性；Ⅲ 级为低分化或未分化，恶性程度高。此分级法简单易行，但易受主观因素影响。

2. 分期

肿瘤的分期（stage）是指恶性肿瘤的生长范围和播散程度。肿瘤体积越大，其生长范围和播散程度越广，患者的预后越差。肿瘤分期有多种方案，其主要原则是根据原发肿瘤的大小、浸润的深度、扩散的范围以及是否有转移等来确定肿瘤发展的程度或早晚期。目前国际上广泛采用 TNM 分期系统。T 指原发瘤的大小或浸润的深度，用 $T_1 \sim T_4$ 表示，Tis 代表原位癌；N 指局部淋巴结受累情况，N_0 表示无淋巴结转移，随淋巴结受累程度和范围的增加，依次用 $N_1 \sim N_3$ 表示；M 指远处转移（通常是血道转移），用 M_0、

M_1 表示，M_0 表示无远处转移，M_1 表示有远处转移。

第三节　肿瘤对机体的影响

良恶性肿瘤对机体
的影响与区别

肿瘤因其良、恶性不同和发展阶段不同，对机体的影响也不同。

一、良性肿瘤对机体的影响

良性肿瘤分化好，生长缓慢，通常对机体影响较小，主要表现为局部压迫和阻塞作用。但生长在重要部位的肿瘤，也可引起严重后果。如生长在颅内或椎管内的良性肿瘤可压迫脑或脊髓，引起颅内高压等相应的神经系统症状。一些内分泌腺的良性肿瘤常因能使某种激素分泌过多而产生全身性影响，如胰岛细胞瘤因胰岛素产生过多而引起阵发性低血糖；肾上腺嗜铬细胞瘤产生去甲肾上腺素而引起阵发性高血压；垂体腺瘤分泌过多的生长激素，可引起巨人症或肢端肥大症。

二、恶性肿瘤对机体的影响

恶性肿瘤由于分化程度低，呈浸润性生长，生长迅速，并可发生转移，因此对机体的影响严重。主要表现为以下几点。

1. 局部压迫和阻塞

如食管癌阻塞食管导致吞咽困难，肺癌导致呼吸困难。

2. 破坏组织器官的结构和功能

如骨肉瘤侵袭破坏正常骨组织，可引起病理性骨折；晚期肝癌破坏肝组织，引起肝功能损害。

3. 出血和感染

恶性肿瘤常因侵袭破坏血管或缺血坏死而发生出血。如鼻咽癌导致鼻出血、肺癌导致咯血、直肠癌出现便血、膀胱癌可发生无痛性血尿等。肿瘤坏死、出血可继发感染，常排出腥臭分泌物，如晚期宫颈癌、阴茎癌等。

4. 疼痛

恶性肿瘤晚期，由于肿瘤局部压迫或侵犯神经，可引起相应部位疼痛。如肝癌时肝被膜神经受压迫而出现的肝区疼痛、鼻咽癌侵犯三叉神经引起的头疼等。肿瘤累及局部神经，可引起顽固性疼痛。

5. 发热

肿瘤代谢物、坏死分解产物或继发感染时均可引起发热。

6. 恶病质

恶病质多见于恶性肿瘤晚期，是指患者机体出现进行性消瘦、乏力、贫血和全身衰竭的状态。恶病质的发生可能与多种因素有关，如恶性肿瘤生长迅速，消耗体内大量营养物质；肿瘤组织坏死分解产物及继发出血、感染、发热等引起机体代谢紊乱；疼痛和不良的心理状态影响患者进食和睡眠；此外，消化道的恶性肿瘤可直接影响进食和消化吸收，因此恶病质出现得早而严重。

7. 副肿瘤综合征（paraneoplastic syndrome）

一些非内分泌腺的肿瘤可产生和分泌激素或激素样物质，这类激素称为异位激素，如促甲状腺激素、促肾上腺皮质激素、胰岛素、生长激素、抗利尿激素等十余种。产生异位激素的肿瘤大多数是恶性肿瘤，其中以癌为多，如小细胞肺癌、胃癌、肝癌、胰腺癌、结肠癌等，有时也可见于肉瘤。由异位激素引起内分泌紊乱而出现的相应临床症状，称为异位激素综合征（ectopic hormone syndrome）。

异位激素综合征属于副肿瘤综合征。肿瘤的产物（如异位激素）或异常免疫反应或其他不明原因，引起患者内分泌、神经、消化、造血、骨关节、皮肤及肾脏等组织系统发生病变，出现相应的临床表现，称为副肿瘤综合征，这些表现不能用肿瘤的直接蔓延或远处转移来解释。需要注意的是，内分泌腺的肿瘤（如垂体腺瘤）产生原内分泌腺固有的激素（如生长激素）导致的病变或临床表现，不属于副肿瘤综合征。

副肿瘤综合征见于少数晚期肿瘤患者，也可以是一些隐匿肿瘤的早期表现。一些肿瘤患者在发现肿瘤之前，先表现出副肿瘤综合征，如果医护人员能够考虑到副肿瘤综合征并进一步搜寻，就有可能及时发现肿瘤。另一方面，已确诊的肿瘤患者出现此类症状时，应考虑到副肿瘤综合征的可能，避免将其误认为由肿瘤转移所致。

第四节　良性肿瘤与恶性肿瘤的区别

良性肿瘤与恶性肿瘤的生物学行为和对机体的影响差别很大，临床上的治疗措施和治疗效果也完全不同（表12-1）。因此，正确区分良、恶性肿瘤，对肿瘤的临床诊断、治疗及预后判断具有重要意义。良性肿瘤一般易于治疗，治疗效果好；恶性肿瘤危害大，治疗措施复杂，效果尚不理想。

表 12-1　良性肿瘤与恶性肿瘤的区别

	良性肿瘤	恶性肿瘤
组织分化程度	分化好，异型性小，核分裂象无或稀少，不见病理性核分裂象	分化差，异型性大
生长速度	缓慢	较快
生长方式	膨胀性或外生性生长	浸润性或外生性生长
继发改变	很少见	常发生出血、坏死、溃疡形成等
转移	不转移	常有转移
复发	很少复发	较多复发
对机体影响	较小，主要为局部压迫或阻塞	较大，可破坏原发部位和转移部位的组织发生坏死、出血、感染、恶病质

需要指出的是，良、恶性肿瘤的区别是相对的，无绝对的界限。如血管瘤为良性肿瘤但无包膜，常呈浸润性生长；而皮肤基底细胞癌虽为恶性肿瘤，却几乎不发生转移；再如甲状腺滤泡状腺癌，细胞分化好，异型性小，但可以浸润和转移。有些肿瘤的组织形态和生物学行为介于良、恶性之间，称交界性肿瘤，如浆液性乳头状。肿瘤的良恶性也并非一成不变，有些良性肿瘤如不及时治疗，可转变为恶性肿瘤；极个别恶性肿瘤（如黑色素瘤），有时由于机体免疫力增强等，可以停止生长甚至自然消退（1/10 万）。

第五节　肿瘤的命名与分类

一、肿瘤的命名

人体的任何部位、组织和器官几乎都可以发生肿瘤，因此肿瘤种类繁多，命名也较复杂。一般根据其组织或细胞类型及生物学行为来命名。

（一）良性肿瘤的命名

一般原则是在肿瘤组织或细胞类型的名称之后加一个"瘤"字，如脂肪组织的良性肿瘤，称为脂肪瘤；腺上皮的良性肿瘤，称为腺瘤。有时还结合肿瘤的形态特点命名，如腺瘤呈乳头状生长并有囊腔形成者称为乳头状囊腺瘤。

（二）恶性肿瘤的命名

根据肿瘤组织或细胞类型不同，可将恶性肿瘤分为癌和肉瘤，一般所称的癌症系泛指所有恶性肿瘤。

1. 癌（carcinoma）

上皮组织的恶性肿瘤统称为癌。这些肿瘤表现出向某种上皮分化的特点，其命名原则是在上皮名称之后加一个"癌"字，如鳞状上皮的恶性肿瘤，称为鳞状细胞癌，简称鳞癌；腺上皮的恶性肿瘤，称为腺癌。有些癌不止有一种上皮分化，例如，肺的腺鳞癌同时具有腺癌和鳞状细胞癌的成分。未分化癌（undifferentiated carcinoma）是指形态或免疫表型可以确定为癌，但缺乏特定上皮分化特征的癌。

2. 肉瘤（sarcoma）

间叶组织的恶性肿瘤统称为肉瘤。这些肿瘤表现出向某种间叶组织分化的特点。间叶组织包括纤维结缔组织、脂肪、血管、肌肉、淋巴管、骨、软骨及滑膜组织等，其命名原则是在间叶组织名称之后加"肉瘤"二字，如平滑肌肉瘤、骨肉瘤。未分化肉瘤（undifferentiated sarcoma）是指形态或免疫表型可以确定为肉瘤，但缺乏特定间叶组织分化特征。

如果一个肿瘤既有癌的成分又有肉瘤的成分，则称为癌肉瘤（carcinosarcoma）。

（三）肿瘤的其他命名

由于历史原因，少数肿瘤命名已经约定俗成，不按上述原则进行。①有些肿瘤的形态类似发育过程中的某种幼稚组织或细胞，称为"母细胞瘤"，恶性者如髓母细胞瘤、神经母细胞瘤和肾母细胞瘤；良性者如软骨母细胞瘤、骨母细胞瘤等。②有些恶性肿瘤因成分复杂或沿袭传统习惯，在肿瘤名称前加"恶性"二字，如恶性畸胎瘤、恶性淋巴瘤、恶性黑色素瘤等；在临床上恶性淋巴瘤、恶性黑色素瘤有时省去恶性二字，但依然是恶性。③有些恶性肿瘤冠以人名，如尤因（Ewing）肉瘤、霍奇金（Hodgkin）淋巴瘤；④还有些恶性肿瘤采用习惯名称，如精原细胞瘤、白血病、蕈样肉芽肿等；⑤瘤病多用于多发性良性肿瘤，如多发性神经纤维瘤病、脂肪瘤病等。

二、肿瘤的分类

根据肿瘤的组织细胞类型和生物学行为，可将肿瘤分为上皮组织肿瘤、间叶组织肿瘤、淋巴造血组织肿瘤、神经组织肿瘤等类型，每一类型又根据肿瘤的生物学特性不同，分为良性肿瘤和恶性肿瘤（表12-2）。

表 12-2 肿瘤分类举例

	良性肿瘤	恶性肿瘤
上皮组织		
鳞状细胞	鳞状细胞乳头状瘤	鳞状细胞癌
基底细胞		基底细胞癌
移行细胞	尿路上皮乳头状瘤	尿路上皮癌
腺上皮细胞	腺瘤	腺癌
间叶组织		
纤维组织	纤维瘤	纤维肉瘤
脂肪组织	脂肪瘤	脂肪肉瘤
平滑肌	平滑肌瘤	平滑肌肉瘤
横纹肌	横纹肌瘤	横纹肌肉瘤

续表

	良性肿瘤	恶性肿瘤
血管	血管瘤	血管肉瘤
淋巴管	淋巴管瘤	淋巴管肉瘤
骨组织	骨瘤	骨肉瘤
软骨组织	软骨瘤	软骨肉瘤
滑膜	滑膜瘤	滑膜肉瘤
间皮	间皮瘤	恶性间皮瘤
淋巴造血组织		
淋巴组织		淋巴瘤
造血组织		白血病
神经组织和脑脊膜		
神经鞘	神经鞘瘤	恶性神经鞘瘤
胶质细胞	胶质瘤	恶性胶质瘤
脑膜	脑膜瘤	恶性脑膜瘤
神经细胞	节细胞神经瘤	神经母细胞瘤、髓母细胞瘤
其他组织		
黑色素细胞		黑色素瘤
胎盘滋养叶细胞	葡萄胎	恶性葡萄胎、绒毛膜上皮癌
生殖细胞		精原细胞瘤、无性细胞瘤、胚胎性癌
性腺或胚胎剩件中的全能细胞	成熟畸胎瘤	不成熟；恶性畸胎瘤

第六节　癌前病变、异型增生和原位癌

一、癌前病变（precancerous lesion）

癌前病变与上皮组织肿瘤

癌前病变（precancerous lesion）可以是获得性的或者是遗传性的，是指某些具有癌变潜在可能性的病变，如长期存在即有可能转变为癌。应该注意的是，癌前病变并不一定会发展为恶性肿瘤。从癌前病变发展为癌，可经过很长时间。在上皮组织，有时可观察到先出现非典型增生，然后发展为上皮内的原位癌，再进一步发展为浸润性癌。正确认识和积极治疗癌前病变对肿瘤的预防具有重要意义。常见的癌前病变有以下几种。

1. 黏膜白斑

黏膜白斑常发生于食管、口腔、外阴、宫颈等处，局部黏膜呈白色斑块。镜下表现为鳞状上皮过度增生和过度角化，并有一定的异型性。

2. 乳腺导管上皮非典型增生

乳腺导管上皮非典型增生常见于 40 岁左右的妇女，由内分泌功能紊乱引起。病变主要为乳腺小叶导管和腺泡上皮细胞增生及导管囊性扩张。导管上皮伴有不典型增生者易发生癌变。其发展为浸润性乳腺癌的相对危险度为普通女性的 4~5 倍。

3. 结肠多发性息肉病

结肠多发性息肉病是常染色体显性遗传性疾病，成年后 100% 发生癌变。

4. 慢性萎缩性胃炎及胃溃疡

慢性萎缩性胃炎时，胃黏膜腺体常有肠上皮化生，久治不愈者可发生癌变；慢性胃溃疡边缘的黏膜因长期受刺激而不断增生，也有可能发生癌变。

5. 皮肤慢性溃疡

经久不愈的皮肤溃疡和瘘管，由于长期慢性炎症刺激，鳞状上皮细胞增生和非典型增生，可进一步发展为癌。

6. 慢性溃疡性结肠炎

慢性溃疡性结肠炎是一种炎性肠病。在反复发生溃疡和黏膜增生的基础上可发生结肠癌。

二、异型增生和原位癌

异型增生（dysplasia）又称非典型增生，是指细胞增生并出现一定程度的异型性，但还不足以诊断为肿瘤。这个术语多用于上皮的病变，包括被覆上皮（如鳞状上皮和尿路上皮）和腺上皮（如乳腺导管上皮、子宫内膜腺上皮）。非典型增生是癌前病变的组织学改变，表现为细胞大小不一，形态多样，核大深染，核浆比增大，核分裂象增多，细胞排列紊乱，极向消失。由于在修复、炎症等情况下，也可以出现非典型增生，因此，近年来学术界倾向于使用异型增生这一术语来描述与肿瘤形成相关的非典型增生。

根据病变累及范围和异型性大小，异型增生分为轻度、中度、重度三级。以被覆上皮为例，其异型性较小，异型细胞累及上皮层的下 1/3 为轻度；异型细胞累及上皮层的下 1/3~2/3 为中度；增生的异型细胞超过全层的 2/3，但尚未累及上皮全层的为重度。轻度异型增生时病因消除即可恢复正常，而中度、重度则较难逆转。

原位癌（carcinoma in situ）一词通常用于上皮的病变，是指异型增生的细胞在形态和生物学特性上与癌细胞相同，并累及上皮的全层，但没有突破基底膜向下浸润，有时也称为上皮内癌（intraepithelial carcinoma）。原位癌常见于鳞状上皮或尿路上皮，也可见于发生鳞状上皮化生的黏膜上皮，如食管或宫颈的原位癌。乳腺导管上皮细胞发生癌变而未侵破基底膜向间质浸润者，称为导管原位癌或导管内癌。原位癌是一种早期癌，如果早期发现、积极治疗，可防止其发展为浸润癌，从而提高治愈率。肿瘤防治的一个重要工作是建立早期发现原位癌的技术方法。

目前，较多使用上皮内瘤变（intraepithelial neoplasia）这一概念来描述上皮细胞从异型增生到原位癌这一连续的过程，将轻度异型增生称为上皮内瘤变 I 级，中度异型增生称为上皮内瘤变 II 级，重度异型增生和原位癌称为上皮内瘤变 III 级。如宫颈上皮内瘤变（cervical intraepithelial neoplasia，CIN）I 级、II 级和 III 级（CIN I 、CIN II 、CIN III）（图 12-7，图 12-8）。将重度异型增生和原位癌统称为上皮内瘤变 III 级，主要是因为重度异型增生和原位癌二者实际上难以截然划分，而且临床处理原则基本一致。

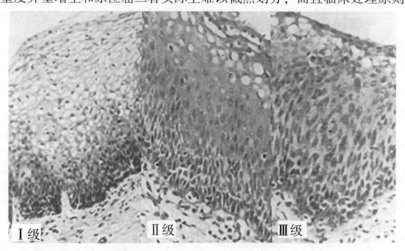

图 12-7　宫颈上皮内瘤变（CIN）I 、II 、III 级

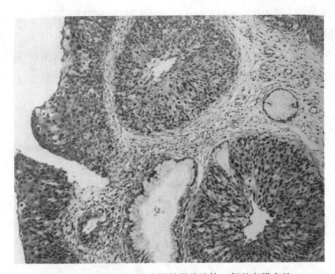

异型细胞占据宫颈上皮全层并累及腺体，但基底膜完整。

图 12-8　宫颈原位癌累及腺体（CIN Ⅲ级）

第七节　常见肿瘤举例

一、上皮组织肿瘤

（一）上皮组织良性肿瘤

1. 乳头状瘤（papilloma）

乳头状瘤是被覆上皮的良性肿瘤。肿瘤向表面呈外生性生长，形成许多手指样或乳头状突起。肿瘤根部形成一细蒂与正常组织相连。镜下见，乳头中心为含有血管和结缔组织的间质，表面被覆增生的上皮。因肿瘤发生部位不同，其被覆上皮各异，可为鳞状上皮、柱状上皮或移行上皮。其中发生在阴茎、外耳道、膀胱的乳头状瘤较易发生恶变。

2. 腺瘤（adenoma）

腺瘤是腺上皮的良性肿瘤。常见于甲状腺、乳腺、胃肠道、唾液腺、卵巢等处。腺器官内的腺瘤多呈膨胀性生长，形成结节状肿块，有完整包膜。黏膜表面的腺瘤多呈外生性生长，形成息肉状突起。镜下见，腺瘤的腺体与相应的正常腺体结构相似，并具有一定的分泌功能。但是腺瘤的腺体大小不一、形态不规则、排列较密集，无导管结构，腺腔可扩大并融合形成囊腔。根据腺瘤的组成成分或形态特点，可将腺瘤分为管状腺瘤、囊腺瘤、纤维腺瘤、多形性腺瘤和腺瘤性息肉等类型。

（二）上皮组织恶性肿瘤

癌是人类最常见的恶性肿瘤。在 40 岁以上的人群中，癌的发生率显著增加。癌多呈浸润性、外生性生长。切面常为灰白色，较干燥，质较硬。镜下见，癌细胞可呈腺泡状、巢状或条索状排列，与间质分界一般较清楚。少数分化程度低的癌在间质内呈弥漫性浸润性生长，与间质分界不清。癌巢周围网状纤维染色阳性；免疫组织化学染色，癌细胞表达上皮标记，如角蛋白。

1. 鳞状细胞癌（squamous cell carcinoma）

鳞状细胞癌简称鳞癌，常发生于食管、口腔、皮肤、外阴、宫颈、阴茎等被覆鳞状上皮的部位，但也可见于胆囊、支气管、肾盂等黏膜发生鳞状上皮化生的部位。肉眼观，癌组织常呈菜花状，表面可因坏死而形成溃疡。癌组织同时向深层呈浸润性生长，与周围组织界限不清。切面为灰白色，较干燥，质较硬。镜下见，分化好的鳞癌癌巢中，细胞间可见细胞间桥，在癌巢的中央可见层状排列的角化物，称为角化珠（keratin pearl）或癌珠（图12-9）；中等分化的鳞癌，有细胞角化现象，但无角化珠形成，可见细胞间桥；分化差的鳞癌，癌细胞异型性明显并见较多病理性核分裂象，无细胞角化现象及角化珠形成，细胞间桥少或无。

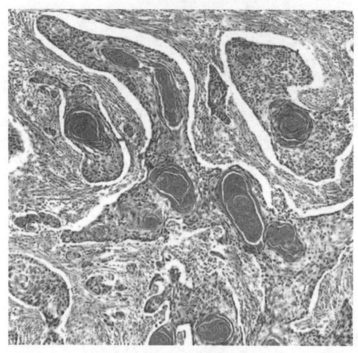

图 12-9　高分化鳞状细胞癌

2. 基底细胞癌（basal cell carcinoma）

基底细胞癌多见于老年人面部，如眼睑、颊及鼻翼等处。由表皮原始上皮芽或基底细胞发生。癌巢主要由基底细胞样癌细胞构成，局部呈浸润性生长，表面常形成溃疡，但生长缓慢，几乎不发生转移，对放射治疗很敏感，临床上呈低度恶性经过，预后较好。

3. 尿路上皮癌（urothelial carcinoma）

尿路上皮癌发生于肾盂、膀胱、输尿管等部位。肿物多呈乳头状，可破溃形成溃疡或广泛浸润于深部组织。镜下见，癌细胞似移行上皮，呈多层排列，异型性明显。

4. 腺癌（adenocarcinoma）

腺癌是腺上皮的恶性肿瘤。根据形态结构和分化程度可分为三种类型：①管状腺癌，多见于胃肠道、胆囊、子宫体及甲状腺等处。癌细胞分化好，形成腺腔样结构，但腺体大小不等，形状不一，排列不规则。癌细胞异型性明显，常不规则地排列成多层。②实性癌，又称单纯癌。属低分化腺癌，恶性程度较高，多见于乳腺，少数可发生于胃及甲状腺。癌细胞异型性高，形成实体癌巢，无腺腔样结构。有的癌巢小而少，间质多，质地硬，称为硬癌。有的癌巢较大较多，间质较少，质软如脑髓，称为髓样癌。③黏液癌，又称胶样癌。常见于胃和大肠。癌细胞可分泌黏液，镜下见黏液聚集在癌细胞内，将核推向一侧，使细胞呈印戒状，称为印戒细胞。黏液也可堆积在腺腔内，腺体崩解可形成黏液湖。肉眼见癌组织呈灰白色、湿润、半透明，似胶冻样。以印戒细胞为主要成分的癌，称为印戒细胞癌，其早期即可有广泛浸润和转移，预后不佳。

二、间叶组织肿瘤

间叶组织肿瘤的种类很多，如脂肪组织、平滑肌、横纹肌、血管、淋巴管、纤维组织、骨组织等的肿瘤。

（一）间叶组织良性肿瘤

1. 纤维瘤（fibroma）

纤维瘤是纤维组织的良性肿瘤，常见于四肢及躯干皮下。肿瘤呈结节状，有完整包膜，切面呈灰白色，可见编织状条纹，质地韧硬。镜下见，肿瘤主要由分化良好的纤维细胞和丰富的胶原纤维组成，它们排列成束，互相编织。间质为少量血管和疏松结缔组织。纤维瘤生长缓慢，手术摘除后不易复发。

2. 脂肪瘤（lipoma）

脂肪瘤是最常见的良性肿瘤。好发于背、肩、颈及四肢近端皮下组织。外观常呈分叶状，有包膜，质软，切面呈淡黄色。镜下见，脂肪瘤与正常脂肪组织极为相似，其区别仅在于脂肪瘤有包膜及纤维组织间隔。脂肪瘤很少恶变，手术易摘除，不易复发。

3. 脉管瘤

脉管瘤包括血管瘤及淋巴管瘤，以血管瘤较多见。常见于儿童的皮肤、唇、舌、肝脏等处，多为先天性，一般随身体发育而长大，成年后一般停止发展，甚至可以自然消退。

（1）血管瘤（hemangioma） 在皮肤或黏膜可呈突起的鲜红肿块，或呈紫红或暗红色斑块，压之褪色，无包膜，边界不规则如地图状，呈浸润性生长。内脏血管瘤多呈结节状。血管瘤可分为毛细血管瘤（由多数密集的毛细血管构成）、海绵状血管瘤（由扩张的血窦构成）和混合型血管瘤（二者兼有）。

（2）淋巴管瘤（lymphangioma） 由增生的淋巴管构成，内含淋巴液。若淋巴管扩张呈囊性并互相融合，则称为囊状水瘤，多见于小儿。

4. 平滑肌瘤（leiomyoma）

平滑肌瘤多见于子宫，其次为胃肠道。可单发或多发。肿瘤呈球形，境界清楚，切面呈灰白色编织状（图 12-10）。瘤组织由形态较一致的梭形平滑肌细胞构成，细胞排列成束状，互相编织。核呈长杆状，两端钝圆，同一束内的细胞核有时排列成栅状，核分裂象少见（图 12-11）。术后不易复发，预后好。

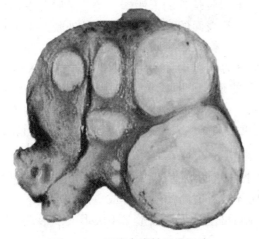

图 12-10 子宫多发性平滑肌瘤

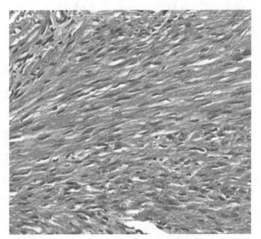

图 12-11 子宫平滑肌瘤

（二）间叶组织恶性肿瘤

间叶组织恶性肿瘤统称为肉瘤，肉瘤较癌少见。有些类型的肉瘤较多见于儿童或青少年，如60%的骨肉瘤见于25岁以下的人群，有些肉瘤则主要发生于中老年人，如脂肪肉瘤。肉瘤体积常较大，切面呈灰红色、质软、湿润，似新鲜的鱼肉状，故称肉瘤，多呈浸润性生长，因生长较快，可挤压周围组织形成假包膜，并易继发出血、坏死、囊性变。镜下见，瘤细胞弥漫分布，不形成细胞巢，与间质分界不清。肉瘤间质结缔组织少，但血管较丰富，故易发生血道转移。肉瘤细胞间网状纤维染色阳性，免疫组织化学染色，肉瘤细胞表达间叶组织的标记，如波形蛋白等。上述特点与癌有所不同（表12-3）。

表 12-3 癌与肉瘤的区别

	癌	肉 瘤
组织来源	上皮组织	间叶组织
发病率	较常见，约为肉瘤的9倍，多见于中、老年人	较少见，多见于青少年
大体特点	质较硬、色灰白、较干燥	质软、色灰红、湿润、呈鱼肉状
组织学特点	癌细胞呈巢状、腺管状或条索状，实质与间质分界清楚，纤维组织没有增生	肉瘤细胞多弥漫分布，实质与间质分界不清，间质内血管丰富，纤维组织少
网状纤维	癌巢周围有网状纤维，但癌细胞间多无网状纤维	肉瘤细胞间有网状纤维，并包绕瘤细胞
免疫组化	上皮细胞性标记物，如角蛋白（keratin）、上皮膜抗原（EMA）等阳性	间充质标记物，如波形蛋白（vimentin）、结蛋白（desmin）阳性
转移	多经淋巴道转移	多经血道转移

常见的肉瘤有以下几种。

1. 横纹肌肉瘤（rhabdomyosarcoma）

横纹肌肉瘤较多见于儿童，主要发生于10岁以下儿童和婴幼儿，少见于成年人。好发于头颈部、泌尿生殖道等，偶见于四肢。肿瘤由不同分化阶段的横纹肌母细胞组成，分化较好的横纹肌母细胞胞质红染，有时可见纵纹和横纹。横纹肌肉瘤的组织学类型有胚胎性横纹肌肉瘤、腺泡状横纹肌肉瘤和多形性横纹肌肉瘤等。恶性程度高，生长迅速，易早期发生血道转移，预后差。

2. 骨肉瘤（osteosarcoma）

骨肉瘤是最常见的骨恶性肿瘤。多见于青少年，好发于四肢长骨的干骺端，尤其是股骨下端、胫骨上端和肱骨上端。肿瘤呈梭形膨大，侵犯破坏骨皮质，掀起其表面的骨外膜。局部骨外膜产生大量新生骨，在肿瘤上下两端的骨皮质和掀起的骨外膜之间形成三角形隆起，X线检查称为Codman三角。由于骨膜被掀起，因此在骨外膜和骨皮质之间可形成与骨表面垂直的放射状反应性新生骨小梁，在X线片上表现为日光放射状阴影。上述两种现象是X线诊断骨肉瘤的重要依据。镜下见，骨肉瘤细胞高度异型性，呈梭形或多边形，可见肿瘤性骨样组织和骨组织形成，这是诊断骨肉瘤的最重要的组织学依据。骨肉瘤内也可见软骨肉瘤和纤维肉瘤样成分。骨肉瘤恶性程度很高，生长迅速，发现时常已有血道转移。

3. 脂肪肉瘤（liposarcoma）

脂肪肉瘤来自原始间叶细胞，起始即具恶性，而非来自脂肪瘤恶变，多见于成人，极少见于青少年，好发于腹膜后及大腿深部软组织。多数肿瘤类似脂肪瘤，有时可呈黏液样或鱼肉样。镜下见，肿瘤由分化程度不等的脂肪细胞和脂肪母细胞构成。脂肪母细胞可呈星形、梭形、小圆形或多形性，胞质内可见大小不等的脂质空泡。

4. 平滑肌肉瘤（leiomyosarcoma）

平滑肌肉瘤较多见于子宫及胃肠。患者多为中老年人。平滑肌肉瘤的瘤细胞有不同程度的异型性，核分裂象的多少对判断其恶性程度有重要意义。恶性程度高者易早期发生血道转移，术后易复发。

5. 纤维肉瘤（fibrosarcoma）

纤维肉瘤不多见，其发生部位同纤维瘤相似。早期肿瘤与周围组织界限较清，但无完整包膜，晚期向周围组织浸润性生长。分化好者瘤细胞多呈梭形，异型性小，生长慢，转移和复发较少见；分化差者异型性明显，生长快，易发生转移及术后复发。

三、其他组织的肿瘤

（一）恶性淋巴瘤（malignant lymphoma）

恶性淋巴瘤又称淋巴瘤，是原发于淋巴结和结外淋巴组织的恶性肿瘤，淋巴瘤占所有恶性肿瘤的3%~4%，起源于T、B淋巴细胞及其前体细胞和NK细胞等。根据瘤细胞形态及组织结构特点可分为霍奇金淋巴瘤和非霍奇金淋巴瘤。临床主要表现为淋巴结无痛性肿大，随病情进展，可逐渐出现发热、消瘦、贫血和局部压迫等症状，可伴有肝、脾肿大。

1. 霍奇金淋巴瘤（Hodgkin lymphoma，HL）

霍奇金淋巴瘤以往称霍奇金病（Hodgkin's disease，HD），占所有淋巴瘤的10%~20%，青少年较多见。最常累及颈部和锁骨上淋巴结，其次为腋窝、腹股沟、纵隔、肺门、腹膜后及主动脉旁淋巴结，晚期可累及脾、肝和骨髓等处。病变从一个或一组淋巴结开始，逐渐向周围淋巴结扩散，受累淋巴结肿大，常相互粘连形成不规则结节状巨大肿块。切面灰白色，质地较硬，有时可见灰黄色坏死区。镜下见，淋巴结正常结构被破坏，瘤组织在以淋巴细胞为主的多种炎症细胞混合浸润的背景下，散在分布不等量的肿瘤细胞，即RS细胞及其变异细胞。RS细胞是诊断霍奇金淋巴瘤的重要形态学标志。典型的RS细胞为双核或多核的瘤巨细胞（图12-12），其胞浆丰富，略呈嗜酸或嗜碱性，核仁肥大，直径与红细胞相当，核仁周围有空晕。最典型的RS细胞的双核面对面对称性排列，形如镜影，又称镜影细胞。现已证实98%以上病例的RS细胞有Ig基因克隆重排，支持RS细胞起源于滤泡中心B细胞的观点。

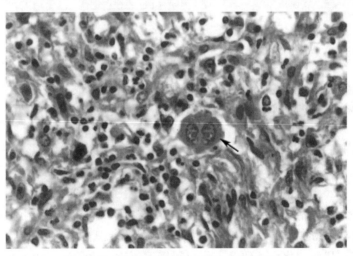

图 12-12　霍奇金淋巴瘤（箭头示镜影细胞）

瘤组织的多种炎症细胞浸润的背景在一定程度上反映了机体抗肿瘤的状态，与淋巴瘤的组织学分型和预后关系密切。WHO将霍奇金淋巴瘤分为经典型霍奇金淋巴瘤和结节性淋巴细胞为主型霍奇金淋巴瘤两大类。经典型霍奇金淋巴瘤又分为结节硬化型、淋巴细胞为主型、混合细胞型和淋巴细胞消减型四个亚型。

2. 非霍奇金淋巴瘤（non-Hodgkin lymphoma，NHL）

非霍奇金淋巴瘤占所有淋巴瘤的80%~90%，多见于40~60岁人群，男性多于女性。其中约三分之二原发于淋巴结（如颈部、纵隔、腋窝、腹股沟及腹腔等处的淋巴结），约三分之一发生于结外淋巴组织（如胃肠道、呼吸道、皮肤、唾液腺、胸腺、泌尿生殖道等处）、脾和骨髓等。与霍奇金淋巴瘤相比，非霍奇金淋巴瘤具有发病部位的随机性或不定性、病理形态学分类的复杂性和临床表现的多样性等特点。在某些情况下，淋巴瘤患者随着病情的进展，可以出现白血病症状。因此，淋巴瘤与淋巴细胞白血病为同一疾病的不同发展阶段，在淋巴瘤的分类中包括了淋巴细胞白血病。WHO（2000）对非霍奇金淋巴瘤进行了分类，分为前 B 或 T 细胞淋巴瘤、成熟（外周）B 或 T 细胞淋巴瘤、NK 细胞淋巴瘤，它们又分别包括若干相应的组织学亚型。

（二）色素痣与黑色素瘤

1. 色素痣（nevus pigmentosus）

色素痣是表皮基底层黑色素细胞的良性增生性病变。见于全身各处的皮肤，痣大小不一，有的平坦，有的隆起于皮肤表面，可有少数毛发。痣细胞分化成熟，胞质内含不等量黑色素。根据色素痣在皮肤组织内发生部位的不同，可将其分为：①皮内痣，最常见，痣细胞在真皮内呈巢状或条索状排列；②交界痣，痣细胞在表皮与真皮交界处生长，形成多个细胞巢团，此型痣较易恶变；③混合痣，同时存在皮内痣和交界痣。若色素痣生长突然加快，体积增大，颜色加深或发炎、破溃、出血及周围出现卫星小黑点，则是恶变的征象。

2. 黑色素瘤（melanoma）

黑色素瘤又称恶性黑色素瘤，是高度恶性的黑色素细胞肿瘤。皮肤的黑色素瘤通常由交界痣恶变而来。多见于 30 岁以上人群。常见于头颈部、足底部、外阴和肛门周围的皮肤，也可发生于黏膜和内脏等部位。肿瘤呈灰黑色。镜下见，瘤细胞呈巢状、条索状或腺泡状排列。瘤细胞可呈多边形或梭形，核大，常有粗大的嗜酸性核仁，胞质中可有黑色素颗粒。但有的黑色素瘤胞质内无黑色素颗粒，称无黑色素性黑色素瘤。黑色素瘤易经淋巴道和血道转移，预后极差。

第八节 肿瘤的病因及发病机制

一、肿瘤的病因学

肿瘤的病因及发病机制

可导致肿瘤形成的各种因素称为致瘤因子。可导致恶性肿瘤形成的物质统称为致癌物。致瘤因子种类众多，包括外源性和内源性因素两大类。

（一）外界致癌因素

1. 化学致癌因素

化学致癌因素是主要因素，大多数肿瘤与化学致癌因素有关。化学致癌物可分为直接致癌物和间接致癌物两大类。少数化学致癌物无须在体内进行代谢转化即可致癌，称为直接致癌物。多数化学致癌物需在体内（主要是肝脏）代谢活化后才致癌，称为间接致癌物。化学致癌物多数是致突变剂，具有亲电子基团，能与 DNA 大分子的亲核基团共价结合，导致其结构发生改变。同一致癌物可导致不同器官出现不同的肿瘤，同一肿瘤也可由不同的致癌物引起，且致癌物间常有协同作用。因此，就某一种肿瘤而言，可能是多种致癌物共同作用的结果。

（1）直接致癌物

直接致癌物较少，主要是烷化剂和酰化剂，如环磷酰胺、氮芥、亚硝基脲等，可通过其活性亲电子基团与 DNA 分子共价结合修饰其碱基，从而破坏其正常的碱基配对使基因突变。

1）烷化剂　如氯乙烯、环磷酰胺、氮芥等。由氯乙烯单体聚合而成的一种聚合物——聚氯乙烯，目前使用很广泛，与肝血管肉瘤、肺癌、白血病等发病有关。

2）致癌性元素及其化合物　三价砷与皮肤癌的发生有关；镍、铬与鼻咽癌、肺癌的发生有关；苯可致白血病；镉与前列腺癌和肾癌的发生有关。

（2）间接致癌物

1）多环芳香烃　存在于石油、煤焦油中。致癌性特别强的有苯并［a］芘、1，2，5，6-双苯并蒽和3-甲基胆蒽等。苯并［a］芘是煤焦油的主要致癌成分，可由有机物燃烧产生，存在于工厂排出的煤烟、内燃机废气及烟草点燃后的烟雾中。近几十年来，肺癌的发病率日益增加，这与吸烟和大气污染有密切关系。此外，烟熏和烧烤的鱼、肉等食品中也含有多环芳烃，这可能和某些地区胃癌的发病率较高有一定关系。

2）氨基偶氮染料　此类化合物有颜色，可为纺织品、食品和饮料的染料。如奶油黄（二甲氨基偶氮苯）、猩红可引起实验性大白鼠肝细胞癌。

3）芳香胺类化合物　多为工业用品或染料，如 N-乙萘胺、联苯胺等。从事印染、橡胶等生产或作业的人员，膀胱癌的发生率较高。

4）亚硝胺类化合物　是一类致癌作用强、致癌谱很广的化合物，与食管癌、胃癌、肝癌等发生有关。此类化合物因化学性质不稳定，在自然界中存在并不多。但合成亚硝胺的前体物质（如硝酸盐、亚硝酸盐和二级胺）却广泛存在于水和食物中，在变质的蔬菜、食物及短期腌制的咸菜中含量较高。亚硝酸盐也可作为鱼、肉类食品的保鲜剂和着色剂进入人体，它们在胃内酸性环境中合成具有致癌作用的亚硝胺。我国河南林县的食管癌发病率很高，与食物中的亚硝胺含量高有关。

5）生物毒素　黄曲霉菌广泛存在于霉变的食物中。霉变的花生、玉米及谷类中含量最多。黄曲霉毒素有多种，其中黄曲霉毒素 B_1 致癌性最强，可使肿瘤基因 p53 发生突变而失去活性，可诱发肝细胞癌。黄曲霉毒素 B_1 与 HBV 具有协同致肝癌作用，可能是我国肝癌高发地区的重要致肝癌因素。

2. 物理致癌因素

电离辐射包括 X 射线、γ 射线及粒子形式的辐射（如 β 粒子等），可引起癌症。放射工作者如长期接触射线而又缺乏有效防护措施，皮肤癌和白血病的发病率较其他人高。辐射能使染色体断裂、易位和缺失，导致原癌基因激活或者肿瘤抑制基因灭活而引发肿瘤。紫外线（UV）可引起皮肤鳞状细胞癌、基底细胞癌和黑色素瘤。UV 可使 DNA 中相邻的两个嘧啶形成二聚体，造成 DNA 分子复制错误。对于正常人，这种 DNA 损伤通过 DNA 切除修复机制修复。着色性干皮病（xeroderma pigmentosum，XP）是一种罕见的常染色体隐性遗传病，患者先天缺乏修复 DNA 所需的酶，不能修复紫外线导致的 DNA 损伤，对日照十分敏感，皮肤癌的发生率很高，且在幼年即发病。

3. 生物致癌因素

包括病毒、支原体、细菌、霉菌和寄生虫等。

（1）病毒　生物性致癌因素主要是病毒。导致肿瘤形成的病毒称为肿瘤病毒，分为 DNA 肿瘤病毒和RNA 肿瘤病毒，主要与动物肿瘤有关。人类某些肿瘤也与病毒有关。与人类肿瘤发生密切相关的 DNA 肿瘤病毒主要有以下几种。①乙型肝炎病毒（hepatitis B virus，HBV），与肝细胞肝癌的发生有关。②人乳头瘤病毒（human papilloma virus，HPV）有多种类型，其中 HPV-6 和 HPV-11 与生殖道和喉等部位的乳头状瘤有关。HPV-16 和 HPV-18 与宫颈等部位的原位癌和浸润癌有关。③EB 病毒（Epstein-Barr virus，EBV）与鼻咽癌和 Burkitt 淋巴瘤有关。RNA 肿瘤病毒是逆转录病毒，可分为急性转化病毒和慢性转化病毒。急性转化病毒含有病毒癌基因，如 v-src、v-abl、v-myb 等。慢性转化病毒本身不含有癌基因，但有很强的促进基因转录的启动子或增强子，逆转录后引起原癌基因激活和过度表达，使宿主细胞转化。发生在日本和加勒比海地区的成人 T 细胞白血病/淋巴瘤（ATLL），与人类 T 细胞白血病/淋巴瘤病毒 I（human T cell leukemia /lymphoma virus I，HTLLV-I）有关。

（2）寄生虫　日本血吸虫病与结肠癌的发生有关；埃及血吸虫病与膀胱癌的发生有关；华支睾吸虫病与胆管细胞癌的发生有关。

（3）其他　幽门螺杆菌与胃的黏膜相关淋巴组织（mucosal-associated lymphoid tissue，MALT）发生的MALT 淋巴瘤密切相关，与一些胃腺癌的发生也有关。

（二）肿瘤的内在因素

机体在化学致癌因素、物理及生物因素的作用下有可能发生肿瘤，但并非必然发生肿瘤。这是因为细胞具有精密的 DNA 损伤修复机制。同时，机体的内在因素在肿瘤的发生和发展中也起着非常重要的作用。

1. 遗传因素

多数肿瘤细胞的遗传学改变主要是体细胞的遗传物质在患者的生命过程中发生突变和积累的结果，并非与生俱来的，既不存在于其父母体内，也不遗传到子代，因此，肿瘤不是遗传病。流行病学研究显示，某些肿瘤的发生具有家族聚集现象，如视网膜母细胞瘤、家族性多发性结肠息肉病、胃肠癌、乳腺癌等。这是由于发生肿瘤的某些个体可具有一定的遗传素质，如某些家族的个体存在抑癌基因或 DNA 损伤修复基因的遗传性基因丢失或突变，即遗传性地丢失或突变了抑癌基因或 DNA 修复基因的一个等位基因，导致其对肿瘤的易感性增高。在一定的内外环境作用下，若发生另一个等位基因的突变则容易发生肿瘤。例如，家族性视网膜母细胞瘤患者 *Rb* 基因的一个等位基因具有遗传性缺失，在环境因素作用下，若另一个等位基因发生突变，则可发生视网膜母细胞瘤；家族性多发性结肠息肉病和乳腺癌患者分别具有遗传性的 *APC* 基因和 *BRCA*1 基因的一个等位基因的突变，它们罹患肿瘤的危险比没有这些遗传素质的人要高得多。因此，肿瘤的发生是遗传因素与环境致癌因素协同作用所致。具有肿瘤遗传素质的个体成为肿瘤发生高危人群中的易感者，是预防和追踪检查的主要对象。

2. 免疫因素

虽然肿瘤的本质是肿瘤细胞遗传物质及其表达的改变，而肿瘤的发生发展与细胞的微环境息息相关；肿瘤细胞能否在宿主体内长期存活，由宿主的免疫状态所决定。因此，免疫因素在机体抗肿瘤机制中发挥着重要作用。机体的免疫功能较强时，可杀灭、溶解瘤细胞，从而抑制肿瘤的生长与扩散；当免疫功能低下或缺陷时，肿瘤发生率明显提高，预后差。如 AIDS 患者，肿瘤的发病率明显升高。这一现象提示，正常机体存在免疫监视机制，可以清除发生了肿瘤性转化的细胞，起到抗肿瘤的作用。

3. 内分泌因素

内分泌紊乱与某些肿瘤的发生密切相关。如雌激素过多与乳腺癌有密切关系，垂体前叶激素可促进肿瘤的发生和转移，而肾上腺皮质激素对某些造血系统的恶性肿瘤有抑制其生长和扩散的作用。

4. 种族因素

一些肿瘤在不同种族中发生率有显著差别。如欧美国家乳腺癌的发生率甚高；日本和波罗的海沿岸国家胃癌的发生率明显高于其他国家；我国广东地区鼻咽癌相当常见，移居海外的华裔的发病率也高于当地人。

二、肿瘤的发病学

近几十年来，随着分子细胞生物学的发展，人们对肿瘤的发生机制进行了大量研究，结果显示，肿瘤形成是一个十分复杂的过程，是细胞生长与增殖的调控发生严重紊乱的结果。数十年来的大量研究表明，肿瘤发生具有复杂的分子基础，包括原癌基因激活、肿瘤抑制基因失活、凋亡调节基因和 DNA 修复基因功能紊乱。遗传因素和环境致瘤因素通过影响这些基因的结构功能导致肿瘤的发生。以下简述这些重要分子及其变化在肿瘤发生中的作用。

（一）原癌基因

1. 原癌基因及其产物

原癌基因是细胞正常生命活动所必需的基因，其编码的产物是对促进细胞生长增殖十分重要的蛋白质，如生长因子、生长因子受体、信号调节蛋白和转录因子。

2. 原癌基因的激活

当原癌基因出现某些异常时，能使细胞发生恶性转化，此时这些基因称为细胞癌基因，如 *c-ras* 和 *c-myc* 等。原癌基因转变为细胞癌基因的过程，称为原癌基因激活。

原癌基因主要通过基因突变、染色体易位/重排及基因扩增等方式引起原癌基因的结构发生改变或表达过度而被激活，成为癌基因。

癌基因以显性的方式发挥作用，即只要等位基因的单一基因发生突变便可导致原癌基因的活化。活化的癌基因编码的蛋白质结构异常，活性增强或过表达产生过多的正常生长促进蛋白，导致细胞生长刺激信号的过度或持续存在，使细胞增殖失控、去分化或分化异常而成为肿瘤细胞。

（二）肿瘤抑制基因

与原癌基因编码的蛋白质促进细胞生长相反，在正常情况下细胞内的另一类基因——肿瘤抑制基因的产物能抑制细胞的生长。肿瘤抑制基因的两个基因都发生突变或丢失（纯合性丢失）时，其功能丧失，导致细胞发生肿瘤性转化。目前了解最多的两种肿瘤抑制基因是 *Rb* 基因和 *p53* 基因，此外还有腺瘤结肠息肉基因（adenonmatous poplyposis coligene，APC）、*NF*1 基因等。

（三）凋亡调节基因

肿瘤的生长，取决于肿瘤细胞增殖和死亡的比例。除了原癌基因激活与肿瘤抑制基因的失活外，调节细胞凋亡的基因及其产物在某些肿瘤的发展中也起着重要作用。如 B 细胞淋巴瘤/白血病家族中的 *Bcl-2* 基因蛋白可抑制细胞凋亡，而 *bax* 基因蛋白则可促进细胞凋亡。正常情况下，*Bcl-2* 和 *bax* 在细胞内保持平衡。若 *Bcl-2* 蛋白增多，则细胞长期存活；若 *bax* 基因蛋白增多，则促进细胞凋亡。

（四）DNA 修复基因

人类在生活中会接触到许多致癌物，如电离辐射、烷化剂、氧化剂、紫外线和化学物质等，这些致癌物均可引起 DNA 损伤。除了外源性因素外，DNA 还可因为复制过程中出现的错误及碱基的自发改变而出现异常。DNA 损害如果超出细胞能忍受的范围，受损细胞会以凋亡的形式死亡；如果 DNA 损害轻微，就可通过正常细胞内的 DNA 修复机制及时修复。这对维持基因组的稳定性非常重要。DNA 损伤修复有切除修复和错配修复两种方式。当 DNA 修复机制存在异常时，这些 DNA 损伤就会保留下来，可能在肿瘤的发展中起作用。如着色性干皮病患者就是因为缺乏 DNA 损伤修复的内切酶，不能修复紫外线导致的 DNA 损伤，其皮肤癌发生率极高，且发病年龄较小。

（五）端粒、端粒酶和肿瘤

染色体末端存在叫作端粒的 DNA 重复序列，其长度控制着细胞的复制次数。细胞每复制一次，端粒就缩短一点。细胞复制一定次数后，端粒缩短到一定程度，细胞即死亡。因此端粒可以称为细胞的生命计时器。生殖细胞有端粒酶的存在，可使缩短的端粒长度得到恢复，因此具有十分强大的自我复制能力。而大多数体细胞没有端粒酶活性，只能复制大约 50 次。实验表明，很多恶性肿瘤都具有端粒酶活性，可使其端粒不会缩短。因此，端粒的缩短也可以看成是一种肿瘤抑制机制。

（六）多步癌变的分子基础

流行病学、分子遗传学及化学致癌的动物模型等研究证明，肿瘤的发生是一个长期的、多因素的、分阶段的过程。单个基因改变尚不足以造成细胞的完全恶性转化。细胞要完全恶性转化，需要多个基因的改变，如原癌基因激活、肿瘤抑制基因失活，以及凋亡调节基因和 DNA 修复基因的改变。一个细胞要积累这些基因改变，往往需要较长的时间。这也是癌症在年龄较大的人群中发生率较高的原因。

肿瘤的发生发展是异常复杂的。尽管目前对肿瘤的病因与发病机制的研究有了很大进展，但了解的仍只是冰山一角，还有许多未知的领域需要继续探索。以下几点是迄今比较肯定的：①肿瘤从遗传学上来说是一种基因病；②肿瘤的形成是瘤细胞单克隆性扩增的结果；③环境和遗传的致癌因素引起细胞遗传物质（DNA）改变的主要靶基因是原癌基因和肿瘤抑制基因，原癌基因激活和（或）肿瘤抑制基因失活可导致细胞的恶性转化；④肿瘤的发生不只是单个基因突变的结果，而是一个长期的、分阶段的、多种基因突变积累的过程；⑤机体的免疫监视机制在防止肿瘤的发生上起重要作用，肿瘤的发生是免疫监视功能丧失的结果。

习题

第十三章 心血管系统疾病

思维导图

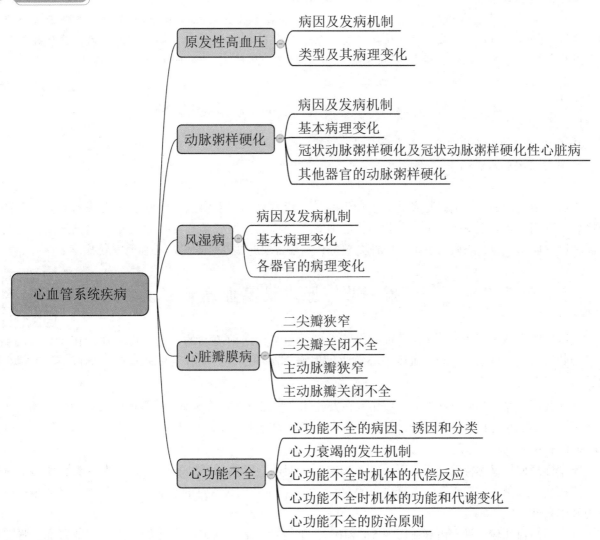

学习目标

1. 掌握：动脉粥样硬化的基本病变，动脉粥样硬化引起心、脑、肾的病理变化及临床病理联系；高血压的基本病变，高血压引起心、脑、肾的病理变化和临床病理联系；风湿病的基本病变和风湿性心脏病的病理变化及临床病理联系；心脏瓣膜病的病因、主要类型、病理变化及临床病理联系；心功能不全的概念及其发病机制。

2. 熟悉：动脉粥样硬化的病因和发病机制；心肌梗死的临床表现；高血压的病因、发病机制；风湿病的病因、发病机制及风湿病心脏外病变；感染性心内膜炎的病因及临床病理联系；心功能不全的原因、诱因、代偿方式及意义，以及心功能不全时机体的主要功能和代谢变化。

3. 了解：恶性高血压的病变特点；心肌纤维化、心源性猝死的病因及临床表现；病毒性心肌炎的病变及临床病理联系；心功能不全的分类及防治原则。

4. 能识别动脉粥样硬化、急进性高血压及风湿病的主要病理变化；能对心功能不全病例中出现的病理生理变化进行分析讨论。

5. 能对高血脂、高血糖和高血压患者进行健康教育；能运用心功能不全的知识指导心脏病患者预防心力衰竭的发生。

病例讨论

某男，55岁。凌晨4时左右起床小便时，自觉右手、右脚软弱无力，跌倒，神志清醒，剧烈头痛、呕吐，当日上午6时左右出现右手痉挛，约15 min后右下肢也发生阵发性抽搐，很快昏迷，小便失禁，体检：鼾睡，压眶无反应，对光反射消失，血压180/120 mmHg，口角向左歪斜，右侧肢体阵发性痉挛，眼底视网膜可见出血斑，腰椎穿刺见脑脊液呈红色，压力高。经抢救治疗，仍昏迷，左侧瞳孔散大，呼吸深快不规则，于当日18时呼吸心跳停止。

问题：

1. 请做出诊断。

2. 分析病变的因果关系及死因。

3. 解释主要临床表现。

心血管系统疾病是严重威胁人类健康和生命的一组常见的重要疾病。在欧美等发达国家，心血管系统疾病的发病率和死亡率居首位。在我国，心血管系统疾病的发病率和死亡率近年来明显升高，仅次于恶性肿瘤，居第二位。心血管系统疾病种类颇多，本章主要介绍几种常见的心血管系统疾病。

第一节　原发性高血压

原发性高血压的
病因与发病机制

血压一般指体循环动脉血压，是推动血液在动脉血管内向前流动的压力，也是血液作用于动脉管壁上的侧压力。动脉血压由心室收缩射血、循环血量、动脉管壁顺应性、周围动脉阻力四个要素构成。

目前我国高血压的诊断标准为：成年人在安静休息状态下，收缩压≥140 mmHg（18.4 kPa）和（或）舒张压≥90 mmHg（12.0 kPa）。高血压可分为原发性高血压（essential hypertension）和继发性高血压（secondary hypertension）两大类。

原发性高血压又称特发性高血压，是一种原因未明的、以体循环动脉血压升高为主要表现的全身性独立性疾病，多见于中老年人，占高血压的90%~95%，是我国最常见的心血管疾病，以全身细小动脉硬化为基本病变。

继发性高血压较少见，占高血压的5%~10%，是继发于某些确定疾病（如慢性肾小球肾炎、肾动脉狭窄、肾盂肾炎、肾上腺肿瘤和垂体等）和原因并作为一种症状出现的高血压，故又称症状性高血压。在原因消除或疾病治愈后，血压即可恢复正常。

一、病因及发病机制

原发性高血压的病因及发病机制尚未完全明了，目前多认为本病是遗传因素和环境因素相互作用导致的。

（一）病因

1. 遗传因素

约75%的高血压患者具有遗传素质，患者常有明显的家族聚集性。双亲有高血压病史的人群的高血压患病率比无高血压家族史者高 2~3 倍；比单亲有高血压病史的人群的患病率高 1.5 倍。目前已发现肾素-血管紧张素系统的编码基因有多种缺陷和变异，这种缺陷可引起肾性水钠潴留，使血压升高。另外，高血压患者的血清中有一种激素样物质，可抑制 $Na^+ - K^+ - ATP$ 活性，使 $Na^+ - K^+ - ATP$ 酶功能降低，导致细胞内 Na^+、Ca^{2+} 浓度升高，细小动脉收缩加强，血压升高。

2. 环境因素

（1）社会心理因素　内、外环境的不良刺激，导致精神长期或反复处于紧张状态，可以引起高血压。如遭受应激性生活事件（如家庭成员意外死亡、家庭破裂、经济或政治冲击等）的人群高血压患病率比对照组高。

（2）膳食电解质因素　最重要的是钠的摄入量。日均摄盐量高的人群高血压的患病率比日均摄盐量低的人群明显升高，高钠饮食可使血压升高，低钠饮食或用药物增加钠的排泄均可降低高血压的患病率。WHO 在预防高血压措施中建议每人每日摄盐量应控制在 5 g 以下。但并非所有人都对钠敏感。钾能促进排钠，大量食用含钾的食物，可保护动脉免受钠的不良作用的影响。钙可减轻钠的升压作用，增加膳食的钙摄入量可干预升压。研究表明，钙的增加可使有些患者的血压降低。

3. 其他因素

肥胖、吸烟、年龄增长和缺乏体力活动等，也是诱发高血压的可能因素。其中肥胖是高血压的重要危险因素，约 1/3 的高血压患者有不同程度的肥胖。

（二）发病机制

原发性高血压的发病机制如图 13-1 所示。

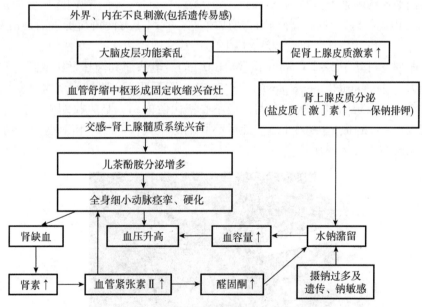

图 13-1　原发性高血压的发病机制

二、类型及其病理变化

原发性高血压可分为缓进性高血压和急进性高血压两种类型。

（一）缓进性高血压

缓进性高血压（chronic hypertension）又称良性高血压（benign hypertension），约占原发性高血压的95%，多见于中、老年人，起病缓、进展慢、病程长，不易坚持治疗。常在不被重视的情况下发展至晚期，最终常死于心、脑病变。按病程发展可分为三期。

1. 功能紊乱期

功能紊乱期为高血压的早期阶段。全身细小动脉间歇性痉挛收缩，血压波动性升高，但血管无器质性病变。长期反复细小动脉痉挛和血压升高，受累的血管逐渐发生器质性病变，发展为下一期。

此期，临床上多数患者可无明显自觉症状，少数可伴有头昏、头痛、情绪不稳定等症状。经适当休息和治疗，血压可恢复正常，一般不需要服用降压药。

2. 动脉病变期

（1）细动脉玻璃样变性　是高血压最主要的病变特征。常累及入球动脉、视网膜动脉和脾中央动脉。由于细动脉长期痉挛及血压持续升高，内皮细胞及基底膜损伤，通透性增加，血浆蛋白渗入内皮下乃至中膜；同时，内皮细胞及平滑肌细胞分泌细胞外基质增多，继而平滑肌细胞因缺氧等发生变性、坏死，动脉壁正常结构消失并逐渐被渗入的血浆蛋白和细胞外基质代替，发生细动脉壁玻璃样变性。此时管壁增厚变硬、管腔狭窄甚至闭塞。

（2）小动脉硬化　血压升高使小动脉内膜胶原纤维及弹性纤维增生，小动脉内弹力膜分裂；中膜平滑肌细胞增生、肥大，致使小动脉管壁增厚、变硬，管腔狭窄。主要累及肾小叶间动脉、肾弓形动脉及脑内小动脉等。

（3）大、中动脉　可无明显病变或伴发动脉粥样硬化。

此期，患者主要表现为血压进一步升高，并稳定于较高水平。前期伴发的头痛、头晕、疲乏等症状加重。常需服用降压药才能降低血压、减轻症状。

3. 内脏病变期

内脏病变期为高血压的晚期，多数内脏器官受累，尤以心、肾、脑、视网膜病变最为明显。

（1）心脏病变　因血压持续升高，外周阻力增加，左心室因压力性负荷加重而逐渐发生代偿性肥大。肉眼观，心脏体积增大，质量增加，可达400 g以上（正常男性约260 g，女性约250 g），有的可达800 g以上；左心室壁变肥厚，可达1.5~2.0 cm（正常≤1.0 cm），乳头肌和肉柱增粗变圆，但心腔不扩张甚至缩小，称向心性肥大（concentric hypertrophy）（图13-2）。镜下见，心肌细胞变粗、变长，核大深染。此时，心功能完全代偿，不出现明显症状。晚期，当左心室代偿失调，心肌收缩力降低时，逐渐出现心腔扩张，称离心性肥大（eccentric hypertrophy）。此时心脏仍然很大，但室壁相对变薄，肉柱、乳头肌变扁平。临床上患者可出现左心衰竭的症状。

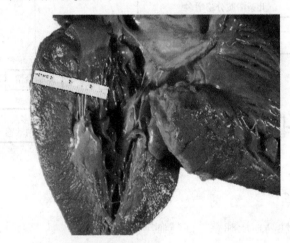

左心室壁变肥厚，肉柱、乳头肌增粗变圆。

图13-2　高血压左心室向心性肥大

（2）肾脏病变　表现为原发性颗粒性固缩肾。肉眼观，双肾体积对称性缩小，质量减轻，质地变硬，表面呈均匀弥漫的细颗粒状；切面肾皮质变薄，肾盂扩张，肾盂周围脂肪组织增多。镜下见：①肾入球小动脉玻璃样变性，小叶间动脉和弓形动脉内膜增厚，管腔狭窄或闭塞；②受累较重的肾小球发生纤维化和玻璃样变性，相应肾小管萎缩、消失，间质纤维化及少量淋巴细胞浸润，纤维化肾小球及增生的间质纤维结缔组织收缩使肾表面凹陷（图13-3）；③受累较轻的肾小球代偿性肥大，所属肾小管扩张，向表面突起，形成肉眼可见的肾表面细颗粒状。临床上患者可有轻至中度蛋白尿。当病变严重时，肾功能逐渐出现严重损伤，可有多尿、夜尿、低比重尿和氮质血症等。

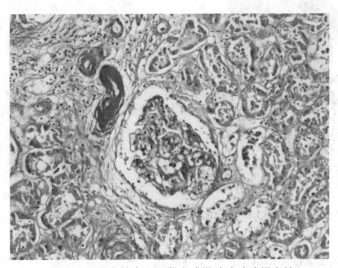

图 13-3　原发性高血压肾小球微动脉玻璃样变性

（3）脑病变

1）脑水肿　由于脑内细小动脉痉挛、硬化，局部组织缺血，毛细血管壁通透性增加，发生脑水肿。临床表现为头痛、头晕、眼花及呕吐等，称高血压脑病。有时血压急剧升高，患者可出现剧烈头痛、意识障碍、抽搐等危重症状，称高血压危象，如不及时救治易导致死亡。

2）脑软化　由于脑的细小动脉痉挛和硬化，供血区的脑组织因缺血而出现多个微梗死灶，一般不引起严重后果。后期坏死组织被吸收，由神经胶质细胞增生形成胶质瘢痕。

3）脑出血　是高血压最严重且致命性的并发症。常发生于基底节、内囊，其次是脑白质，约15%发生于脑干。脑出血的主要原因是脑内细小动脉硬化使血管壁变脆，弹性下降或局部膨出形成微小动脉瘤，当血压突然升高或剧烈波动时，可致血管破裂出血。出血区的脑组织完全被破坏，形成囊腔状，其内充满坏死组织和凝血块。当出血范围大时，可破裂入侧脑室（图13-4）。脑出血之所以多见于基底节和内囊区域，是因为该区域供血的豆纹动脉从大脑中动脉呈直角分出，而且比较细，直接受到压力较高的大脑中动脉的血流冲击和牵引，易使已有病变的豆纹动脉破裂。临床表现常因出血部位不同、出血量的多少而异。内囊出血者对侧肢体偏瘫及感觉消失；出血破裂入脑室患者突然昏迷而死亡；左侧脑出血常引起失语；脑桥出血可引起同侧神经麻痹及对侧上、下肢瘫痪；血肿占位及脑水肿可致颅内压升高，形成脑疝。

（4）视网膜病变　视网膜中央动脉发生硬化。眼底检查可见早期视网膜中央动脉痉挛变细，进而迂曲、反光增强、动静脉交叉处静脉受压。晚期可有视乳头水肿，视网膜渗出和出血。视力可受到不同程度的影响。

（二）急进性高血压

急进性高血压（accelerated hypertension）又称恶性高血压（malignant hypertension），约占原发性高血压的5%，多见于青壮年，病变进展迅速，预后差。多为原发性，也可继发于良性高血压。血压显著升高，常超过230/130 mmHg，尤以舒张压升高明显。

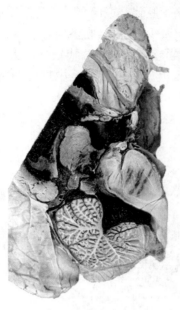
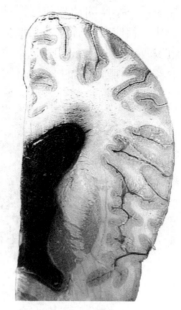

(a) 蛛网膜下隙出血　　　　　　　　　　　(b) 破裂入侧脑室

图 13-4　高血压脑出血

特征性病变是坏死性细动脉炎和增生性小动脉硬化，主要累及肾脏。坏死性细动脉炎的动脉内膜和中膜发生纤维素样坏死，周围可见单核细胞、中性粒细胞等浸润。增生性小动脉硬化突出的变化是动脉内膜显著增厚，弹力纤维和胶原纤维增生，平滑肌细胞增生肥大，使血管壁呈同心圆层状增厚，状如洋葱切面，血管腔狭窄。

临床上患者常出现头痛、视力模糊、视网膜出血和视乳头水肿，以及持续性蛋白尿、血尿和管型尿等症状。患者多在一年内迅速发展为尿毒症而死亡。也可因脑出血或心力衰竭而死亡。

第二节　动脉粥样硬化

动脉粥样硬化（atherosclerosis，AS）是一种与血脂异常及血管壁成分变化有关的动脉疾病，也是严重危害人类健康的常见病。AS 主要累及大、中动脉，主要病变是动脉内膜脂质沉积、内膜灶状纤维化、粥样斑块形成，致使动脉管壁增厚变硬、管腔狭窄，引起相应器官缺血性改变，并引起一系列继发改变。AS 多见于中老年人，以 40~50 岁人群发展最快，发病率呈上升趋势。

动脉硬化（arteriosclerosis）是指动脉壁增厚变硬、失去弹性的一类疾病，包括动脉粥样硬化、细动脉硬化及动脉中层钙化。其中，动脉粥样硬化最常见且最重要。

一、病因及发病机制

（一）病因

AS 的病因尚未完全明确，大量的研究表明 AS 是多因素作用所致，这些因素称为危险因素（risk factor）。

1. 高脂血症（hyperlipemia）

高脂血症是指血清总胆固醇和（或）甘油三酯异常增高，是 AS 发生的重要危险因素。目前，国内一般以成年人空腹血清总胆固醇超过 5.72 mmol/L、甘油三酯超过 1.70 mmol/L 作为高脂血症的诊断标准。

正常情况下，脂质在血液中以脂蛋白的形式运输，分为乳糜颗粒（CM）、极低密度脂蛋白（VLDL）、低密度脂蛋白（LDL）和高密度脂蛋白（HDL）四种。其中，富含甘油三酯的 CM 和 VLDL 被认为不具有直接致 AS 的作用，但它们的脂解产物（如 CM 残粒、LDL 及脂蛋白 a）能导致 AS；LDL 胆固醇含量高且分子较小，容易透过动脉内受损区沉积在动脉内膜中，并被氧化（ox-LDL），与 AS 的发病密切相关；而 HDL 可通过胆固醇逆向转运机制清除动脉壁的胆固醇，防止脂质沉积。此外 HDL 还有抗氧化作用，可以防止 LDL 的氧化，并可竞争性抑制 LDL 与内皮细胞的受体结合而减少其摄取，具有抗 AS 的作用。

2. 高血压

高血压患者与同年龄组、同性别的无高血压者相比，前者 AS 的发病率比后者高 3~4 倍，且病变较重。高血压时，血流对血管壁的压力和冲击力较大，易引起动脉内皮细胞损伤和功能障碍，使血液中的脂蛋白渗入内膜、单核细胞黏附并迁入内膜、血小板黏附以及中膜平滑肌细胞迁入内膜等，促进 AS 的发生。

3. 吸烟

大量吸烟可使血中 LDL 易于氧化，促进血液单核细胞迁入内膜并成为泡沫细胞；吸烟能使血中一氧化碳浓度升高，造成血管内皮细胞缺氧性损伤，促进 AS 的发生。

4. 糖尿病及高胰岛素血症

糖尿病患者血中甘油三酯和 VLDL 水平明显升高，HDL 水平较低，而且高血糖可致 LDL 氧化，促进 AS 的发生。高胰岛素血症还可促进动脉壁平滑肌细胞增生，降低血中 HDL 水平。

5. 遗传因素

目前，已知约有 200 种基因可能对脂质的摄取、代谢和排泄产生影响。这些基因及其表达产物的变化以及与饮食因素的相互作用可能是高脂血症的最主要原因，提示遗传因素是 AS 的危险因素之一。但在相对少见的原发性高脂血症中，某一种基因的突变就可能起决定性作用。如 LDL 受体的基因突变引起家族性高胆固醇血症，年龄很小时就可发生动脉粥样硬化。

6. 其他因素

（1）年龄　大量资料表明，AS 的检出率和病变程度均随年龄的增长而增加。

（2）性别　女性在绝经期前 LDL 水平低于男性，AS 的发病率低于同龄组男性，但在绝经期后这种差异消失。

（3）肥胖　肥胖者易患高脂血症、高血压和糖尿病，间接地促进了动脉粥样硬化的发生。

（二）发病机制

AS 的发病机制尚未明确阐明，现将相关学说（如脂质渗入学说、损伤应答学说和炎症反应学说等）的主要内容归纳如下。

（1）相关危险因素导致原发性或继发性高脂血症，尤其是 LDL 水平升高。

（2）高血脂、高血压、吸烟等有害因子可造成动脉内皮细胞损伤，内皮细胞间隙增宽，使内皮通透性增加。

（3）LDL 与内皮细胞的高亲和性受体结合而被摄取，通过胞浆进入内皮下层，并被内皮细胞及中膜平滑肌细胞（SMC）释放的氧自由基氧化修饰，产生氧化 LDL（ox-LDL）。

（4）在 ox-LDL 等因子的刺激作用下，中膜 SMC、损伤的内皮细胞及黏附的血小板分泌生长因子（如 MCP-1、PDGF），吸引单核细胞（MC）黏附并迁入内皮下层分化成巨噬细胞，ox-LDL 与其表面的清道夫受体结合而被摄取。这些受体对胆固醇无下调作用，因而被巨噬细胞摄取的脂质越来越多，直至形成 MC 源性泡沫细胞，导致脂纹、脂斑的形成（图 13-5）。

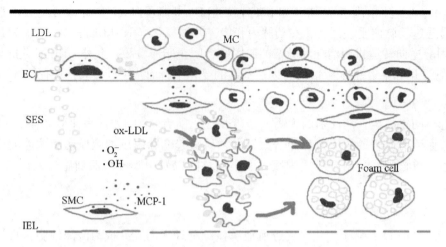

EC—内皮细胞；SES—内皮下层；MCP-1—单核细胞趋化蛋白-1；IEL—内弹性膜。

图 13-5　单核细胞迁入内膜及泡沫细胞形成模式图

（5）在上述生长因子的刺激作用下，中膜 SMC 被激活，穿过内弹力膜窗孔迁入内皮下层并增生，吞噬脂质，形成肌源性泡沫细胞；同时迁移的 SMC 发生表型转变，可合成大量胶原蛋白、糖蛋白等基质，使病变的内膜显著增厚、变硬，促进纤维斑块的形成。

（6）ox-LDL 具有细胞毒性作用，与损伤的内皮细胞及 SMC 产生的氧自由基共同作用，使泡沫细胞坏死、崩解并释放出脂质，形成富含胆固醇酯的脂质池；同时坏死、崩解的泡沫细胞释放许多溶酶体酶，促进斑块内其他细胞损伤、坏死，逐渐形成粥样斑块。

二、基本病理变化

（一）脂纹和脂斑

脂纹和脂斑是动脉粥样硬化的早期病变。镜下见，病灶处的内膜中有大量泡沫细胞（foam cell）聚集（图 13-6）。肉眼观，在动脉内膜表面可见不隆起或微隆起的帽针头大小斑点及宽 1~2 mm、长短不一的黄色条纹（图 13-7）。泡沫细胞体积大，呈圆形或椭圆形，胞质内含有大量小空泡，苏丹Ⅲ染色为橘红色，证明是脂质成分。电镜下，可将泡沫细胞分为单核细胞源性泡沫细胞和肌源性泡沫细胞。脂纹最早可出现于儿童期，是一种可逆性变化。

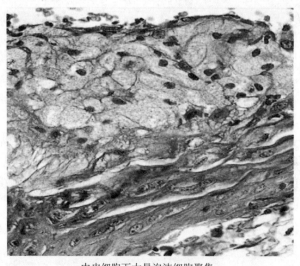

内皮细胞下大量泡沫细胞聚集。

图 13-6　脂纹和脂斑

（二）纤维斑块

纤维斑块由脂纹和脂斑发展而来。肉眼观，早期为突出于内膜表面的灰黄色斑块。随着斑块表层的胶原纤维不断增加和发生玻璃样变性，脂质被埋在深层，斑块表面逐渐呈瓷白色，状如凝固的蜡油（图 13-7）。镜下见，斑块表层为厚薄不一的纤维帽，由大量的 SMC、胶原纤维和蛋白多糖等组成。纤维帽下可见数量不等的 SMC、泡沫细胞、细胞外脂质及炎症细胞。

（三）粥样斑块

粥样斑块是 AS 的典型病变。肉眼观为明显隆起于内膜表面的大小不等的灰黄色斑块（图 13-7）。切面观，表层为瓷白色的纤维帽，深层为灰黄色粥糜样物。镜下见：①纤维帽的胶原纤维呈玻璃样变性；②深层为大量粉染的不定形的坏死、崩解产物，其内富含细胞外脂质，并见胆固醇结晶（HE 切片中为针状空隙）和钙盐沉积；③斑块底部和边缘可见肉芽组织、少量泡沫细胞和淋巴细胞浸润。中膜由于斑块压迫、SMC 萎缩、弹力纤维破坏而变薄（图 13-8）。

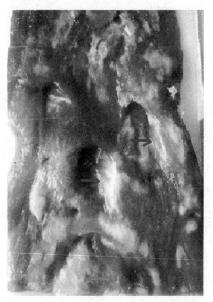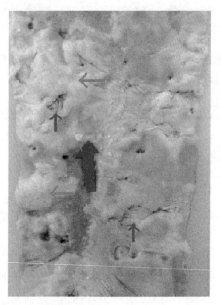

（a）主动脉粥样硬化各期病变　　　　　　　　（b）多处粥样斑块及斑块破裂

红色箭头示脂斑；蓝色箭头示纤维斑块；绿色箭头示粥样斑块；紫色箭头示斑块破裂。

图 13-7　主动脉粥样硬化

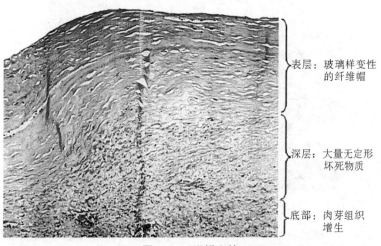

表层：玻璃样变性的纤维帽

深层：大量无定形坏死物质

底部：肉芽组织增生

图 13-8　粥样斑块

（四）粥样斑块的继发病变

1. 斑块内出血

斑块内新生的毛细血管破裂形成血肿，血肿使斑块进一步增大，甚至可致动脉管腔完全闭塞，导致急性供血中断。

2. 斑块破裂

斑块表面的纤维帽破裂，粥样物质自裂口进入血流可引起栓塞。破裂处常形成溃疡及并发血栓形成。

3. 血栓形成

血栓形成为动脉粥样硬化最严重的并发症。病灶处的内皮损伤和斑块破裂处的溃疡形成使内皮下胶原纤维暴露，血小板在局部黏附、聚集，同时启动凝血系统，局部血栓形成，导致动脉管腔进一步狭窄甚至闭塞而引起器官梗死。

4. 钙化

在纤维帽和粥样病灶内可见钙盐沉积，导致动脉壁变硬、变脆。

5. 动脉瘤形成

严重的粥样斑块底部的中膜平滑肌可发生不同程度的萎缩和弹性下降，在血管内压力的作用下，动脉壁发生局限性扩张，形成动脉瘤。

三、冠状动脉粥样硬化及冠状动脉粥样硬化性心脏病

（一）冠状动脉粥样硬化

冠状动脉粥样硬化（coronary atherosclerosis）是冠状动脉最常见的疾病，占 95%～99%，是威胁人类健康最严重的疾病。根据病变检出率和统计结果，冠状动脉粥样硬化最常发生于左冠状动脉前降支，然后依次为右主干、左主干或左旋支、后降支。

病理变化：AS 的基本病变均可在冠状动脉中发生。由于其解剖学和相应的力学特点即走行于心肌表面的动脉靠近心肌侧缓冲余地小，内皮细胞受血流冲击力而损伤的概率大，因此，斑块性病变多发生于血管的心壁侧。在横切面上，病变的内膜多呈新月形增厚，导致管腔呈偏心性狭窄（图 13-9），根据管腔狭窄的程度可分为四级：Ⅰ级，≤25%；Ⅱ级，26%～50%；Ⅲ级，51%～75%；Ⅳ级，≥76%。

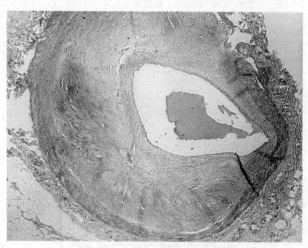

图 13-9　冠状动脉粥样硬化之管腔偏心性狭窄

冠状动脉粥样硬化常伴发冠状动脉痉挛或粥样斑块继发性改变，可造成急性心脏供血中断，引起心

肌缺血和相应的心脏病变（如心绞痛和心肌梗死等）。

（二）冠状动脉粥样硬化性心脏病

冠状动脉性心脏病（coronary artery heart disease，CHD），简称冠心病，是冠状动脉狭窄导致心肌缺血、缺氧而引起的心脏病，亦称缺血性心脏病。因 CHD 的最常见原因（95%）是冠状动脉粥样硬化，因此，习惯上把 CHD 视作冠状动脉粥样硬化性心脏病（coronary atherosclerotic heart disease）的同义词。

1. 心绞痛（angina pectoris）

心绞痛是心肌急剧的、暂时性缺血和缺氧所引起的一种临床综合征。表现为阵发性胸骨后、心前区疼痛或压迫感，常放射到左肩、左臂内侧达左手无名指和小指，或至颈、咽或下颌部，持续数分钟，休息或用硝酸酯制剂可缓解。

（1）病因及发病机制　心绞痛最基本的病因是冠状动脉粥样硬化引起血管腔狭窄和（或）痉挛，导致心肌急剧短暂缺血、缺氧。此时心肌产生大量代谢不全的酸性产物（如乳酸、丙酮等）或多肽类物质刺激心脏局部的神经末梢，经胸 1~5 交感神经节和相应脊髓段传至大脑，产生痛觉。

（2）类型　根据引起心绞痛的原因和心绞痛的疼痛程度，国际上习惯将其分为三种类型：①稳定型心绞痛，又称轻型心绞痛。一般不发作，可稳定数月。仅在活动或情绪激动（如愤怒、着急、过度兴奋等）时发作。多伴有较稳定的冠状动脉粥样硬化性狭窄，冠状动脉横切面可见斑块阻塞管腔>75%。②不稳定型心绞痛，是一种进行性加重的心绞痛。多由冠状动脉粥样斑块复合性病变（如不稳定斑块内出血、纤维帽破裂、血小板聚集与血栓形成等）和（或）冠状动脉痉挛导致管腔更狭窄或闭塞而引起。临床上颇不稳定，在休息或体力活动时均可发作。患者多有一支或多支冠状动脉病变。光镜下常可见到因弥漫性心肌坏死而引起的心肌纤维化。③变异型心绞痛，多无明显诱因，常在休息或梦醒时发作。发病时间集中在午夜至上午 8 点，常伴随 ST 段抬高表现。患者冠状动脉明显狭窄，亦可由发作性痉挛所致。常并发急性心肌梗死和严重的心律失常。

2. 心肌梗死（myocardial infarction，MI）

心肌梗死是由冠状动脉供血中断，心肌严重持续性缺血导致的心肌坏死。临床表现为剧烈而持久的胸骨后疼痛，可达数小时或数天，休息或应用硝酸酯类药物多不能缓解，可并发心律失常、休克或心力衰竭。患者常伴有烦躁不安、出汗、恐惧感或有濒死感。部分患者疼痛位于上腹部，常被误认为是胃穿孔或急性胰腺炎等急腹症。

（1）病因　绝大多数是在冠状动脉粥样硬化造成管腔狭窄的基础上伴发以下病变：①血栓形成，使管腔完全阻塞；②斑块内出血，使斑块增大，阻塞管腔；③冠状动脉持久性痉挛而致管腔狭窄或闭塞；④休克、心动过速等导致冠状动脉血流急剧减少；⑤劳累、情绪激动等使心肌耗氧量剧增。

（2）类型　根据 MI 的范围和深度可将其分为：①心内膜下心肌梗死，MI 仅累及心室壁心腔侧 1/3 的心肌，并波及肉柱和乳头肌。常表现为多发性、小灶性坏死，严重时病灶扩大融合累及整个心内膜下心肌，呈环状梗死。患者通常有冠状动脉三大支严重粥样硬化性狭窄，当附加休克、心动过速和劳累等诱因时可加重冠状动脉供血不足，造成各支冠状动脉最末梢的心内膜下心肌缺血、缺氧而坏死。②透壁性心肌梗死，也称为区域性心肌梗死，是心肌梗死的典型类型。MI 累及心室壁全层或未累及全层但已达心室壁全层 2/3，病灶较大。透壁性心肌梗死的常见原因是在一支冠状动脉严重病变的基础上继发冠状动脉痉挛或血栓形成。MI 的部位与阻塞的冠状动脉供血区域一致，多发生在左冠状动脉前降支供血区域的左心室前壁、心尖部及室间隔的前 2/3，约占全部心肌梗死的 50%；其次是右冠状动脉供血区的左心室后壁、室间隔后 1/3 及右心室，占 25%~30%；然后为左旋支供血区的左心室后侧壁、膈面及左房，占 15%~20%；右心室和心房发生心肌梗死者较为少见。

（3）病理变化　MI 属贫血性梗死，在冠状动脉闭塞 6 小时后，坏死灶心肌呈苍白色，8~9 小时后呈土黄色，光镜下见大部分心肌呈凝固性坏死，心肌间质则充血、水肿，伴少量中性粒细胞浸润。4 天后，梗死灶周围出现充血出血带。7 天后，边缘区开始出现肉芽组织。3 周后，肉芽组织开始机化，逐渐形成瘢痕组织。

心肌梗死后，肌红蛋白（MB）从心肌细胞逸出入血，在心肌梗死后 6～12 小时内出现峰值。心肌细胞内的谷草转氨酶（GOT）、谷丙转氨酶（GPT）、肌酸磷酸激酶（CPK）和乳酸脱氢酶（LDH）透过损伤的细胞膜释放入血。因此，检测血清中相应酶的浓度，尤其是检测 CPK 的浓度对 MI 的临床诊断有一定的参考意义。

（4）并发症及后果　心肌梗死尤其透壁性心肌梗死可并发下列病变：①心律失常，是急性心肌梗死最常见的并发症，是急性期死亡的主要原因之一。由传导系统受累及心肌梗死所致的电生理紊乱而引起，以室性心律失常最多见，严重时可导致心搏骤停、猝死。②心源性休克，多在起病后数小时至 1 周内发生。当梗死面积达 40% 以上时，心肌收缩力极度减弱，心输出量显著下降，即可发生心源性休克。③心力衰竭，是急性心肌梗死常见和重要的并发症之一。心室各部舒缩活动不协调导致心输出量减少，可致急性左心衰竭。④附壁血栓形成，多见于左心室，由于梗死部位心内膜粗糙，血小板易于沉积形成血栓。⑤室壁瘤形成，多发生在左心室前壁近心尖处，常见于心肌梗死恢复期，也可见于急性期，是由梗死区坏死组织或瘢痕组织在心室内压力的作用下，形成的局限性向外膨隆。⑥心脏破裂，少见，是心肌梗死的严重并发症，常在起病 1 周内出现，多为心室游离壁破裂，造成心包积血，引起心包压塞而猝死。偶为室间隔破裂造成穿孔，可引起心力衰竭和休克，在数日内即可死亡。

3. 心肌纤维化（myocardial fibrosis）

心肌纤维化是由中至重度的冠状动脉粥样硬化性狭窄引起心肌纤维持续性和（或）反复加重的缺血缺氧所导致的心肌组织内纤维组织增生。肉眼观，心脏增大，所有心腔扩张；心壁厚度可正常，伴有多灶性白色纤维条块。镜下见，心肌广泛性、多灶性纤维化，常有心内膜下心肌细胞空泡变性。临床上可以表现为心律失常或心力衰竭。目前倾向于称之为缺血性心肌病或慢性缺血性心脏病。

4. 冠状动脉性猝死（sudden coronary death）

冠状动脉性猝死多见于 40～50 岁成年人，男性比女性多 3.9 倍。可发生于某种诱因后，如饮酒、劳累、吸烟及运动后，患者突然昏倒、四肢抽搐、小便失禁，或突然呼吸困难、口吐白沫、迅速昏迷，可立即死亡或在 1 至数小时后死亡。有不少病例，在无人察觉的情况下，死于夜间。

尸检发现，患者冠状动脉粥样硬化是最多见的病变，常有一支以上的冠状动脉中至重度粥样硬化性狭窄，部分病例继发表面血栓形成或斑块内出血。但有的病例冠状动脉粥样硬化病变较轻，推测与合并动脉痉挛有关。心肌可有波浪状弯曲或肌浆不均，也可无可见病变。

四、其他器官的动脉粥样硬化

（一）颈动脉和脑动脉粥样硬化

病变主要累及基底动脉、大脑中动脉和 Willis 环。脑 AS 可引起：①脑萎缩，若长期供血不足可发生脑萎缩，患者智力和记忆力减退，甚至痴呆；②脑梗死，脑 AS 合并血栓形成致管腔阻塞而引起脑梗死，患者出现意识障碍、偏瘫、失语等症状，甚至死亡；③脑出血，脑 AS 部位血管壁由于受压变薄，弹性降低，常可形成小动脉瘤，血压突然升高时可导致小动脉瘤破裂而发生脑出血。

（二）肾动脉粥样硬化

病变最常累及肾动脉开口处及主干近侧端，亦可累及叶间动脉和弓状动脉。常因斑块致管腔狭窄而引起顽固性肾血管性高血压；亦可因斑块合并血栓形成导致肾组织梗死，引起肾区疼痛、血尿及发热等。梗死灶机化后遗留较大瘢痕，多个瘢痕可使肾脏体积缩小，称之为动脉粥样硬化性固缩肾。

（三）四肢动脉粥样硬化

病变以下肢动脉为重，常发生于髂动脉、股动脉、胫前动脉和胫后动脉。当较大的动脉管腔狭窄明显时，下肢可因供血不足且耗氧量增加而疼痛不能行走，但休息后可好转，即所谓的间歇性跛行（intermittent claudication）。当动脉管腔完全阻塞而侧支循环又不能代偿时，可导致缺血部位的干性坏疽。

（四）肠系膜动脉粥样硬化

当管腔狭窄甚至阻塞时，患者有剧烈腹痛、腹胀和发热等症状，可导致肠梗死、麻痹性肠梗阻及休克等严重后果。

第三节　风湿病

风湿病（rheumatism）是一种与 A 组乙型溶血性链球菌感染有关的变态反应性疾病，主要侵犯全身结缔组织，病变最常累及心脏和关节，其次为皮肤、皮下组织、脑和血管等，以心脏病变最为严重。风湿病易反复发作，急性期称为风湿热（rheumatic fever），为风湿活动期，临床上除有心脏、关节等组织器官的症状外，常伴有发热、关节痛、白细胞增多、血沉加快、血中抗链球菌溶血素 O（ASO）的抗体滴度增高等表现。

风湿病的初发年龄多在 5~15 岁之间，6~9 岁为发病高峰，心瓣膜变性在 20~40 岁最多见。风湿病多发生于秋冬春季，寒冷、潮湿的生活环境可能成为本病的诱发因素。

一、病因及发病机制

（一）病因

风湿病的病因尚未完全阐明。一般认为风湿病的发生与链球菌感染有关。依据是：①多数患者发病前 2~3 周曾有咽峡炎、扁桃体炎等链球菌感染史；②发病时 95% 患者的血清中 ASO 滴度升高；③风湿病发病与链球菌感染盛行的秋冬季节和寒冷潮湿地区分布一致；④抗链球菌治疗可有效降低风湿病的发病率和复发率。

（二）发病机制

本病的发病机制，目前多倾向于抗原抗体交叉反应学说，即链球菌细胞壁 C 抗原刺激机体产生相应的抗体，可与结缔组织（如心脏瓣膜及关节等）发生交叉反应；链球菌壁 M 抗原引起机体产生的抗体可与心肌及血管平滑肌的某些成分发生交叉反应，导致组织损伤。

二、基本病理变化

风湿病主要是结缔组织发生的炎症，全身各器官均可受累，但以心脏血管和浆膜等处的病变最为明显。其特征性病变是风湿小体形成和胶原纤维纤维素样坏死。典型病变过程可分为三期。

（一）变质渗出期

病变部位的结缔组织基质发生黏液样变性和胶原纤维纤维素样坏死，同时有浆液、纤维素渗出及少量淋巴细胞、浆细胞、单核细胞浸润，此期病变持续 1 个月左右。

（二）增生期（或肉芽肿期）

在纤维素样坏死灶周围逐渐出现巨噬细胞的增生、聚集，它们吞噬纤维素样坏死物后，转化为风湿细胞或称阿绍夫细胞（Aschoff cell）。风湿细胞体积大，呈圆形或多边形，胞浆丰富而略呈嗜碱性，核大，呈圆形或卵圆形，核膜清晰，染色质集中于中央，核的横切面似枭眼状，纵切面像毛虫。纤维素样坏死灶及周围的风湿细胞、外围的少量淋巴细胞和浆细胞共同构成了圆形或椭圆形的小结节，称风湿小体或阿绍夫小体（Aschoff body）（图13-10），是风湿病特征性病变，具有诊断意义。风湿小体属于肉芽肿性病变，多见于心肌间质、心内膜下的小血管旁。此期病变持续2~3个月。

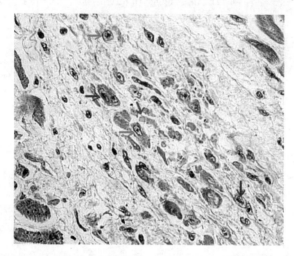

红色箭头示纤维素样坏死；绿色、蓝色箭头分别示风湿细胞的横、纵切面。

图 13-10　风湿性心肌炎之风湿小体

（三）纤维化期（或愈合期）

风湿小体中的纤维素样坏死物逐渐被溶解吸收，风湿细胞转变为成纤维细胞，风湿小体逐渐纤维化，最终成为梭形小瘢痕。此期病变持续2~3个月。

上述整个病程历时4~6个月。因风湿病常反复发作，故受累器官中可有新旧病变并存。病变持续反复进展，可致较严重的纤维化和瘢痕形成，破坏组织结构，影响器官功能。

三、各器官的病理变化

（一）风湿性心脏病

风湿性心脏病在急性期可表现为风湿性心内膜炎、风湿性心肌炎和风湿性心外膜炎。若病变累及心脏全层组织，则称风湿性〔全〕心炎。儿童风湿病患者中，65%~80%有心脏炎症的临床表现。

1. 风湿性心内膜炎（rheumatic endocarditis）

病变主要侵犯心瓣膜，以二尖瓣最常受累，其次为二尖瓣和主动脉瓣联合受累。极少累及三尖瓣和肺动脉瓣，也可累及瓣膜邻近的心内膜和腱索。

病变早期，受累瓣膜肿胀、增厚，闭锁缘上可见粟粒大小、灰白色、半透明、呈串珠状单行排列的赘生物，与瓣膜附着牢固，不易脱落（图13-11）。镜下见，瓣膜结缔组织呈黏液样变性，有小灶性纤维素样坏死和炎症细胞浸润。赘生物是由血小板和纤维蛋白构成的白色血栓。赘生物是因肿胀的瓣膜受到血流冲击和瓣膜启闭时的相互摩擦，内皮细胞损伤脱落，暴露其下的胶原纤维，诱导血小板在该处黏附、凝集而成。病变后期赘生物逐渐机化，瓣膜本身发生纤维化及瘢痕形成。若病变反复发作，则可导致瓣膜增厚、变硬、卷曲、缩短，瓣膜间可相互粘连，腱索增粗和缩短，最终形成慢性心脏瓣膜病。

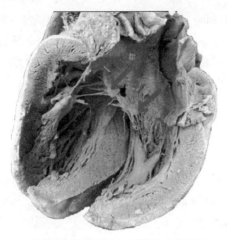

二尖瓣闭锁缘见灰白色、粟粒大小赘生物。

图 13-11　风湿性心内膜炎（箭头示赘生物）

急性期临床上可因二尖瓣相对关闭不全或狭窄，在心尖区出现轻度收缩期杂音和舒张期杂音。

2. 风湿性心肌炎（rheumatic myocarditis）

风湿性心肌炎（rheumatic myocarditis）主要累及心肌间质结缔组织，常表现为灶性间质性心肌炎。主要病变为心肌间质内小血管旁风湿小体形成，亦可见间质水肿、淋巴细胞浸润。风湿小体多见于室间隔和左室后壁上部，以内膜侧心肌内更为多见。病变后期，风湿小体逐渐机化，可形成小瘢痕。

急性期临床上可出现窦性心动过速、第一心音低钝等表现。病变累及传导系统时可出现传导阻滞。儿童患者可发生急性充血性心力衰竭。

3. 风湿性心外膜炎

风湿性心外膜炎又称风湿性心包炎（rheumatic pericarditis）。病变主要累及［心包］脏层，表现浆液性炎或（和）纤维蛋白性炎。①心包积液，当以浆液渗出为主时，形成心包积液，心搏减弱或消失、心浊音界扩大、心音轻而远，X 线检查显示心影增大。患者可有胸闷不适的症状。②绒毛心，当渗出物以纤维蛋白为主时，覆盖于心外膜的纤维蛋白因心脏不停搏动和牵拉而呈绒毛状，称为绒毛心（图 13-12）。临床上患者可有胸痛，听诊可闻及心包摩擦音。

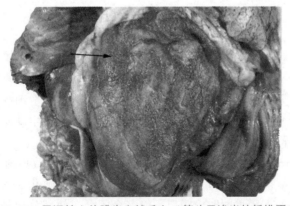

图 13-12　风湿性心外膜炎之绒毛心（箭头示渗出的纤维蛋白）

恢复期，浆液逐渐被吸收，纤维蛋白大部分亦被溶解吸收，少部分发生机化，致使心包的脏、壁两层发生部分粘连，极少数病例可完全粘连，形成缩窄性心包炎（constrictive pericarditis）。

（二）风湿性关节炎

风湿性关节炎（rheumatic arthritis）多见于成年患者。病变常侵犯膝、踝、肩、腕、肘和髋等大关节，此起彼伏，呈游走性多发性经过。关节腔内有浆液渗出，滑膜充血、肿胀，邻近的软组织内可有不典型的风湿小体形成。受累关节可有炎症的红、肿、热、痛和活动受限等典型局部表现。病变消退后，不遗留关节畸形。

（三）皮肤病变

1. 环形红斑

环形红斑为环状或半环状淡红色红斑，中央皮肤色泽正常。主要分布于躯干和四肢皮肤的屈侧。镜下见，红斑处真皮浅层血管充血，血管周围水肿及炎症细胞浸润。多见于儿童，发生于风湿热的急性期，1~2天可消退，临床上具有诊断意义。

2. 皮下结节

皮下结节主要分布于四肢大关节伸侧面皮下，呈圆形或椭圆形，直径0.5~2.0 cm，质较硬，可活动，无压痛。镜下见，结节中央为大片纤维素样坏死，周围可见呈放射状排列的风湿细胞和成纤维细胞，伴淋巴细胞浸润。风湿活动停止后，可逐渐机化形成纤维瘢痕。

（四）风湿性动脉炎

风湿性动脉炎（rheumatic arteritis）可发生于冠状动脉、肾动脉、肠系膜动脉、脑动脉、主动脉和肺动脉等。急性期，血管壁发生黏液样变性和纤维素样坏死，伴有炎症细胞浸润，可有风湿小体形成，并可继发血栓形成。后期，血管壁因瘢痕形成而增厚，管腔狭窄。

（五）风湿性脑病

风湿性脑病又称风湿性舞蹈症（rheumatic chorea），多见于5~12岁儿童，女童较多。主要病变为脑的风湿性动脉炎和皮质下脑炎。后者病变主要累及大脑皮质、基底节和丘脑及小脑皮层，镜下见神经细胞变性、胶质细胞增生及胶质结节形成。当锥体外系受累较重时，患儿出现肢体的不自主及不协调运动，称为小舞蹈症（chorea minor）。

第四节　心脏瓣膜病

心脏瓣膜病（valvular neart disease）是指先天性发育异常或后天疾病所造成的心脏瓣膜器质性病变，表现为瓣膜口狭窄和（或）关闭不全。最常见于二尖瓣，其次为主动脉瓣。心脏瓣膜病的常见原因是风湿性心内膜炎和感染性心内膜炎；AS和梅毒性主动脉炎亦可累及主动脉瓣造成瓣膜病；还有少数是瓣膜退变、钙化及先天发育异常等所致。

瓣膜狭窄（valvular stenosis）是指瓣膜开放时不能完全张开，导致血流通过障碍。主要由相邻瓣膜（近瓣联合处）互相粘连、瓣膜增厚、弹性减弱或丧失、瓣膜环硬化和缩窄等引起。瓣膜关闭不全（valvular incompetence）是指心瓣膜关闭时瓣膜口不能完全闭合，使部分血液反流。主要由瓣膜增厚、变硬、卷曲和缩短，或瓣膜破裂和穿孔，以及腱索增粗、缩短及与瓣膜粘连引起。二者既可单独发生，也可同时并存。

心脏瓣膜病的主要危害是引起血流动力学改变，加重相应心房和（或）心室的负荷，导致心功能障碍。

一、二尖瓣狭窄

二尖瓣狭窄（mitral stenosis）多由风湿性心内膜炎反复发作所致，少数由感染性心内膜炎引起。正常成人二尖瓣开放时瓣口面积约为 5 cm^2，可通过两个手指。瓣膜口狭窄时，瓣口面积可缩小到 $1.0 \sim 2.0$ cm^2，严重者只有 0.5 cm^2，或仅能通过医用探针。病变早期瓣膜轻度增厚，形如隔膜；后期瓣膜极度增厚，瓣叶间严重粘连，腱索缩短，瓣口形如鱼口。

血流动力学改变及临床病理联系：二尖瓣狭窄时，在心室舒张期左心房血液流入左心室受阻，左心房发生代偿性扩张肥厚，收缩力加强，使血液在加压情况下快速通过狭窄口，从而产生漩涡并引起震动，在心尖区可闻及舒张期隆隆样杂音。后期左心房失代偿时，左心房血液不能充分排入左心室，左心房内血液淤积，压力升高，肺静脉压（>25 mmHg）升高使肺静脉血液回流受阻，导致肺淤血、肺水肿或漏出性出血。患者出现呼吸困难、紫绀、咳嗽和咳粉红色泡沫状痰等左心衰竭症状。肺淤血、肺静脉压增高超过一定限度，将反射性引起肺小动脉收缩、痉挛，使肺动脉压升高。右心室因负荷加重而发生代偿性肥大，继而失代偿，右心室扩张，三尖瓣因而相对性关闭不全；同时，右心室舒张末期余血量增加，压力升高，导致右心房及体循环静脉血液回流受阻而发生淤血，患者出现颈静脉怒张、肝脾大、下肢水肿及浆膜腔积液等右心衰竭症状。

整个病程中，左心室未受累，甚至可轻度缩小。X 线显示心脏呈"三大一小"倒置的"梨形心"。

二、二尖瓣关闭不全

二尖瓣关闭不全（mitral incompetence）多为风湿性心内膜炎的后果，也可由亚急性心内膜炎引起。

血流动力学改变及临床病理联系：二尖瓣关闭不全时，心室收缩期左心室部分血液通过关闭不全的瓣膜口反流入左心房，引起漩涡与震动，在心尖区可闻及收缩期吹风样杂音。左心房既接受肺静脉回流的血液又接受左心室反流的血液，血容量大增，压力升高，久之，左心房代偿性扩张肥厚。在心室舒张期，大量血液由左心房涌入左心室，左心室因容量负荷增加而发生代偿性肥大。最后，左心房、左心室均可发生失代偿（左心衰竭），继而发生肺淤血、肺动脉高压、右心室代偿性肥大、右心衰竭。X 线检查时，左右心房、心室均肥大扩张为"球形心"。

三、主动脉瓣狭窄

主动脉瓣狭窄（aortic stenosis）常由风湿主动脉瓣膜炎引起，少数可由先天性发育异常或 AS 引起的主动脉瓣钙化所致。

血流动力学改变及临床病理联系：主动脉瓣狭窄时，左心室射血阻力增加，左心室因压力负荷升高而发生代偿性肥大，收缩力量加强，使血液在加压情况下快速通过狭窄的主动脉瓣口进入主动脉，从而产生旋涡并引起震动，主动脉瓣听诊区可闻及喷射性杂音。久之，左心室失代偿，又相继出现左心衰竭、肺淤血、肺动脉高压及右心衰竭。临床上可出现呼吸困难、运动时眩晕、心绞痛及脉压减小等症状和体征。X 线检查可见左室影更加突出，为"靴形心"。

四、主动脉瓣关闭不全

主动脉瓣关闭不全（aortic incompetence）常由风湿、细菌性心内膜炎和 AS 引起，亦可由梅毒性主动脉炎所致。

血流动力学改变及临床病理联系：主动脉瓣关闭不全时，在心室舒张期主动脉部分血液反流入左心室，使左心室舒张末期血容量增加。左心室因容量负荷增加而发生代偿性肥大。久之，依次发生左心衰竭、肺淤血、肺动脉高压和右心衰竭。临床上可出现脉压增大及周围血管体征，如颈动脉搏动、水冲脉和股动脉枪击音等。主动脉瓣听诊区可闻及舒张期吹风样杂音。

第五节　心功能不全

心脏是血液循环的动力器官，其节律性收缩和舒张推动着血液在心血管系统内循环流动，同时不断地给组织、细胞提供所需的氧和营养物质，并及时带走代谢废物，使机体的功能和代谢得以正常进行。各种原因引起心脏结构和功能的改变，使心室泵血量和（或）充盈功能低下，以至于不能满足组织代谢需要的病理生理学过程，称为心功能不全。心功能不全包括心功能受损后从代偿阶段到失代偿阶段的全过程，而心力衰竭一般是指心功能不全的失代偿阶段，表现出明显的临床症状和体征。两者在本质上是相同的，在临床上心功能不全和心力衰竭这两个概念往往是通用的。

一、心功能不全的病因、诱因和分类

（一）病因

心功能不全是多种循环系统及非循环系统疾病发展到终末阶段的共同结果，主要病因可归纳为心肌收缩性降低、心室负荷过重和心室舒张及充盈受限，但其基本病因有如下两类（表 13-1）。

1. 心肌收缩性降低

心肌收缩性降低常见于心肌炎、心肌梗死、各种心肌病等心肌病变，心肌细胞广泛变性、坏死、纤维化，使心肌舒缩功能发生障碍。也可见于冠状动脉粥样硬化、呼吸功能衰竭、严重贫血和维生素 B_1 缺乏等引起心肌代谢障碍，久之合并心肌病损，导致心脏泵血能力降低。

2. 心室负荷过重

（1）前负荷过重　左心室前负荷过重常见于主动脉瓣或二尖瓣关闭不全，右心室前负荷过重常见于肺动脉瓣或三尖瓣关闭不全、房间隔缺损。血液倒流使心室舒张末期血容量过度增加，导致容量负荷过重。严重贫血、甲状腺功能亢进时，左、右心室容量负荷都增加。

（2）后负荷过重　左心室后负荷过重常见于高血压和主动脉瓣狭窄等。右心室后负荷过重常见于肺动脉高压和肺动脉瓣狭窄、肺源性心脏病等。血黏度明显增加时，左、右心室压力负荷都增加。

表 13-1　心功能不全的常见病因

心肌舒缩功能障碍		心脏负荷过重	
心肌病变	心肌代谢障碍	容量负荷过重	压力负荷过重
心肌炎	心肌缺血缺氧	动脉瓣膜关闭不全	高血压
心肌梗死	维生素 B_1 缺乏	房间隔缺损	肺动脉高压
心肌纤维化		慢性病贫血	动脉瓣膜狭窄

（二）诱因

临床观察表明，许多因素（如感染、酸中毒和电解质紊乱、心律失常、妊娠与分娩、过劳、情绪激动、输液量过多或速度过快、药物中毒、创伤、手术等）均可在上述基本病因的基础上诱发心力衰竭。据统计，约90%的心力衰竭病例都可找到诱因。因此，若能有效控制其诱因，则可大大降低心力衰竭的发生率。

（三）分类

1. 按心力衰竭发生的部位分类

（1）左心衰竭　比较常见，多见于冠心病、原发性高血压、二尖瓣关闭不全、主动脉瓣狭窄或关闭

不全等疾病。在心输出量下降的同时，以肺循环淤血、肺水肿为特征。

（2）右心衰竭　多见于慢性肺源性心脏病、肺动脉瓣狭窄、二尖瓣狭窄、肺的大动脉栓塞等。临床以体循环淤血、静脉压升高，下肢甚至全身水肿为特征。

（3）全心衰竭　是指左、右心衰同时或先后衰竭。见于弥漫性心肌炎、心肌病和严重贫血，亦可见于持久的左心衰竭导致肺循环阻力增加，继而引起右心衰竭。右心衰竭晚期也可引起左心衰竭。

2. 按心力衰竭起病及病程发展速度分类

（1）急性心力衰竭　多见于急性心肌梗死、严重的心肌炎等。起病急骤，发展迅速，心功能尚来不及代偿，常出现心源性休克。

（2）慢性心力衰竭　常见于原发性高血压、心脏瓣膜病和肺动脉高压等。临床比较多见，起病缓慢，多经过较长时间的心功能代偿阶段后才发生心力衰竭。

3. 按心输出量的高低分类

（1）低输出量性心力衰竭　患者的心输出量低于正常群体的平均水平，常见于冠心病、原发性高血压、心脏瓣膜病、心肌炎等引起的心力衰竭。临床上主要表现为外周循环异常，如全身血管收缩、皮肤苍白、发冷，晚期每搏血量下降，脉压变小。

（2）高输出量性心力衰竭　主要见于甲状腺功能亢进、严重贫血、妊娠、动-静脉瘘等。心输出量长期处于高输出量状态，心力衰竭发生后，虽然心输出量较心力衰竭前降低，但仍高于或等于正常值，故称高输出量性心力衰竭。通常表现为四肢温暖和潮红，脉压增大或至少正常。

心力衰竭常用的分类方法、临床类型及特点归纳于表13-2。

表13-2　心力衰竭的分类及特点

分类方法	类型	特点	病因
按发生部位	左心衰竭	左心室泵血功能降低，可出现肺循环淤血	冠心病、原发性高血压、二尖瓣关闭不全
	右心衰竭	右心室泵血功能降低，可出现体循环淤血	肺心病、肺动脉瓣狭窄
	全心衰竭	左右心同时受累，也可由一侧心衰波及另一侧	弥漫性心肌炎、严重贫血、慢性心脏瓣膜病
按起病及病程发展速度	急性心力衰竭	起病急，发展迅速，心输出量在短期内急剧下降，机体常来不及代偿	急性心肌梗死、严重心肌炎
	慢性心力衰竭	起病缓慢，多经过时间较长的心功能代偿阶段后才发生心力衰竭	原发性高血压、慢性心脏瓣膜病、肺动脉高压
按心输出量高低	低输出量性心力衰竭	心衰发生时，心输出量低于正常值	冠心病、原发性高血压、心脏瓣膜病、心肌炎等引起的心力衰竭
	高输出量性心力衰竭	心衰发生时，心输出量较心力衰竭前降低，但仍高于或等于正常值	甲亢、严重贫血、妊娠、动-静脉瘘等引起的心力衰竭

除上述分类外，还可以根据心肌的舒缩功能障碍分为收缩功能不全性和舒张功能不全性心力衰竭，以及根据心力衰竭的严重程度分为轻、中和重度心力衰竭。

二、心力衰竭的发生机制

心力衰竭的发生机制比较复杂，迄今尚未完全阐明。目前认为最基本的机制是心肌舒缩功能障碍。

（一）心肌收缩性减弱

1. 心肌收缩相关蛋白破坏

严重的心肌缺血缺氧、感染、中毒或负荷过重等因素均可使大量的心肌细胞变性、坏死、凋亡等，造成心肌相关收缩蛋白的大量破坏和丧失，导致心肌的收缩功能严重受损。

2. 心肌能量代谢障碍

ATP 是心肌唯一能够直接利用的能量形式，心肌细胞必须不断合成 ATP 以维持正常的泵血功能和细胞活力。心肌的能量代谢包括能量产生、储存和利用三个环节，其中任何一个环节发生障碍都可导致心肌收缩性减弱。

（1）心肌能量生成障碍　主要见于缺血、缺氧性疾病，如休克、冠心病和严重贫血等。心脏是绝对需氧器官，心脏活动所需的能量几乎全部来自全身各种能源物质的有氧氧化。缺血、缺氧导致心肌有氧氧化障碍，ATP 生成可迅速减少，不能满足心肌收缩功能的需要，因此心肌收缩性减弱。此外，维生素 B_1 缺乏导致丙酮酸氧化脱羧障碍也可引起 ATP 生成减少。

（2）心肌能量利用障碍　临床上，长期的心脏负荷过重而引起心肌过度肥大时，心肌细胞内的肌球蛋白头部 ATP 酶活性降低，ATP 水解作用减弱，导致心肌的化学能向机械能转换的过程出现障碍，心肌收缩性减弱。

3. 心肌兴奋-收缩耦联障碍

胞质内 Ca^{2+} 在心肌兴奋、收缩过程中起着极重要的中介作用，凡是影响 Ca^{2+} 转运、分布的因素都会影响心肌的兴奋-收缩耦联。

（1）肌浆网摄取、储存、释放 Ca^{2+} 减少　心肌收缩后复极化时，肌浆网借助钙泵的作用，逆浓度将 Ca^{2+} 从细胞质内摄回，当心肌兴奋时向细胞质内释放 Ca^{2+}，使心肌再次收缩。当心肌缺血缺氧，ATP 供应不足时，肌浆网 Ca^{2+} 泵活性降低以及能量利用障碍，导致肌浆网摄取 Ca^{2+} 的能力下降。肌浆网摄取和储存的 Ca^{2+} 不足，使心肌再次兴奋时 Ca^{2+} 释放减少。

（2）细胞外 Ca^{2+} 内流受阻　心肌细胞肌浆网不发达，储存 Ca^{2+} 量有限，因此心肌收缩时，胞质中的 Ca^{2+} 大部分来自肌浆网，尚有 10%~20% 来自细胞外。①多种因素致心肌肥大时，肥大的心肌肌膜上的 β 受体减少，细胞内去甲肾上腺素含量也减少，导致肌膜上受体依赖性钙通道开放受阻，Ca^{2+} 内流减少；②酸中毒时，β 受体对去甲肾上腺素的敏感性降低，亦可使 Ca^{2+} 内流受阻；③高钾血症时，K^+ 可竞争性地抑制 Ca^{2+} 内流，导致胞质 Ca^{2+} 浓度不能迅速上升，使心肌的兴奋-收缩耦联障碍。

（3）Ca^{2+} 与肌钙蛋白的结合障碍　细胞质内 Ca^{2+} 的浓度必须达到 10^{-5} mol/L，同时还必须与肌钙蛋白结合，才能实现心肌兴奋-收缩耦联。H^+ 也能与肌钙蛋白结合，且结合能力更强，但不能启动心肌的正常收缩。酸中毒时，大量的 H^+ 可竞争性地抑制 Ca^{2+} 与肌钙蛋白的结合，阻碍了心肌的兴奋-收缩耦联，使心肌收缩力下降。

（二）心室舒张功能障碍

心室舒张并充盈足够的血量是实现正常心输出量的保证。若心室充盈不足，则心输出量必然会减少，导致心力衰竭。临床上，约 30% 的心力衰竭病例是由心室的舒张功能异常引起的。心室舒张功能障碍可能与下列因素有关。

1. 钙离子复位延缓

心肌缺血缺氧引起 ATP 供应不足或能量利用障碍，使细胞内 Ca^{2+} 外流受阻，同时肌浆网不能及时将胞质内 Ca^{2+} 摄取、储存，造成胞质中 Ca^{2+} 浓度不能迅速下降，导致 Ca^{2+} 不能及时与肌钙蛋白解离，从而使心肌舒张延缓或不全，引起心室舒张功能障碍。

2. 肌球-肌动蛋白复合体解离障碍

正常心肌舒张时需肌球蛋白头部与肌动蛋白作用点解离，这是一个主动耗能的过程。当心肌缺血缺氧引起 ATP 供应不足时，该过程受阻，从而导致心肌舒张不全或延缓。

3. 心室舒张势能减小

心室舒张功能除了取决于心肌的舒张性能外，还与心室的舒张势能有关。心室舒张的势能来自心室的收缩，心室收缩越强，产生的舒张势能越大，心室的舒张也就越充分。因此，凡是能削弱心肌收缩性的因素，也能通过减小舒张势能影响心室的舒张。

4. 心室顺应性降低

心室顺应性指心室在单位压力变化下的容积改变。心室顺应性下降意味着心室舒张末期容量稍有增加，心室内压即明显增加，从而引起心室的扩张充盈受限，导致心输出量减少，进而引起静脉系统淤血。心室顺应性降低主要见于心肌肥大、心肌炎、间质增生和心肌纤维化等。

（三）心脏各部舒缩活动不协调

正常情况下心脏各部分之间，包括左右心之间、房室之间和心室壁各区域之间的活动处于高度的协调状态，以保证有足够的心输出量。当心肌受损时，如心肌梗死、心肌炎、高血压心脏病等，其病变区与非病变区的心肌在兴奋性、传导性、自律性及收缩性方面产生很大差异，导致心脏各部在空间和时间上舒缩活动不协调，如兴奋的传导障碍可导致房室舒缩活动不协调和两侧心室不同步舒缩，使心输出量减少。

总结心力衰竭的发生机制如图 13-13 所示。

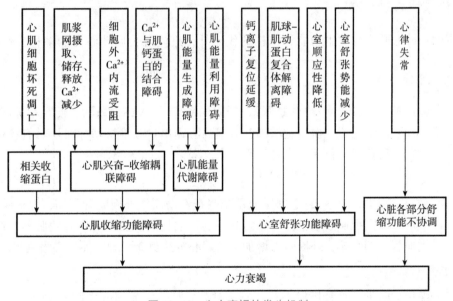

图 13-13　心力衰竭的发生机制

三、心功能不全时机体的代偿反应

当心肌受损或心脏负荷过重引起心输出量减少时，机体通过一系列代偿活动提高或维持心输出量。通过代偿活动，心输出量能够满足机体正常活动需要而暂时不出现心力衰竭者称为完全代偿；心输出量仅能满足机体在安静状态下的代谢需要，已发生轻度心力衰竭者称为不完全代偿；心输出量不能满足机体安静状态下的代谢需要，出现明显的心力衰竭症状者称为失代偿。心力衰竭时，机体的代偿活动可分为心脏本身的代偿活动和心外代偿活动。

（一）心脏代偿反应

1. 心率加快

心率加快是一种快速的代偿反应，一定范围内的心率加快可提高心输出量，对维持动脉血压、保证心脑血管的灌流量具有积极的代偿意义。但若心率过快（成人>180 次/分），则可因心肌耗氧量增加，心室舒张期过短，导致冠脉灌流量减少及心室充盈不足，使心输出量降低，失去代偿意义。

2. 心脏扩张

在一定范围内，心肌收缩力与前负荷（心肌初长度）成正比，当心肌初长度被拉长至超过 2.2 μm 时，其收缩力反而下降甚至丧失。心力衰竭引起心输出量减少，心室舒张末期容积增加，心腔扩张，使心肌初长度增加，心肌收缩力增强，心输出量增加，称这种伴有收缩力增强的心脏扩张为紧张源性扩张；心室舒张末期容积过大，心腔过度扩张，心肌过度拉长超过最适初长度时，心收缩力反而降低，称这种无代偿意义的心腔扩张为肌源性扩张。肌节过度拉长是心脏扩张从代偿转向失代偿的关键因素。

3. 心肌肥大

心肌肥大是心脏长期负荷过重引起的一种慢性代偿方式，主要表现为：心肌细胞体积增大，质量增加。肥大的心肌在两个方面发挥代偿作用，一是可以增加心肌的收缩力，有助于维持心输出量；二是室壁增厚可降低室壁张力，使心肌耗氧量减少，有助于减轻心脏负担。因此，心肌肥大具有积极的代偿意义。但心肌过度肥大时，因能量代谢及兴奋-收缩耦联障碍，心肌收缩力反而会下降，使心输出量不再维持在代偿水平，心力衰竭发生。

（二）心外代偿反应

心功能减退时，除心脏本身发生功能和结构的代偿外，机体还会启动心外的多种代偿机制以适应心排血量的降低。

1. 血容量增加

心力衰竭时心输出量减少，肾素-血管紧张素-醛固酮系统（RAAS）激活，使肾小球滤过率降低，肾小管重吸收钠水增加导致水钠潴留，血容量增加，对提高心输出量、维持动脉血压具有积极的代偿意义。但同时增加了心脏的前、后负荷，长期存在易加重心力衰竭，引起心性水肿。

2. 血流重新分布

心力衰竭时心输出量减少，交感-肾上腺髓质系统兴奋性增高，外周血管收缩，血流量减少，以保证心、脑足够的血液供应，即实现血液重新分配。但周围器官的长期供血不足可导致脏器功能紊乱，如肝、肾衰竭；同时，外周血管长期收缩，外周阻力增加可引起心脏后负荷增大，促发心力衰竭。

3. 红细胞增多

心力衰竭时心输出量减少，肾脏供血不足，刺激肾脏合成、释放促红细胞生成素增多，促进骨髓造血，使红细胞生成增多，血液携氧能力增强，对改善周围组织供氧有代偿意义。但红细胞过多可引起血液黏滞性增大，心脏负荷增加。

4. 组织细胞利用氧的能力增加

心力衰竭时，由于周围组织低灌注而发生缺氧，组织细胞通过线粒体数目增多、氧合血红蛋白释放氧增加及氧的无氧酵解过程加强等方式，使组织利用氧的能力增强。

四、心功能不全时机体的功能和代谢变化

心功能不全时，机体发生各种变化的最根本环节在于心输出量绝对或相对减少，导致各器官、组织

血液灌流不足和静脉血液回心受阻。

（一）心输出量减少

1. 皮肤苍白或发绀

由于心排出量减少，加上交感−肾上腺髓质系统兴奋，皮肤血管收缩，血流量减少，患者出现皮肤苍白、体温降低、出冷汗等症状。随着静脉回流受阻，组织循环时间延长，严重时，患者肢端皮肤呈现斑片状或网状发绀。

2. 尿量减少

心力衰竭时，心输出量减少，肾供血不足；同时交感−肾上腺髓质系统兴奋使肾血管收缩，肾血流量进一步减少，引起肾小球滤过率下降和肾小管重吸收功能增强，使尿量减少。

3. 中枢神经系统功能紊乱及疲乏无力

轻度心力衰竭时，机体的代偿，特别是体内血流的重新分布使得脑血流量仍然保持在正常水平，但机体各部的肌肉因供血不足，能量代谢水平下降，患者常感疲乏无力。机体的代偿失调后，脑血流量减少，供氧不足，导致中枢神经系统功能紊乱，患者出现头痛、失眠、烦躁不安等症状，严重者可发生嗜睡甚至昏迷。

4. 心源性休克

轻度、慢性心力衰竭时，由于机体的代偿作用，动脉血压仍可维持在相对正常的水平。急性、严重心力衰竭（如大面积心肌梗死）时，由于心输出量急剧减少，机体来不及代偿，血压可急剧下降，导致组织内微循环的灌流量严重不足而发生休克。

（二）体循环淤血

慢性右心衰竭或全心衰竭时，因水钠潴留和静脉回流障碍，引起不同程度的体循环淤血。主要表现为体循环静脉系统过度充盈，静脉压升高，内脏器官淤血、水肿等。

1. 静脉淤血和静脉压升高

右心衰竭或全心衰竭时，心室收缩末期余血量增多，导致心室舒张时心室内的压力升高，上、下腔静脉回流受阻，使体循环静脉系统大量血液淤积，充盈过度，压力升高。身体的低垂部位（如下肢和内脏）淤血最早、最显著，严重时出现颈静脉怒张，肝−颈静脉回流征阳性（按压肝脏后颈静脉异常充盈）等。

2. 肝大、肝功能损害

右心衰竭时肝大者占 95%~99%，是右心衰竭的早期表现之一。右心衰竭时下腔静脉压升高，肝静脉血液回流受阻，肝小叶中央静脉及其周围的肝血窦扩张、充血及周围水肿，导致肝脏肿大。肿大的肝脏牵张肝包膜，引起疼痛。慢性右心衰竭的患者因肝脏长期淤血、缺氧引起肝细胞变性、坏死及纤维组织增生，可致肝功能异常和淤血性肝硬化。因肝细胞变性、坏死，患者可出现转氨酶水平增高及黄疸。

3. 水肿

水肿是右心衰竭及全心衰竭的主要表现之一。水肿首先出现在身体的下垂部位，如足、踝及下肢等，严重时累及全身并出现腹水、胸水。水钠潴留和毛细血管流体静压升高是水肿的主要机制。

（三）肺循环淤血

左心衰竭时，因心室舒张末期容积增加，压力升高，肺静脉血液回流受阻，引起肺循环淤血。临床上主要表现为各种形式的呼吸困难和肺水肿。

1. 呼吸困难

呼吸困难是气短及呼吸费力的主观感觉，是肺淤血、水肿的共同表现。根据肺淤血和水肿的严重程度，呼吸困难可有不同的表现形式。

（1）劳力性呼吸困难（exertional dyspnea）　是指伴随着体力活动而发生的呼吸困难，休息后可减轻或消失，为左心衰竭的早期表现。其机制是：①体力活动时机体需氧量增加，而衰竭的心脏不能提供与之相适应的心输出量，机体缺氧加剧，反射性兴奋呼吸中枢，引起呼吸加快加深；②活动时心率加快，心舒张期缩短，一方面冠脉灌流不足，加剧心肌缺氧，另一方面左室充盈减少，加重肺淤血；③体力活动时回心血量增多，肺淤血加重，肺顺应性降低，呼吸肌做功增加，患者感到呼吸费力。

（2）端坐呼吸（orthopnea）　患者在静息时已出现呼吸困难，平卧时加重，故需被迫采取半卧位或坐位以减轻呼吸困难的程度，称为端坐呼吸，提示心衰已引起明显的肺循环淤血。其机制是：①平卧时机体下半身血液回流增加，加重肺淤血。端坐时下半身回心血量减少，减轻肺淤血。②平卧时，膈肌位置上移，使胸廓容积减小，肺扩张受限。端坐时膈肌位置相对下移，胸廓容积增大，有利于肺的扩张，改善呼吸状况。③平卧时身体下半部的水肿液回收入血增多，而端坐体位可减少水肿液的吸收，以缓解肺淤血。

（3）夜间阵发性呼吸困难（paroxysmal nocturnal dyspnea）　是指患者夜间入睡后因突感气闷而被惊醒，在坐起咳嗽和喘气后有所缓解，称为夜间阵发性呼吸困难，是左心衰竭造成严重肺淤血的典型表现。其发生机制为：①平卧位使膈肌上移，肺扩张受限；同时静脉回心血量增多，肺淤血加重。②入睡后迷走神经兴奋性升高，支气管平滑肌收缩，肺通气阻力增大。③睡眠时中枢神经系统处于抑制状态，对刺激的敏感性降低，只有当肺淤血较严重，PaO_2 降到一定水平时才刺激呼吸中枢，患者感到呼吸困难而惊醒。

2. 肺水肿

肺水肿是急性左心衰竭最严重的表现。由于肺淤血，肺毛细血管流体静压升高、毛细血管通透性增加，导致肺泡、肺间质水肿。与此同时，肺泡内的水肿液可稀释破坏肺泡表面活性物质，使肺泡表面张力加大，加重肺水肿。临床上主要表现为突发严重的呼吸困难、发绀、端坐呼吸、咳嗽、咳粉红色泡沫样痰等。

五、心功能不全的防治原则

1. 防治原发病、消除诱因

这是心功能不全防治的重要原则。如原发性高血压引起的心衰，应及时、适当地降血压。同时应避免体力活动过剧、精神过度紧张并预防感染等。

2. 改善心肌的舒缩功能

因心肌收缩性减弱引起的心衰，可适当应用强心药物如洋地黄和地高辛等，以提高心肌收缩性。另外可选择适当的治疗措施提高心肌的顺应性，从而改善心肌的舒缩功能。

3. 调整心肌的前、后负荷

一方面选择适当的扩血管药物，降低心脏的后负荷，提高心脏的搏出量；另一方面调整心脏前负荷，使其处于适当水平，以减轻心脏负担，维持一定的心输出量。

4. 控制水肿和降低血容量

这是治疗慢性充血性心力衰竭的重要措施。通过适当限制食盐的摄入量和应用利尿药物，排出多余的水钠以降低血容量。

5. 改善组织供氧

吸氧可提高氧分压和血浆内溶解的氧量，是心力衰竭患者的常规治疗措施。

习题

第十四章 呼吸系统疾病

→ 思维导图

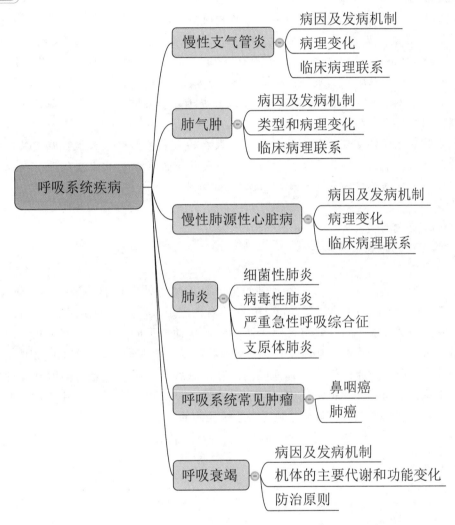

→ 学习目标

1. 掌握：慢性支气管炎、肺气肿的概念及病理变化；大叶性、小叶性肺炎的病理变化、临床病理联系与并发症；肺癌的类型、早期肺癌的概念；呼吸衰竭的概念、病因与发生机制。

2. 熟悉：各种慢性阻塞性肺疾病的基本病变；肺气肿的类型及对机体的影响；间质性肺炎的病变；硅肺的概念、基本病变；慢性肺源性心脏病的概念、基本病变；呼吸衰竭的分类及机体功能代谢的变化。

3. 了解：支气管哮喘的发病机制；硅肺的并发症；鼻咽癌的病变与临床联系；呼吸衰竭的防治原则。

4. 能够具备区别典型大叶性肺炎和小叶性肺炎的能力；能用慢性支气管炎、支气管扩张症、肺气肿、肺炎的病变特点解释其临床表现，能分析判断是否发生呼吸衰竭。

5. 能够依据呼吸系统疾病的常见病因与发病机制开展疾病预防工作。

病例讨论

[病例一] 呼吸内科同病房三名患者，王某，60 岁，因早上起床后反复咳嗽、咳痰伴喘息入院，痰量较多，痰液为白色黏痰；杨某，12 岁，因到油菜花地里春游发生咳嗽、喘息伴哮鸣音入院，痰少，为白色黏痰；张某，80 岁，40 年吸烟史，因咳嗽、咳大量脓痰及反复咯血入院，痰量较多，却是黄色脓痰。三人均被初步诊断为"慢性阻塞性肺疾病"收入院。

问题：

1. 三名患者各属于慢性阻塞性肺疾病的哪种类型？为什么？

2. 患者咳痰的原因各是什么？痰液性状为何各不相同？

[病例二] 早产男婴，7 个月，因咳嗽、呕吐、高热 8 天，加重 2 天入院。查体：T 39 ℃，P 165 次/mim，R 28 次/min。患儿呼吸急促、面色苍白、咳嗽、呕吐、哭闹、气急，口鼻周围呈青灰色，精神萎靡，鼻翼扇动。双肺背侧下部可闻及湿啰音。心率 165 次/min，心音钝，心律齐。辅助检查：血常规，白细胞 24×10^9/L，中性粒细胞占 78%。X 线检查示左、右肺下叶可见灶状阴影。入院后给予抗生素及对症治疗，但病情逐渐加重，治疗无效死亡。

尸检：左、右肺下叶背侧实变，切面见粟粒大、散在的灰黄色病灶。镜检：病变呈灶性分布，病灶中见细支气管管壁充血、中性粒细胞浸润，管腔中充满大量中性粒细胞及上皮细胞。病灶周围的肺泡中可见浆液和炎症细胞。右脑灰质区见 3 mm×4 mm×2 mm 脓肿。

问题：

1. 该患儿的肺炎为何种类型？

2. 患儿肺部病理变化的基础有哪些？

呼吸系统由鼻、咽、喉、气管、支气管和肺组成，是人体与外界相通并进行气体交换的主要门户。呼吸系统本身具有很强的自净机制和防御功能，可防止有害因子入侵造成损伤，如黏液-纤毛转运系统能将沉积、黏附在呼吸道黏液层中的一些有害因子通过纤毛摆动自下向上排送，直至咳出而被清除；黏液中还含有一定量的溶菌酶、干扰素、补体和分泌型 IgA 等免疫活性物质，可增强对病原体的杀灭作用；进入肺泡腔内的小粉尘颗粒及病原微生物由肺泡腔内巨噬细胞吞噬、降解；还可摄取和处理抗原，将抗原信息传递给淋巴细胞，参与特异性免疫反应。当上述清除、防御功能受损，或者进入呼吸系统的病原微生物、有害粉尘数量多、毒力强时，就会导致呼吸系统疾病的发生。

常见的呼吸系统疾病有：慢性支气管炎、肺气肿、慢性肺源性心脏病、肺炎、呼吸系统肿瘤、呼吸衰竭等。

第一节　慢性支气管炎

慢性支气管炎（chronic bronchitis）是指气管、支气管黏膜及其周围组织的慢性非特异性炎症。临床上以反复发作的咳嗽、咳痰或伴随喘息症状为特征，且上述症状每年持续 3 个月，连续 2 年或 2 年以上。慢性支气管炎属于慢性阻塞性肺疾病，是一种常见病、多发病，中老年人群发病率较高，达 15%~20%。多在冬春季发病，晚期可并发肺气肿和慢性肺源性心脏病。

一、病因及发病机制

慢性支气管炎常为多种因素长期综合作用所致。已确定的致病因素如下。

1. 病毒和细菌感染

慢性支气管炎起病与感冒有密切关系，凡能引起感冒的病毒均能引起本病的发生和复发。常见病毒有鼻病毒、乙型流感病毒、副流感病毒、腺病毒及呼吸道合胞病毒等，常见细菌多为呼吸道常驻菌，如

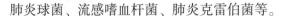

肺炎球菌、流感嗜血杆菌、肺炎克雷伯菌等。

2. 吸烟

吸烟与慢性支气管炎的发病关系密切，约90%慢性支气管炎患者为吸烟者。烟雾中含有的焦油、尼古丁和镉等有害成分能损伤呼吸道黏膜，降低局部抵抗力，同时烟雾又可刺激小气道产生痉挛，从而增加气道阻力。

3. 空气污染和过敏因素

工业烟雾、粉尘等造成的大气污染与慢性支气管炎有一定的因果关系；过敏因素与慢性支气管炎有一定关系，喘息型慢性支气管炎患者往往有过敏史。

4. 机体内在因素

机体抵抗力降低、呼吸系统防御功能受损及内分泌功能失调等均与本病的发生发展密切相关。

二、病理变化

慢性支气管炎病变常始于较大的支气管，随病情进展，逐渐累及细、小支气管。肉眼观，支气管黏膜粗糙、充血、水肿，管腔内有黏液或脓性分泌物。镜下见，其主要病变如下。

1. 呼吸道黏膜上皮的损伤和修复

黏膜上皮纤毛粘连、倒伏甚至脱失；纤毛柱状上皮细胞发生变性、坏死、脱落；再生的上皮杯状细胞数目增多，可见鳞状上皮化生。

2. 腺体的变化

黏膜下腺体增生肥大和浆液性上皮发生黏液腺化生，导致分泌黏液增多。

3. 支气管壁的病变

早期支气管壁充血、水肿，淋巴细胞、浆细胞浸润；晚期病变严重者管壁平滑肌束断裂、萎缩，但喘息型患者可出现平滑肌束增生、肥大，管腔变窄；软骨可发生变性、萎缩、钙化和骨化。慢性支气管炎反复发作必然导致病情加重，累及更多的细支气管，引起管壁纤维性增厚，管腔狭窄甚至发生纤维性闭锁。而且，炎症易向管壁周围组织及肺泡扩展，形成细支气管炎。细支气管炎是慢性阻塞性肺气肿的病变基础。

三、临床病理联系

患者因呼吸道分泌物多及支气管黏膜炎症刺激，及分泌的黏液增多出现咳嗽、咳痰。痰一般呈白色黏液泡沫状，不易咳出。急性发作期，咳嗽加剧，痰呈黏液脓性或脓性。肺部可闻及干、湿啰音。喘息型患者常在病变加重或并发感染时，因支气管平滑肌痉挛或狭窄，双肺可闻及哮鸣音。有的患者因支气管黏膜和腺体萎缩，分泌物减少，痰量减少甚或无痰。小气管的狭窄和阻塞可致阻塞性通气障碍，此时，呼气阻力的增加大于吸气，久之使肺过度充气，肺残气量明显增多而并发肺气肿。

本病若能合理治疗，积极预防，避免反复发作，可逐渐痊愈。若病因持续存在，病变可逐渐加重而引起肺气肿、肺心病及支气管扩张等并发症。

第二节　肺气肿

肺气肿（pulmonary emphysema）是指呼吸性细支气管、肺泡管、肺泡囊和肺泡等末梢肺组织因含气量过多伴有肺泡间隔破坏和肺组织弹性减弱，导致的肺体积膨大、肺功能降低的一种病理状态，是支气管和肺部疾病最常见的并发症。

一、病因及发病机制

肺气肿常继发于其他阻塞性肺疾病，其中最常见的是慢性支气管炎。此外，吸烟、空气污染和肺尘埃沉着病等也是常见的发病原因。其发生机制与下列因素有关。

1. 阻塞性通气障碍

慢性支气管炎时，由于小气道狭窄、阻塞或塌陷，肺泡残气量增多；细支气管周围的炎症使肺泡壁破坏、弹性减弱，更影响肺泡的排气能力，末梢肺组织则因残气量不断增加而发生扩张，肺泡孔扩大，肺泡间隔也断裂，扩张的肺泡相互融合形成气肿囊腔。

2. α_1-抗胰蛋白酶水平降低

α_1-抗胰蛋白酶（α_1-antitrypsin，α_1-AT）广泛存在于组织和体液中，能抑制蛋白酶、弹性蛋白酶、胶原酶等多种水解酶的活性。炎症时，白细胞的氧代谢产物——氧自由基等能氧化 α_1-AT 使之失活，导致中性粒细胞和巨噬细胞分泌的弹性蛋白酶数量增多、活性增强，加剧细支气管和肺泡壁弹力蛋白、IV 型胶原蛋白和糖蛋白的降解，破坏肺组织的结构，使肺泡回缩力减弱。遗传性 α_1-AT 缺乏是引起原发性肺气肿的原因，主要是全腺泡型肺气肿。临床资料也表明，遗传性 α_1-AT 缺乏者因血清中 α_1-AT 水平极低，故肺气肿的发病率较一般人高 15 倍。

二、类型和病理变化

（一）类型

肺气肿有多种病理类型，根据病变的解剖组织部位分类如下。

1. 肺泡性肺气肿

病变发生在肺腺泡内，因常合并有小气道阻塞性通气障碍，故也称阻塞性肺气肿。根据发生部位和范围的不同，可分为：①腺泡中央型肺气肿，此型最常见，多见于中老年吸烟者或有慢性支气管炎病史者位于肺腺泡中央的呼吸性细支气管呈囊状扩张，而肺泡管、肺泡囊扩张不明显；②腺泡周围型肺气肿，也称间隔旁型肺气肿，此型多不合并慢性阻塞性肺疾病。肺腺泡远端的肺泡管和肺泡囊扩张，而近端的呼吸性细支气管基本正常；③全腺泡型肺气肿，呼吸性细支气管、肺泡管、肺泡囊和肺泡均明显扩张，气肿小囊腔遍布肺腺泡（图 14-1）。如果肺泡间隔破坏严重，气肿囊腔融合形成直径超过 1 cm 的较大囊泡，则称为囊泡性肺气肿。常见于青少年、先天性 α_1-AT 缺乏症患者。

2. 间质性肺气肿

肋骨骨折、胸壁穿透伤或剧烈咳嗽引起肺内压急剧升高，导致肺泡壁或细支气管壁破裂，使气体进入肺间质形成肺气肿，称为间质性肺气肿。气体在肺小叶间隔、肺膜下沿支气管和血管周围组织间隙扩展至肺门和纵隔形成串珠状小气泡，甚至可到达胸部皮下形成皮下气肿。

此外，还有代偿性肺过度充气、老年肺气肿等类型。

（二）病理变化

肉眼观，肺的体积显著增大，边缘钝圆，色灰白，柔软而缺乏弹性，指压后压痕不易消退，表面常可见肋骨压迹。切面肺结构似海绵状，可见扩大的肺泡囊腔。镜下见，肺泡扩张，肺泡间隔变窄、断裂或消失，相邻肺泡可互相融合形成较大囊腔。肺泡间隔内毛细血管床数目减少。肺小动脉内膜呈纤维性增厚，管腔狭窄。小支气管和细支气管壁可见慢性炎症细胞浸润（图 14-2）。

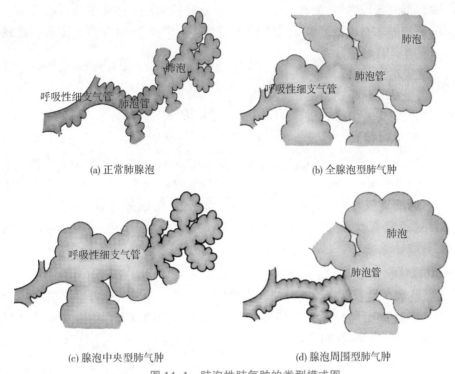

(a) 正常肺腺泡　　　　　　　　　　　　(b) 全腺泡型肺气肿

(c) 腺泡中央型肺气肿　　　　　　　　　(d) 腺泡周围型肺气肿

图 14-1　肺泡性肺气肿的类型模式图

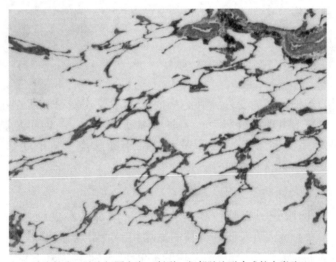

肺泡扩张，肺泡间隔变窄、断裂，相邻肺泡融合成较大囊腔。

图 14-2　肺气肿

三、临床病理联系

　　典型的肺气肿患者胸廓前后径增大，呈桶状胸。患者除有咳嗽、咳痰等慢性支气管炎的症状外，常因阻塞性通气障碍而出现呼气性呼吸困难、胸闷、气促、发绀等缺氧症状。胸廓呼吸运动减弱。叩诊呈过清音，心浊音界缩小或消失，肝浊音界缩小。X 线检查示肺野扩大、横膈下降、透明度增加。严重者可导致肺源性心脏病、呼吸衰竭、肺性脑病及自发性气胸等并发症。

第三节　慢性肺源性心脏病

　　慢性肺源性心脏病（chronic cor pulmonale）简称肺心病，是因慢性肺疾病、肺血管及胸廓的病变引起的肺循环阻力增加和肺动脉压升高导致的右心室壁肥厚、心腔扩大甚至伴或不伴右心衰竭的心脏病。本病在我国较常见，平均患病率为0~5%，好发于冬春寒冷季节，多见于40岁以上人群，其发病率随年龄增长而升高。

一、病因及发病机制

引起肺心病的原因很多，但其发生的关键环节均有一共同的病理致病环节即肺动脉高压。

1. 肺疾病

肺疾病最常见的是慢性支气管炎和阻塞性肺气肿，占80%~90%，其后依次为支气管哮喘、支气管扩张症、肺尘埃沉着病、慢性纤维空洞型肺结核、弥漫性肺间质纤维化等。以上疾病发病时肺毛细血管床减少、闭塞及纤维化，肺循环阻力增加。由于阻塞性通气障碍及肺的血气屏障结构被破坏，肺泡通气、换气功能障碍，使机体处于缺氧状态。缺氧不仅可引起肺小动脉痉挛，还能使肺血管构型改建，更增大了肺循环阻力，引起肺动脉高压，最终导致右心肥大、扩张。

2. 胸廓运动障碍性疾病

胸廓运动障碍性疾病较少见。脊柱严重弯曲、胸膜广泛粘连、类风湿性脊椎炎等导致的严重胸廓畸形，使胸廓运动受阻，不但引起限制性通气障碍，而且可因压迫肺的较大血管造成肺血管扭曲，导致肺循环阻力增加而引起肺动脉压升高及肺心病。

3. 肺血管疾病

肺血管疾病极少见。如原发性肺动脉高压、反复发作的肺小动脉多发性栓塞及肺小动脉炎等可直接引起肺动脉压升高，导致肺心病。

二、病理变化

1. 肺部病变

除原有肺疾病所表现的多种肺部病变外，肺心病时肺的主要病变是肺肌型小动脉的变化，表现为肺小动脉中膜增生、肥厚，内膜下出现纵行肌束，无肌型细动脉肌化。有时可见肺小动脉炎、动脉内血栓形成和机化。肺泡壁毛细血管数量显著减少。还可见肺小动脉炎，肺小动脉弹力纤维及胶原纤维增生，腔内血栓形成和机化及肺泡间隔毛细血管数量减少。

2. 心脏病变

以右心室的病变为主。肉眼观，心脏体积增大，质量增加，心尖钝圆；右心室壁肥厚，心腔扩张，肺动脉圆锥显著膨隆，右心室内乳头肌和肉柱明显增粗。通常以肺动脉瓣下2 cm处右心室前壁肌层厚度超过5 mm（正常3~4 mm）作为诊断肺心病的病理形态标准。镜下见，心肌细胞肥大，核大深染，部分心肌细胞因缺氧出现心肌纤维萎缩、肌浆溶解、横纹消失、间质水肿及胶原纤维增生等。

三、临床病理联系

肺心病发展缓慢。患者除具有原发疾病的临床表现（如咳嗽、咳痰等）外，主要是逐渐出现呼吸功能不全（如呼吸困难、气急、发绀等）和右心衰竭（如心悸、心率加快、肝脾肿大、下肢浮肿等）的症状和体征。病情严重者，由于缺氧和二氧化碳潴留，呼吸性酸中毒等可导致脑水肿而并发肺性脑病，患者出现头痛、烦躁不安、抽搐、嗜睡甚至昏迷等症状。

预防肺心病的发生主要是对引发该病的肺部疾病进行早期治疗并有效控制其发展。右心衰竭多由急性呼吸道感染致使肺动脉压增高所诱发，故积极治疗肺部感染是控制右心衰竭的关键。

第四节 肺 炎

肺炎（pneumonia）是指肺的急性渗出性炎症，是呼吸系统的常见病、多发病。根据病因不同，可分为细菌性肺炎、病毒性肺炎、支原体肺炎、霉菌性肺炎、吸入性肺炎、过敏性肺炎等；根据病变累及的部位和范围不同，可分为大叶性肺炎、小叶性肺炎和间质性肺炎等；按病变性质不同，又可分为浆液性、纤维蛋白性、化脓性、出血性、干酪性和肉芽肿性肺炎等。

一、细菌性肺炎

（一）大叶性肺炎

大、小叶性肺炎的区别　　大叶性肺炎

大叶性肺炎（lobar pneumonia）是主要由肺炎链球菌引起的以肺泡内弥漫性纤维蛋白渗出为主的炎症。病变常累及肺大叶的全部或大部。本病多见于青壮年，冬春寒冷季节较多见。临床起病急骤，主要表现为寒战、高热、胸痛、咳嗽、咳铁锈色痰和呼吸困难，并有肺实变体征及白细胞增高等。

1. 病因及发病机制

90%以上的大叶性肺炎由肺炎链球菌引起，少数病例可由肺炎杆菌、金黄色葡萄球菌、溶血性链球菌、流感嗜血杆菌等引起。肺炎链球菌是鼻咽部常驻菌，带菌的人类通常是本病的传播源。当受寒、疲劳、醉酒、麻醉时，呼吸道的防御功能减弱，机体抵抗力降低，肺炎链球菌由呼吸道侵入肺泡生长繁殖，并引发肺组织的变态反应，致肺泡壁毛细血管扩张、通透性增加，浆液和纤维蛋白大量渗出，细菌在富含蛋白的渗出液中迅速生长繁殖，并随渗出物沿肺泡间孔或呼吸细支气管迅速向周围肺组织蔓延，波及一个肺段或整个肺大叶。带菌渗出物经肺叶支气管播散，可致炎症在大叶之间蔓延，引起数个肺大叶病变。

2. 病理变化和临床病理联系

大叶性肺炎的主要病理变化为肺泡内的纤维蛋白性炎。通常发生在单侧肺，以左肺下叶或右肺下叶多见，也可同时或先后出现在两个以上肺叶。典型的大叶性肺炎的自然发展过程大致分为四期。

（1）充血水肿期　发病后的第1~2天。肉眼观，病变肺叶充血、肿胀，色暗红，挤压切面可见淡红色泡沫状液体流出。镜下见，病变肺叶肺泡间隔毛细血管弥漫性扩张充血，肺泡腔内有大量浆液性渗出液及少量红细胞、中性粒细胞和巨噬细胞。渗出液中可检出肺炎链球菌。

临床上患者有寒战、高热、外周白细胞增多等全身中毒症状，还可能咳嗽或咳稀薄的泡沫状痰。肺部听诊可闻及呼吸音减弱和湿性啰音。X线检查显示片状分布的模糊阴影。

（2）红色肝样变期　一般为发病后的第3~4天。肉眼观，病变肺叶肿大呈暗红色，质地变实，切面灰红似肝脏外观，故称红色肝样变期。镜下见，肺泡间隔毛细血管扩张充血，肺泡腔内充满纤维蛋白和大量红细胞，其间夹杂少量中性粒细胞和巨噬细胞。渗出的纤维蛋白交织成网，并可通过肺泡间孔与相邻肺泡腔中的纤维蛋白网相连。渗出物中仍可检出肺炎链球菌（图14-3）。

肺泡腔内的红细胞被巨噬细胞吞噬，崩解后形成含铁血黄素随痰排出，致使痰呈铁锈色。若病变波及胸膜，则可引起纤维蛋白性胸膜炎，患者常感胸痛，并随呼吸或咳嗽而加重。由于肺实变致肺通气/血流比值降低，患者出现气急、呼吸困难、发绀等缺氧症状。X线检查可见大片致密的阴影。

（3）灰色肝样变期　发病后的第5~6天。肉眼观，病变肺叶仍肿大，但充血消退，呈灰白色，质实如肝，故称灰色肝样变期。镜下见，肺泡腔内渗出的纤维蛋白增多，纤维蛋白网中有大量中性粒细胞及巨噬细胞，纤维蛋白经肺泡间孔相连的现象更为明显。肺泡间隔毛细血管受压，肺泡腔内很少见到红细胞，肺组织呈贫血状（图14-4）。渗出物中不易检出肺炎链球菌。

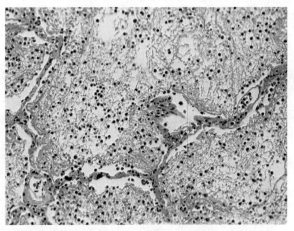

肺泡腔内充满红细胞、纤维蛋白、少量中性粒细胞。

图 14-3　大叶性肺炎（红色肝样变期）

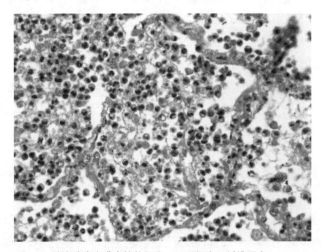

肺泡腔内充满中性粒细胞、巨噬细胞、纤维蛋白。

图 14-4　大叶性肺炎（灰色肝样变期）

此期患者肺实变体征及 X 线检查与红色肝样变期基本相同，但铁锈色痰逐渐变成黏液脓痰。肺泡间隔毛细血管受压，血流量显著减少，使得肺泡通气血流比例有所回升，故缺氧状况得以改善，患者呼吸困难、发绀等症状有所减轻。

（4）溶解消散期　发病后一周左右进入此期。肉眼观，病变肺叶质地变软，切面实变病灶消失，挤压时可见少量脓性混浊液体流出。镜下见，肺泡间隔毛细血管逐渐恢复正常，肺泡腔内巨噬细胞明显增多，大多数中性粒细胞已发生变性、坏死，并释出大量蛋白水解酶将纤维蛋白逐渐溶解液化，随痰排出或经淋巴管吸收。肺组织可完全恢复正常结构和功能。

患者体温恢复正常，临床症状逐渐减轻至消失。由于渗出物溶解液化，痰量可增多，听诊可闻及湿啰音。X 线检查可见阴影逐渐减少直至消失。

大叶性肺炎上述各期病变的发展演变是一个连续的过程，彼此间并无绝对界限，同一肺叶的不同部位可呈现不同阶段的病变。目前由于抗生素类药物的早期应用干预了疾病的自然过程，上述典型的四期病变过程已很少见。病变往往表现为节段性肺炎，病程也明显缩短。

3. 结局及并发症

绝大多数大叶性肺炎经过及时合理的治疗可以痊愈。极少数患者由于机体防御能力降低、感染严重或治疗不及时，可发生以下并发症：

（1）感染性休克　见于重症病例，是大叶性肺炎的严重并发症。主要表现为严重的全身中毒症状和微循环衰竭，又称为中毒性或休克型肺炎。临床上并不罕见，病死率较高。

（2）肺脓肿及脓胸　多见于由金黄色葡萄球菌和肺炎球菌混合感染引起的肺炎。当患者机体抵抗力低下或病原菌毒力过强时，易并发肺脓肿，病变蔓延到胸膜引起脓胸。

（3）败血症或脓毒败血症　严重感染时，由细菌侵入血流大量生长繁殖并产生毒素所致。

（4）肺肉质变（pulmonary carnification）　又称机化性肺炎。病变肺叶中性粒细胞渗出过少，渗出物不能被完全溶解、吸收，而是被肉芽组织取代并发生机化。病变肺组织呈褐色肉样外观，称肺肉质变（图 14-5）。

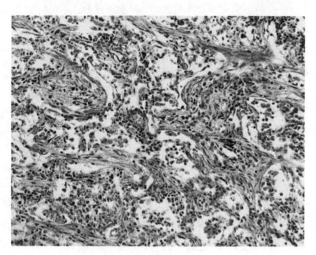

肺泡腔内炎性渗出物被纤维结缔组织取代。

图 14-5　肺肉质变

（二）小叶性肺炎

小叶性肺炎（lobular pneumonia）是以细支气管为中心，主要由化脓性细菌引起以肺小叶为单位肺组织的急性化脓性炎症，又称支气管肺炎（bronchopneumonia）。多见于小儿、年老体弱或久病卧床者。临床上主要表现为发热、咳嗽、咳痰、呼吸困难等症状，肺部听诊可闻及散在的湿啰音。

1. 病因及发病机制

小叶性肺炎病因复杂，往往是由多种致病菌混合感染引起。常见的致病菌有葡萄球菌、肺炎球菌、流感嗜血杆菌、肺炎克雷伯菌、链球菌、铜绿假单胞菌及大肠杆菌等。上述多数细菌是呼吸道的常驻菌，一般不引起肺炎。当患呼吸道传染病、营养不良、醉酒、受寒、手术后等机体抵抗力下降时，患者呼吸系统的防御功能受损，细菌趁机侵入细支气管及末梢肺组织生长繁殖，引起小叶性肺炎。因此，小叶性肺炎常常是某些疾病的并发症，如手术后肺炎、吸入性肺炎、坠积性肺炎等。

2. 病理变化

小叶性肺炎的病变特征是以细支气管为中心的肺组织化脓性炎症。肉眼观，两肺表面和切面散在分布灰黄色或暗红色实变病灶，以两肺下叶和背侧多见。病灶大小不等，直径多在 0.5～1.0 cm 之间（相当于肺小叶范围），形状不规则，病灶中央常可见到细支气管断面。病变严重时，病灶相互融合甚或累及整个大叶，形成融合性支气管肺炎，一般不累及胸膜。

镜下见，病变呈多灶性，早期病变的细支气管黏膜充血、水肿，表面附着黏性渗出物，周围肺组织可无明显变化或仅有轻度肺泡充血。随病情进展，病灶中支气管、细支气管管壁充血、水肿，中性粒细胞浸润，管腔中可见大量中性粒细胞。严重时，病灶中中性粒细胞渗出增多，支气管和肺组织遭破坏，呈完全脓性炎症改变。支气管周围受累的肺泡壁充血，肺泡腔内充满浆液、中性粒细胞、少量红细胞和纤维蛋白。病灶周围肺组织充血，部分肺泡扩张呈代偿性肺气肿（图 14-6）。

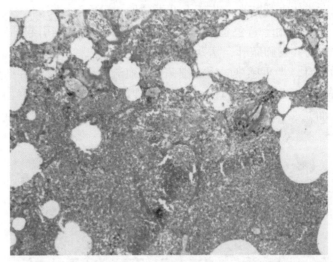

支气管及其周围的肺泡腔内充满以中性粒细胞为主的渗出物，周围可见扩张的肺泡。

图 14-6　小叶性肺炎

3. 临床病理联系

发热、咳嗽、咳痰是最常见的症状。咳嗽由支气管黏膜炎症及炎性渗出物的刺激引起，痰液往往为黏液脓性或脓性。因病灶小而分散，肺实变体征不明显。因病变部位细支气管和肺泡内含有渗出物，听诊可闻及湿啰音。X 线检查可见肺内散在不规则小片状或斑点状模糊阴影。严重者，病灶内细支气管及肺泡内有大量渗出物，导致肺通气及换气障碍而出现呼吸困难及发绀。

4. 结局及并发症

经及时有效治疗，本病多数可痊愈。幼儿及年老体弱者，特别是并发其他严重疾病者，预后较差。小叶性肺炎的并发症远较大叶性肺炎多见，尤其是年老体弱者更易出现。常见的并发症有呼吸衰竭、心力衰竭、脓毒败血症、肺脓肿及脓胸等。病程长者，支气管损伤较重，可引起支气管扩张症。

二、病毒性肺炎

病毒性肺炎是由病毒引起的肺间质的炎症。多为上呼吸道病毒感染向下蔓延所致的肺部炎症。引起该类肺炎的病毒种类较多，主要有流行性感冒病毒（简称流感病毒）、呼吸道合胞病毒、腺病毒、副流感病毒、麻疹病毒、巨细胞病毒等，主要通过呼吸道传染。除流感病毒、副流感病毒性肺炎外，其余的病毒性肺炎均多见于儿童。本病一般为散发，偶有暴发流行。

1. 病理变化

肉眼观，病变常不明显，肺组织因充血、水肿体积可轻度增大。镜下见，肺间质充血、水肿，淋巴细胞、单核细胞浸润，肺泡间隔明显增宽。肺泡腔内一般无渗出物或仅有少量浆液。病变严重者肺泡腔内可见多少不等的浆液、少量纤维蛋白、红细胞及巨噬细胞等，甚至可见肺组织坏死。由流感病毒、麻疹病毒和腺病毒引起的肺炎，其肺泡腔内渗出较明显，渗出物浓缩形成薄层红染的膜状物贴附于肺泡内表面，即透明膜形成。细支气管上皮和肺泡上皮可增生、肥大，并形成多核巨细胞。在增生的上皮细胞和多核巨细胞的胞浆和胞核内可见病毒包涵体。病毒包涵体呈圆形或椭圆形，约红细胞大小，其周围常有一清晰的透明晕。检见病毒包涵体是病理组织学诊断病毒性肺炎的重要依据（图 14-7）。

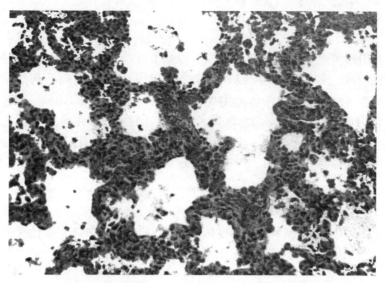

肺泡间隔增宽，可见大量单核细胞、淋巴细胞浸润。

图 14-7　病毒性肺炎

2. 临床病理联系

患者可有发热、头痛和全身不适等中毒症状。由于炎症刺激支气管壁，患者出现剧烈咳嗽、无痰。因间质炎性渗出，肺的顺应性降低，患者出现明显的呼吸困难、发绀等缺氧症状。X 线检查示肺部可见斑点状、片状或均匀的阴影。

三、严重急性呼吸综合征

严重急性呼吸综合征（severe acute respiratory syndrome，SARS）是 2003 年由世界卫生组织命名的以呼吸道传播为主的急性传染病。现已确定本病的病原体是一种以前未知的冠状病毒，并命名为 SARS 冠状病毒。SARS 的临床表现比一般病毒性肺炎严重，常以高热及呼吸道症状而就诊。本病传染性极强，死亡率较高，发病机制尚未阐明。传播途径主要以近距离空气飞沫传播为主，也可通过直接接触患者的粪便、尿液和血液等传播。

1. 病理变化

以肺和免疫系统的病变最为突出，心、肝、肾、肾上腺等实质性器官也可不同程度受累。肺部病变以弥漫性肺泡损伤为主。肉眼观，双肺呈斑块状实变，严重者双肺完全性实变；表面暗红色，切面可见出血灶及出血性梗死灶。镜下见，肺组织重度充血、水肿和出血，肺泡腔内充满大量脱落和增生的肺泡上皮细胞、巨噬细胞、淋巴细胞和浆细胞，可见广泛透明膜形成。部分肺泡上皮细胞质内可见病毒包涵体。部分病例肺泡腔内渗出物发生机化，呈肾小球样改变。肺小血管呈血管炎性改变，部分血管壁可见纤维素样坏死伴血栓形成，微血管内可见纤维蛋白性血栓。

2. 临床病理联系

SARS 起病急，以发热为首发症状，体温一般高于 38 ℃，偶有畏寒，可伴头痛、肌肉和关节酸痛；咳嗽，少痰，严重者出现呼吸困难；外周血白细胞计数一般不升高或降低，常有淋巴细胞减少；X 线检查示肺部常有不同程度的块状、斑片状浸润性阴影。

SARS 若能及时发现并有效治疗，大多可治愈，极少数严重病例可因呼吸衰竭而死亡。

四、支原体肺炎

支原体肺炎（mycoplasmal pneumonia）是由肺炎支原体引起的一种急性间质性肺炎。肺炎支原体是人体内唯一有致病性的支原体。主要经飞沫传播，常为散发，偶有流行。儿童和青少年发病率较高，秋冬季多发。

1. 病理变化

肺炎支原体感染可引起整个呼吸道的炎症反应，包括上呼吸道炎、气管炎、支气管炎及肺炎。肺部病变常累及一叶肺组织，以下叶多见。肉眼观，病变主要发生在肺间质，病灶呈节段性或局灶性分布，暗红色，切面可见少量红色泡沫状液体流出。气管或支气管腔内可见少量黏液性渗出物，常无胸膜累及。镜下见，病变区内肺泡间隔因充血、水肿而增宽，间质水肿并伴大量淋巴细胞、单核细胞浸润，肺泡腔内无渗出或有少量浆液渗出。小支气管、细支气管壁及其周围间质充血水肿及慢性炎症细胞浸润，伴细菌感染时可有中性粒细胞浸润。严重者，支气管上皮和肺组织明显坏死、出血。

2. 临床病理联系

患者起病急，常有发热、乏力、头痛、咽喉痛等一般症状。最突出的表现是顽固而剧烈的干咳。由于肺泡中渗出物极少，因此很少闻及湿啰音和查见实变体征。X线检查显示肺部节段性纹理增强及网状或斑片状阴影。白细胞计数轻度升高，淋巴细胞和单核细胞增多。支原体肺炎预后良好，死亡率为 0.1%~1%。

第五节　呼吸系统常见肿瘤

一、鼻咽癌

鼻咽癌（nasopharyngeal carcinoma，NPC）是鼻咽部上皮组织发生的恶性肿瘤，在我国属常见的恶性肿瘤之一，多见于广东、广西、福建、湖南、四川、台湾及香港等地，有明显的地域性。发病年龄多在40~50岁之间，男性多于女性。临床上患者常有鼻衄、鼻塞、耳鸣、复视、听力减退、偏头痛和颈部淋巴结肿大等表现。

（一）病因

鼻咽癌的病因尚未完全明了。国内外多年的研究证明，鼻咽癌的发病可能与下列因素有关。

1. EB 病毒感染

绝大部分鼻咽癌癌细胞中有 EB 病毒的 DNA 插入。90% 以上的患者血清中出现与 EB 病毒核抗原、膜抗原和壳抗原相应的抗体，尤其是壳抗原抗体阳性率达 97%，可作为鼻咽癌早期诊断的参考。但 EB 病毒使上皮细胞发生癌变的机制尚不清楚。

2. 遗传因素

鼻咽癌有明显的地域性，高发区居民移居外地或国外，其后裔鼻咽癌的发病率也远高于当地居民。有些患者有家族聚集性和种族易感性，提示遗传因素可能与鼻咽癌的发病有关。

3. 化学致癌物质

研究发现，有些化学物质如多环芳烃类、亚硝胺类化合物及微量元素镍等与鼻咽癌的发病有一定的关系。

（二）病理变化

鼻咽癌最常见于鼻咽顶部，其次是外侧壁和咽隐窝，前壁少见。肉眼观，早期局部黏膜粗糙或稍隆起，或形成隆起于黏膜的小结节，随后逐渐发展为结节型、菜花型、溃疡型和黏膜下浸润型四种形态，其中以结节型最多见。镜下见，绝大多数鼻咽癌起源于鼻咽黏膜柱状上皮的储备细胞，少数来源于鳞状上皮的基底细胞，由鼻咽部腺上皮发生者极少。柱状上皮中的储备细胞具有多向分化潜能，可转化为柱状上皮、鳞状上皮等，以致鼻咽癌组织结构复杂，至今尚无完善的病理学分类。一般按其组织学特

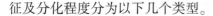

征及分化程度分为以下几个类型。

1. 鳞状细胞癌

按其分化程度可分为分化型和未分化型两类。

（1）分化型鳞状细胞癌　又可分为角化型和非角化型。前者也称为高分化鳞状细胞癌，其癌巢内细胞分层明显，可见清晰的棘细胞及细胞内角化，癌巢中央可有角化珠形成，多发生于老年人，但非常少见。非角化型鳞状细胞癌又称低分化鳞状细胞癌，其癌巢内细胞分层不明显，癌细胞大小形态不一，常呈多角形、卵圆形、梭形或不规则形，胞质丰富，境界清楚。少数细胞可见细胞间桥，但无角化现象。此型最常见，与 EB 病毒感染关系密切。

（2）未分化癌　有两种形态学表现。一种为泡状核细胞癌，癌巢不规则，与间质分界不清。癌细胞体积较大，胞质丰富，境界不清，往往呈合体状聚集成堆。核大呈空泡状，圆形或卵圆形，有 1~2 个肥大的核仁，核分裂象少见。癌细胞之间常见数量不等的淋巴细胞浸润。该型占鼻咽癌总数的 10% 左右，对放疗敏感。另一种癌细胞小而胞质少，呈圆形或短梭形。核呈圆形或卵圆形、染色深，癌细胞弥漫分布，无明显癌巢形成。此型易与恶性淋巴瘤及其他小细胞性肿瘤如未分化横纹肌肉瘤、神经母细胞瘤等混淆，必要时可分别做 CK. LCA. desmin 和 NF 等免疫组化染色或电镜检查以鉴别。

2. 腺癌

腺癌少见，分为高分化和低分化腺癌两种类型。高分化者为柱状细胞腺癌或乳头状腺癌。低分化腺癌的癌细胞呈不规则条索状或片状排列，偶见腺腔样结构或形成腺腔的倾向，极少病例为黏液腺癌。

（三）扩散途径

1. 直接蔓延

癌组织向上蔓延可破坏颅底骨，经破裂孔侵入颅内，损伤第 Ⅱ~Ⅵ 对脑神经；向下侵犯梨状隐窝、会厌及喉上部；向外可破坏咽鼓管侵入中耳；向前可侵入鼻腔和眼眶，也可经鼻腔下破坏硬腭和软腭；向后则侵犯颈椎、脊髓。

2. 淋巴道转移

鼻咽黏膜固有层淋巴组织丰富，富含淋巴液，因此早期即可发生淋巴道转移。癌细胞经咽后壁淋巴结转移至颈上深部淋巴结群。肿大的淋巴结互相粘连，形成巨大肿块。约半数以上患者以颈部淋巴结肿大作为首发症状而就诊。此时原发病灶尚小，其相关症状缺如或不明显。颈部淋巴结转移一般发生在同侧，对侧极少发生，后期双侧均可受累。

3. 血道转移

血道转移发生较晚，常可转移至肝、肺、骨及肾、肾上腺和胰腺等器官和组织。

鼻咽癌的治疗以放疗为主，其疗效和预后与病理组织学类型有关，低分化鳞状细胞癌和未分化癌对放疗敏感。

二、肺癌

肺癌（lung carcinoma）是最常见的恶性肿瘤之一。近年来，肺癌的发生率和死亡率有明显上升的趋势，尤其是人口密度较高的工业城市，其发病率居恶性肿瘤首位。肺癌多发生于 40 岁以上人群，近年来女性吸烟者不断增多，男女性患者的比例由 4：1 变为 1.5：1。

（一）病因

1. 吸烟

如今，现世界公认吸烟是引起肺癌的最危险因素之一。大量研究已证明吸烟者的肺癌发病率是普通人群的 20~25 倍。日吸烟量越大，开始吸烟的年龄越早，吸烟时间越长，患肺癌的危险性越高。烟雾中含多种化学物质，如烟碱（尼古丁）、苯并芘、焦油、砷及镍等均与肺癌的发生有关。

2. 大气污染

工业废气、机动车尾气、家庭排烟等均可造成大气污染，污染的空气中含有苯并芘、二乙基亚硝胺和砷等致癌物。调查证明，工业城市肺癌的发病率和死亡率较中小城镇和乡村高，并与空气中苯并[a]芘的浓度成正相关。

3. 职业因素

肺癌的发生与某些特殊职业有关。长期从事放射性矿石开采、冶金及长期接触或吸入石棉、镍、砷等化学致癌粉尘的工人，其肺癌的发生率明显上升。

（二）病理变化

1. 大体类型

根据肿瘤发生的部位和形态可分为三种类型：

（1）中央型（肺门型）　最常见，占肺癌总数的 60%~70%。癌发生于主支气管或叶支气管，在肺门处形成肿块。早期，支气管壁局部弥漫性增厚，管腔狭窄甚至闭塞。随病情进展，癌组织破坏支气管壁向周围肺组织浸润、扩展，形成结节或巨块。同时癌细胞沿淋巴道蔓延至支气管肺门淋巴结，在肺门部两者融合成环绕支气管的形状不规则的巨大肿块（图 14-8）。

（2）周围型　癌发生于肺段或段以下的支气管，常在近胸膜的肺周边部位形成孤立的癌结节，直径 2~8 cm，呈球形或结节状，与周围肺组织的界限较清楚，但无包膜（图 14-9）。该型约占肺癌总数的 30%~40%，发生肺门淋巴结转移较中央型晚，但可侵犯胸膜。

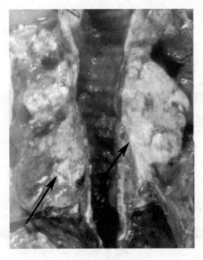

主支气管壁及其周围肺组织可见灰白色癌组织。

图 14-8　中央型肺癌

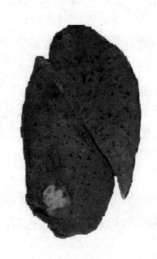

图 14-9　周围型肺癌

（3）弥漫型　较少见，占肺癌总数的 2%~5%。癌组织起源于末梢肺组织，沿肺泡管及肺泡弥漫性浸润生长，形成多数粟粒大小的结节布满肺大叶的大部或整个肺大叶，呈肺炎样外观（图 14-10）。也可形成大小不等的结节散布于多个肺叶内，此时需与肺转移癌加以鉴别。

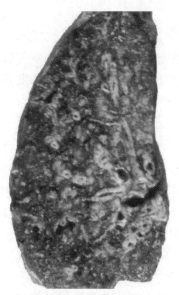

肺内满布无数灰白色小癌结节。

图14-10 弥漫型肺癌

2. 组织学类型

大多数肺癌起源于支气管黏膜上皮，少数起源于支气管腺体和肺泡上皮细胞。2003年WHO将肺癌分为鳞状细胞癌、腺癌、小细胞癌、大细胞癌、腺鳞癌、肉瘤样癌、类癌、唾液腺瘤八种。以下介绍四种常见的肺癌：

（1）鳞状细胞癌　简称鳞癌，为肺癌中最常见的类型，约占肺癌手术切除标本的60%以上，其中80%~85%为中央型。常由支气管黏膜经鳞状上皮化生、非典型性增生发展为肺癌。患者以老年男性多见，常有吸烟史。肿块生长较慢，转移较晚。根据分化程度又可分为高分化、中分化和低分化三型。

（2）腺癌　较常见，仅次于鳞状细胞癌，占肺癌的30%~35%，女性多于男性，常见于被动吸烟者。腺癌多为周围型，常累及胸膜，临床治疗效果及预后不如鳞癌，手术切除后5年存活率不到10%。镜下见癌细胞分化程度不等，分化最好者为细支气管肺泡癌。癌细胞沿肺泡壁、肺泡管壁或细支气管壁呈单层或多层生长，形似腺样结构，常有乳头形成，肺泡间隔尚存，肺泡轮廓完好。中分化腺癌癌细胞排列成腺腔状或实体的癌巢，也可伴有乳头形成及黏液分泌。低分化腺癌癌细胞排列成实体状，无腺样结构，黏液分泌少见，细胞异型性明显。

（3）小细胞癌　占肺癌的10%~20%，是肺癌中分化最低、恶性程度最高的一型。患者以中、老年男性居多，与吸烟关系密切。小细胞癌多为中央型，生长迅速，转移早，存活期大多不超过一年。手术切除效果差，对放疗及化疗敏感。镜下见，癌细胞较小，呈淋巴细胞样或短梭形似燕麦，胞质少，似裸核，又称燕麦细胞癌。癌细胞常聚集成群，由结缔组织加以分隔，有时围绕小血管形成假菊形团或管状结构。

（4）大细胞癌　属于未分化癌，占肺癌的15%~20%。大细胞肺癌恶性程度高，生长迅速，转移早而广泛，生存期大多在1年之内。半数大细胞癌发生于大支气管，肿块常较大。镜下见，癌细胞体积大，胞质丰富，核呈圆形、卵圆形或不规则形，异型性明显，核分裂象多见。癌组织常呈实性团块或弥漫分布。电镜下证实大细胞癌主要是低分化腺癌或鳞癌。也有部分大细胞癌呈神经内分泌分化，故又称之为大细胞神经内分泌癌。

（三）扩散途径

1. 直接蔓延

中央型肺癌常直接侵及纵隔、心包及周围血管，或沿支气管向同侧甚至对侧肺组织蔓延。周围型肺

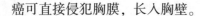

癌可直接侵犯胸膜，长入胸壁。

2. 转移

肺癌淋巴道转移发生较早，且扩散速度快。首先转移到支气管旁、肺门淋巴结，再扩散至纵隔、锁骨上、腋窝及颈部淋巴结。血道转移常见于脑、肾上腺、骨等器官和组织，也可转移至肝、肾、甲状腺和皮肤等处。

（四）临床病理联系

肺癌早期症状常不明显，易被忽视。患者的症状和体征与肿瘤的部位、大小及扩散范围有关。一般中央型肺癌症状出现较早，由于肿瘤对支气管的刺激，患者常出现咳嗽、痰中带血、咯血、气急或胸痛、呼吸困难等症状。随着肺癌的发展，癌组织累及胸膜可出现胸痛及血性胸水；侵蚀食管可致支气管食管瘘；侵犯纵隔可压迫上腔静脉引起面颈部浮肿及颈、胸部静脉曲张。位于肺尖部的肺癌易侵犯交感神经链，引起病侧眼睑下垂、瞳孔缩小和胸壁皮肤无汗等交感神经麻痹症状；侵犯臂丛神经可出现上肢疼痛及手部肌肉萎缩等。

具有神经内分泌功能的肺癌，尤其是小细胞肺癌可因异位内分泌作用而引起副肿瘤综合征，主要表现为肺外症状。如小细胞肺癌可分泌大量 5-HT 而引起类癌综合征，表现为支气管哮喘、阵发性心动过速、水样腹泻、皮肤潮红等。肺性骨关节病也是肺癌常见的肺外症状，表现为伴有疼痛的骨关节肥大和杵状指。此外，患者还可出现肌无力综合征、类 Cushing 综合征、ADH 分泌过多综合征等。

肺癌患者预后大多不良，早发现、早诊断和早治疗对于提高治愈率和生存率至关重要。40 岁以上的高危人群定期进行 X 线、痰液脱落细胞学检查，是发现早期肺癌的最简便易行的方法。

第六节　呼吸衰竭

呼吸是机体与环境之间进行气体交换的过程，是维持机体血气平衡和内环境稳态的基本生理过程。呼吸过程包括三个基本环节，即外呼吸、气体在血液中的运输和内呼吸。呼吸衰竭（respiratory failure）是指在海平面，静息呼吸状态下，外呼吸功能严重障碍导致 PaO_2 降低，伴或不伴有 $PaCO_2$ 增高的病理过程。判断呼吸衰竭的主要血气标准为 PaO_2 低于 60 mmHg（8 kPa），伴或不伴有 $PaCO_2$ 高于 50 mmHg（6.6 kPa）。

正常人 PaO_2 随年龄、运动及所处海拔高度而异，$PaCO_2$ 极少受年龄影响。当吸入气氧浓度（FiO_2）低于 20% 时，可将呼吸衰竭指数（respiratory failure index，RFI）作为诊断呼吸衰竭的指标。RFI = PaO_2/FiO_2，如 RFI≤300 mmHg 可诊断为呼吸衰竭。

呼吸衰竭的分类：按发病缓急可分为急性呼吸衰竭和慢性呼吸衰竭；按 $PaCO_2$ 是否增高，可分为低氧血症型呼吸衰竭（Ⅰ型呼吸衰竭）和高碳酸血症型呼吸衰竭（Ⅱ型呼吸衰竭）；按原发病变部位分为中枢性呼吸衰竭和外周性呼吸衰竭；按呼吸衰竭的主要发生机制不同，又分为通气性呼吸衰竭和换气性呼吸衰竭。

一、病因及发病机制

外呼吸包括肺通气和肺换气，凡是能引起肺通气和（或）肺换气功能严重障碍的因素均可引起呼吸衰竭。

（一）肺通气功能障碍

肺通气是指肺泡气与外界气体交换的过程。正常成人在静息状态时肺泡通气量约为 4 L/min。当肺通气动力减弱和（或）弹性阻力增加时会使肺泡扩张受到限制，引起限制性通气功能障碍；而呼吸道阻塞会使肺通气阻力增大，引起阻塞性通气功能障碍。

1. 限制性通气不足（restrictive hypoventilation）

限制性通气不足指吸气时肺泡扩张受限引起的肺泡通气不足。常见原因有：

（1）呼吸肌活动障碍　中枢或周围神经系统的器质性病变，如脑外伤、脑血管意外、脑炎、脊髓灰质炎、多发性神经炎等；过量应用安眠药、镇静药、麻醉药等所致的呼吸中枢抑制；重症肌无力、低血钾等引起的呼吸肌无力或麻痹，均可使吸气肌收缩减弱，造成呼吸动力不足而发生限制性通气不足。

（2）胸廓顺应性降低　严重的胸廓畸形、胸膜纤维化、张力性气胸等可限制胸廓的扩张，使其顺应性降低。

（3）肺的顺应性降低　见于肺水肿、肺不张、严重的肺纤维化和肺泡表面活性物质减少等，使肺泡扩张的弹性阻力增大，导致限制性通气不足。

（4）胸腔积液和气胸　胸腔大量积液或张力性气胸压迫肺，使肺扩张受限。

2. 阻塞性通气不足（obstructive hypoventilation）

阻塞性通气不足指气道狭窄或阻塞导致的肺泡通气不足。肺通气过程中主要的非弹性阻力是气道阻力，它与气道内径、长度和形态以及气流速度和形式（层流与湍流）等有关，受气道内径的影响最大。任何能引起气道狭窄或阻塞的因素均可引起阻塞性通气不足。根据呼吸道狭窄或阻塞部位的不同，气道阻塞可分为：

（1）中央气道阻塞　指声门至气管分叉处的气道阻塞。常见于气管内异物、肿瘤、白喉、喉头水肿等。若胸外中央气道阻塞，吸气时气道内压小于大气压，可加重阻塞，而呼气时气道内压大于大气压，使阻塞减轻，故患者出现吸气性呼吸困难。若胸内中央气道阻塞，吸气时气道内压大于胸内压，使阻塞减轻，呼气时胸内压升高压迫气道，使气道狭窄加重，患者出现呼气性呼吸困难（图14-11）。

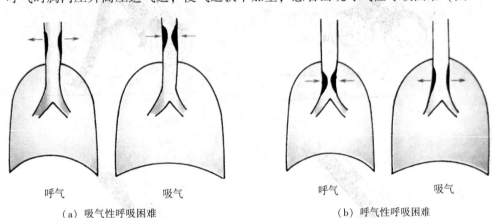

（a）吸气性呼吸困难　　　　　　　　　　（b）呼气性呼吸困难

图14-11　不同部位气道阻塞所致呼气与吸气时气道阻力的变化

（2）外周气道阻塞　内径小于2 mm的小支气管软骨为不规则的块片，细支气管管壁薄，无软骨支撑，与周围肺泡紧密相连，其内径可随吸气与呼气而扩大和缩小。慢性阻塞性肺疾病，因炎症痉挛、管壁肿胀增厚、分泌物堵塞以及肺泡壁弹力纤维破坏对小气道的弹性牵引力减弱等影响，主要致小气道管腔狭窄，气道阻力增加。尤其是在呼气时，胸内压大于气道内压，小气道受压狭窄加重或闭合，导致呼气性呼吸困难。

限制性或阻塞性通气不足使总肺泡通气量不足，肺泡气氧分压下降和二氧化碳分压升高，流经肺毛细血管的血液不能进行充分换气，导致PaO_2降低和$PaCO_2$升高，引起Ⅱ型呼吸衰竭。

（二）肺换气功能障碍

肺泡与血液之间的气体交换过程即为肺换气。肺换气功能障碍主要包括弥散障碍、通气血流比例失调及解剖分流增加。

1. 弥散障碍（diffusion defect）

O_2 和 CO_2 经呼吸膜在肺泡和血液之间进行交换是一个单纯的物理弥散过程。气体弥散的速度取决于呼吸膜两侧的气体分压差、呼吸膜的面积与厚度、气体的分子量和溶解度。气体弥散的量还取决于血液和肺泡接触的时间。弥散障碍的常见原因如下。

（1）呼吸膜面积减少　正常成人呼吸膜的总面积约为 80 m^2，静息时参与换气的面积为 35~40 m^2，由于储备量大，只有当呼吸膜面积减少超过一半时，才会发生换气功能障碍。常见于严重的肺不张、肺实变、肺叶切除等。

（2）呼吸膜厚度增加　单位时间内气体的弥散量与呼吸膜的厚度成反比。正常肺呼吸膜平均厚度不到 1 μm，通透性好，易于气体弥散。肺水肿、肺透明膜形成、肺纤维化、间质性肺炎等导致肺泡膜厚度增加，弥散距离增宽，弥散速度减慢。由于 CO_2 的弥散速度比 O_2 大 20 倍，能较快地由血液弥散入肺泡，所以单纯的弥散障碍不会引起 $PaCO_2$ 升高，其所致的呼吸衰竭是 I 型呼吸衰竭。

2. 通气血流比例失调（ventilation perfusion ratio mismatch）

通气血流比例失调是肺部疾病引起呼吸衰竭最重要和最常见的机制。血液流经肺泡时能否获得足够的氧和充分排出二氧化碳，使静脉血转化为动脉血，还取决于肺泡通气量与血流量的比例。正常成人静息状态下，每分钟肺泡通气量（V）与血流量（Q）比值（V/Q）约为 0.8 时气体交换效率最高。当某些疾病使 V/Q 比值失调时，就会影响气体交换，导致呼吸衰竭的发生（图 14-12）。

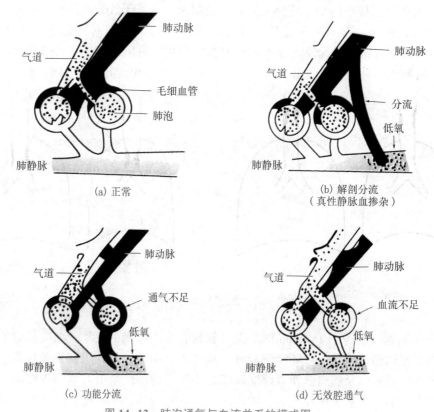

图 14-12　肺泡通气与血流关系的模式图

（1）部分肺泡通气不足　慢性支气管炎、支气管哮喘、慢性阻塞性肺气肿、肺水肿、肺纤维化和肺不张等引起肺通气功能障碍，病变严重部位的肺泡通气量显著减少，而血流无相应减少，甚至还可因炎性充血而有所增加，使 V/Q 比值明显降低，致使流经此处的静脉血未经充分氧合便掺杂到动脉血内，称为静脉血掺杂（venous admixture）。这种情况与肺动静脉短路相似，故又称功能性分流（functional shunt）。正常成人由于肺内通气分布不均匀形成的功能性分流约占肺血流量的 3%，慢性阻塞性肺疾病严重时，功能性分流可增加到肺血流量的 30%~50%，从而严重地影响换气功能。

（2）部分肺泡血流不足　DIC、肺动脉栓塞、肺血管强烈收缩、肺动脉炎等均可使部分肺泡血流量减少，而肺泡通气基本正常，V/Q 比值增大，使肺泡内的气体不能完全与血液交换，形成无效腔通气（dead space ventilation）。正常人的生理无效腔占潮气量的比值约为 30%，患病时功能性无效腔显著增大，可使比值高达 60%~70%，从而导致呼吸衰竭。

无论是功能性分流增加，还是无效腔通气增加，都会引起 PaO_2 降低，反射性地引起呼吸加深、加快，使通气增加。若代偿能力强，CO_2 排出较多，则 $PaCO_2$ 可保持正常或降低。若肺组织病变广泛而严重，代偿功能不足，则 $PaCO_2$ 升高。

3. 解剖分流增加

正常情况下，肺部存在解剖分流，一部分静脉血由支气管静脉和极少的肺动静脉交通支直接汇入肺静脉，不经肺泡毛细血管进行气体交换。正常时这部分血量仅占心输出量的 2%~3%，对 PaO_2 无明显影响。严重的支气管扩张、严重创伤、休克、先天性肺动脉瘘等会引起肺内动静脉短路开放。另外，在肺实变和肺不张时，病变肺泡完全失去通气功能但仍有血流，致使流经的血液完全未进行气体交换而掺入动脉血中，类似于解剖分流。

二、机体的主要代谢和功能变化

呼吸衰竭时发生的低氧血症和高碳酸血症可影响全身各系统的代谢和功能，首先是引起一系列代偿适应性反应，以改善组织的供氧，调节酸碱平衡和改变组织器官的功能、代谢以适应新的内环境。呼吸衰竭严重时，若机体代偿不全，则可发生严重的代谢功能紊乱。

（一）酸碱平衡失调及电解质代谢紊乱

1. 酸碱平衡失调

Ⅰ型呼吸衰竭和Ⅱ型呼吸衰竭时均有低氧血症，因此均可引起代谢性酸中毒；Ⅱ型呼吸衰竭时低氧血症和高碳酸血症并存，患者可同时发生代谢性酸中毒和呼吸性酸中毒；肺换气功能障碍引起的呼吸衰竭，由于 CO_2 弥散能力较 O_2 大，再加上缺氧引起的代偿性通气过度，使 CO_2 排出增多，故在引起代谢性酸中毒的同时继发呼吸性碱中毒；临床上若给呼吸衰竭患者应用人工呼吸机或过量应用利尿剂、$NaHCO_3$ 等，则可引起医源性呼吸性或代谢性碱中毒。一般而言，呼吸衰竭时常发生混合性酸碱平衡紊乱。

2. 电解质代谢紊乱

代谢性酸中毒和呼吸性酸中毒时，细胞内 K^+ 外移和肾小管泌 K^+ 减少引起血钾升高；呼吸性碱中毒或使用某些利尿剂引起的代谢性碱中毒时可致血钾降低；呼吸性酸中毒时，由于高碳酸血症使红细胞内 HCO_3^- 生成增多，大量的 HCO_3^- 与细胞外的 Cl^- 交换使血氯降低，同时酸中毒时肾泌 NH_3、泌 H^+ 能力增强，$NaHCO_3$ 重吸收增多，尿中的 NH_4Cl 和 $NaCl$ 大量排出，也会使血氯降低；呼吸性碱中毒时血氯可升高，血钾则降低。由于代谢性酸中毒可使肾泌 K^+ 减少，因此呼吸性酸中毒合并代谢性酸中毒时，血氯可保持正常。

（二）呼吸系统变化

当 PaO_2 低于 60 mmHg 时，低氧可刺激颈动脉体和主动脉体化学感受器，反射性地引起呼吸运动增强；当 PaO_2 低于 30 mmHg 时，缺氧对呼吸中枢的直接抑制作用大于反射性的兴奋作用，使呼吸抑制。$PaCO_2$ 升高时可使呼吸加深加快；当 $PaCO_2$ 高于 80 mmHg 时，反而可以抑制呼吸中枢。

引起呼吸衰竭的呼吸系统疾病也可导致呼吸运动变化，如阻塞性通气不足时，可出现深而慢的呼吸；上呼吸道不完全阻塞时可表现为吸气性呼吸困难；下呼吸道阻塞时则表现为呼气性呼吸困难；患限制性通气障碍性疾病（肺顺应性降低所致）时，由于牵张感受器或肺毛细血管旁感受器受刺激而兴奋，反射性地引起呼吸变浅变快；中枢性呼吸衰竭时，呼吸浅而慢，出现呼吸节律紊乱，如潮式呼吸、间歇呼吸等，严重者呼吸停止。

（三）循环系统变化

1. 代偿性心率加快、心收缩力增强

一定范围内的 PaO_2 降低和 $PaCO_2$ 增高，可反射性地兴奋心血管中枢，使心率加快、心收缩力增强、皮肤及内脏等外周血管收缩，血压轻度升高，心、脑等重要生命脏器的血管则扩张。这种改变使血液重新分布，有利于保证心、脑重要器官的血液供应，并有利于机体克服缺氧和 CO_2 潴留对机体的损伤性效应。

严重的 PaO_2 降低和 $PaCO_2$ 增高时，可直接抑制心血管中枢和心脏活动，导致心收缩力减弱、心律失常、血压降低等严重后果。

2. 慢性右心衰竭

呼吸衰竭可累及心脏，主要引起右心室肥大和功能衰竭，即肺源性心脏病。其可能的发生机制是：①肺泡缺 O_2、CO_2 潴留和局部酸中毒，均可引起肺小动脉收缩，导致肺动脉高压；②某些肺部疾病如肺毛细血管床大量破坏、肺小血管炎、肺动脉栓塞等，使肺循环阻力增加，引起肺动脉高压；③慢性缺氧使红细胞生成增多，血液黏滞性增加，可增大肺血流阻力；④缺氧、酸中毒及高钾血症可直接损伤心肌，导致心收缩力降低。

（四）中枢神经系统变化

中枢神经系统对缺氧非常敏感。当 PaO_2 降至 60 mmHg 时，可出现智力和视力轻度下降；当 PaO_2 迅速降至 40~50 mmHg 以下时，则会出现一系列神经精神症状，如头痛、烦躁不安、定向和记忆障碍、精神错乱、嗜睡甚至惊厥和昏迷；当 PaO_2 低于 20 mmHg 时，几分钟就可造成神经细胞的不可逆损害。

高碳酸血症对中枢也有严重的影响。当 $PaCO_2$ 高于 80 mmHg 时，可引起头痛、头晕、烦躁不安、言语不清、扑翼样震颤、精神错乱、嗜睡、昏迷、抽搐、呼吸抑制等，临床上称为二氧化碳麻醉（carbon dioxide narcosis）。由呼吸衰竭引起的脑功能障碍称为肺性脑病（pulmonary encephalopathy）。

（五）肾功能变化

呼吸衰竭时由于缺氧和高碳酸血症可反射性引起肾血管收缩，从而使肾血流量减少、肾小球滤过率降低。另外，缺氧本身可直接引起肾功能损害。轻者出现蛋白尿、血尿、管型尿，严重时可出现急性肾功能衰竭。

（六）胃肠道改变

由于缺氧可使胃壁血管收缩，降低胃黏膜的屏障作用，而二氧化碳潴留可增强胃壁细胞碳酸酐酶活性，使胃酸分泌增多，加之有的患者还可合并弥散性血管内凝血、休克等，因此患者可出现胃肠黏膜糜烂、坏死、出血、溃疡形成等病变。

三、防治原则

1. 积极防治原发病

对引起呼吸衰竭的众多病因进行积极的预防和治疗。如选用敏感型抗生素控制感染，减少并及时清除呼吸道分泌物，防止诱发呼吸衰竭的因素存在。

2. 提高 PaO_2

呼吸衰竭必有缺氧，氧疗是纠正缺氧的重要措施，通过给氧可提高肺泡氧分压，有利于 PaO_2 的回升。不同类型的呼吸衰竭，给氧的方法不完全相同。Ⅰ型呼吸衰竭患者只有缺氧而无 CO_2 潴留，可吸入较高浓度的氧（一般不超过 50%），对Ⅱ型呼吸衰竭的患者应采取低浓度（不宜超过 30%）、低流量持续或间断给氧的方法，使 PaO_2 回升到 50~60 mmHg 即可，避免缺乏完全纠正后，由高碳酸血症引起的呼吸抑制，进而加重高碳酸血症，使病情更加恶化。

3. 改善肺通气

增加肺通气的方法有：①解除呼吸道阻塞，如用抗生素治疗气道炎症，用平喘药解除支气管痉挛、及时清除呼吸道中的分泌物等；②增强呼吸动力，合理使用呼吸兴奋剂；③人工辅助通气，维持必需的肺通气量，并利于呼吸肌休息，这是治疗呼吸肌疲劳的主要方法；④补充营养，改善呼吸肌功能。

4. 改善内环境，保护重要器官的功能

纠正酸碱平衡失调与电解质代谢紊乱，保护心、脑、肝、肾的功能，预防和治疗严重并发症，如肺源性心脏病和肺性脑病等。

习题

第十五章 消化系统疾病

思维导图

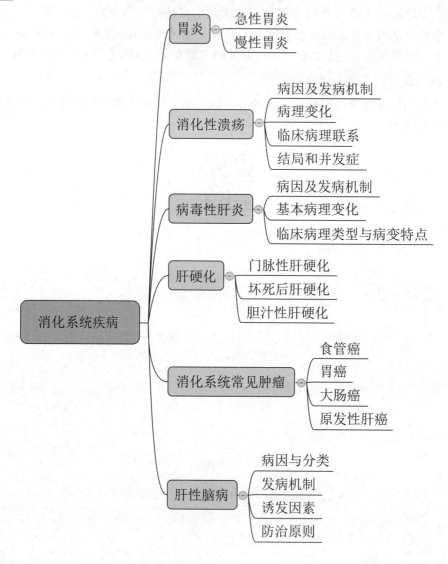

消化系统疾病
- 胃炎
  - 急性胃炎
  - 慢性胃炎
- 消化性溃疡
  - 病因及发病机制
  - 病理变化
  - 临床病理联系
  - 结局和并发症
- 病毒性肝炎
  - 病因及发病机制
  - 基本病理变化
  - 临床病理类型与病变特点
- 肝硬化
  - 门脉性肝硬化
  - 坏死后肝硬化
  - 胆汁性肝硬化
- 消化系统常见肿瘤
  - 食管癌
  - 胃癌
  - 大肠癌
  - 原发性肝癌
- 肝性脑病
  - 病因与分类
  - 发病机制
  - 诱发因素
  - 防治原则

学习目标

1. 掌握：消化性溃疡的病理变化、临床病理联系、结局及并发症；病毒性肝炎的基本病理变化、临床病理类型及病变特点；肝硬化的概念、基本病理变化及临床病理联系；早期胃癌和早期肝癌的概念；原发性肝癌的病理类型及病理变化；肝性脑病的概念；血氨增多的机制；氨对中枢的毒性作用。

2. 熟悉：慢性胃炎的类型及病变特点；消化性溃疡、病毒性肝炎的病因和发病机制；酒精性肝病的病理变化；肝硬化的分类及区别；食管癌、胃癌、结直肠癌的大体分型和组织学类型；肝性脑病的病因和诱因；假性神经递质的种类。

3. 了解：慢性胃炎、酒精性肝病、肝硬化的病因及发病机制；消化系统常见肿瘤的病因及扩散途径；肝性脑病的分类及治疗原则。

4. 会描述慢性萎缩性胃炎、消化性溃疡、病毒性肝炎、肝硬化、胃癌、食管癌、结直肠癌、原发性肝癌的病理变化特点；能够分析判断是否发生肝性脑病并解释其发生机制。

5. 能够解释常见消化系统疾病的主要临床表现，能对相应患者进行健康教育；能开展肝性脑病健康教育，指导患者及其家属预防肝性脑病的发生。

🠖 病例讨论

患者，男性，22岁，学生。因反复厌油、纳差、乏力3年，加重伴黄疸1周入院。3年前因厌油、纳差、乏力、黄疸及肝功能异常住院治疗，45天后症状消失，肝功能恢复正常而出院休息。年后复学，因过度劳累，上述症状复发并加重，经住院治疗2个月后好转出院，但SGPT仍高于正常。3个月前因功课重、劳累过度，上述症状再次加重入院。

体格检查：皮肤、巩膜深度黄染，面部和胸前皮肤可见数个蜘蛛痣。心肺（-）。腹膨隆，肝肋下刚触及，剑突下1 cm，质硬。脾肋下刚扪及。移动性浊音（+）。肝功：总胆红素54 μmoL（正常1.7~17 μmol/L），清蛋白27.0 g/L、球蛋白30.6 g/L，TT 13 U（正常0~6 U）。HBsAg（+）。入院后经各种治疗病情无好转，8天前进入昏迷，3天前呕吐咖啡色液体，抢救无效死亡。

尸检摘要：全身皮肤、巩膜及各脏器深度黄染。腹水1800 mL，胸水900 mL，均为黄色清亮液体。肝重1000 g，质硬，表面及切面呈灰绿色，满布均匀一致的绿豆大结节。镜下，正常肝小叶结构消失，代之结缔组织包绕的肝细胞团。其中肝细胞广泛气球样变及坏死，Kupffer细胞增生。汇管区及肝实质内有大量淋巴细胞和浆细胞浸润。胆管及结缔组织增生。肝细胞及胆管淤胆。脾重310 g，质硬。胃肠腔内有咖啡色液，黏膜水肿，点状出血。双肺均见散在灶性病灶。镜下，肺泡内有浆液及中性粒细胞浸润。脑重1550 g，血水肿明显。

1. 分析各重要脏器的病理变化并做出病理诊断。

2. 分析患者肝脏的病变基础有哪些？

消化系统包括消化管和消化腺。消化管是由口腔、食管、胃、肠及肛门组成的连续管道系统。消化腺包括唾液腺、肝脏、胰腺及消化管的黏膜腺体。消化系统作为整体的一部分，通过神经、内分泌系统的调节，与身体其他器官和系统相互联系、相互影响。当各种致病因素破坏消化系统的结构和功能时可引起消化系统疾病。消化系统疾病主要包括食管、胃、肠、肝、胆、胰腺、腹膜、肠系膜、网膜等的器质性和功能性疾病。其临床表现除消化系统本身症状及体征外，也常伴有其他系统或全身性症状，有的消化系统症状尚不如其他系统的症状突出。消化系统的许多疾病如胃炎、阑尾炎、消化性溃疡、肝炎、肝癌、食管癌、胃癌、大肠癌等是临床常见病、多发病。

第一节 胃 炎

胃炎（gastritis）是胃黏膜的炎性病变，是一种常见病，可分为急性胃炎和慢性胃炎。

一、急性胃炎

急性胃炎是由多种病因引起的胃黏膜急性炎症。临床常急性发病，可有明显上腹部症状。多数患者有明确的发病原因。常见以下四种类型。

1. 急性刺激性胃炎

急性刺激性胃炎主要由暴饮、暴食，食用过热或刺激性食物以及烈性酒所致。胃镜可见胃黏膜潮红、充血、水肿、糜烂。常有胃黏液分泌亢进，故又称急性卡他性胃炎。

2. 急性出血性胃炎

急性出血性胃炎多与服用某些非固醇类抗炎药物如水杨酸制剂和过度饮酒有关。此外，创伤及手术引起的应激反应也可诱发本病。胃镜可见胃黏膜糜烂和出血。应激反应所致者，可出现大量出血，少数可发生多灶浅表性应激性溃疡。

3. 急性感染性胃炎

急性感染性胃炎少见，是一种弥漫性化脓性炎症，病情较重。可由金黄色葡萄球菌、链球菌或大肠埃希菌等经血道播散引起败血症和脓毒败血症后感染所致，也可由胃外伤直接感染引起。

二、慢性胃炎

慢性胃炎是发生在胃黏膜的慢性非特异性炎症，临床发病率高，是一种常见病。

（一）病因及发病机制

慢性胃炎的致病原因如下：①幽门螺杆菌（helicobacter pylori，Hp）慢性感染，Hp 存在于多数慢性胃炎患者的胃型上皮表面和腺体内的黏液层中，可分泌脲酶、细胞毒素相关蛋白、空泡细胞毒素及其他一些物质而致病；②长期慢性刺激，如长期酗酒、过度吸烟、喜烫食或刺激性食物、滥用水杨酸类药物和急性胃炎反复发作等；③十二指肠液反流，破坏胃黏膜屏障；④自身免疫性损伤等。

（二）类型及病理变化

1. 非萎缩性胃炎

非萎缩性胃炎又称慢性单纯性胃炎，是胃黏膜最常见的病变之一，国内胃镜检出率高达 20%～40%，好发于胃窦部。胃镜检查可见黏膜充血、水肿，呈淡红色，表面有灰白或灰黄色黏液性渗出物，有时伴有点状出血或糜烂。镜下见，炎性病变主要限于黏膜浅层（黏膜层上 1/3），呈灶性或弥漫性分布，胃黏膜充血、水肿，淋巴细胞和浆细胞浸润，固有腺体保持完整。

经治疗或合理饮食大多可痊愈，少数转变为慢性萎缩性胃炎。

2. 慢性萎缩性胃炎

一般由慢性浅表性胃炎发展而来，多见于中年以上患者，分为 A、B 两型。A 型胃炎我国罕见，又称自身免疫性胃炎，常伴恶性贫血；B 型胃炎最常见，又称单纯性萎缩性胃炎。A、B 两型胃炎镜下改变基本相同，其他区别见表 15-1。

表 15-1 A 型与 B 型慢性萎缩性胃炎的区别

项目	A 型	B 型
病变部位	胃底或胃体部	胃窦部
病因及发病机制	自身免疫	Hp 感染、酗酒、吸烟、滥用药物
胃酸分泌	明显降低	中度降低或保持正常
与癌变的关系	不明显	密切
抗壁细胞和内因子抗体	阳性	阴性
血清维生素 B_{12} 水平	降低	正常
恶性贫血	有	无
伴发消化性溃疡	无	高

胃镜检查：黏膜由正常橘红色变为灰白色或灰绿色，黏膜层变薄，皱襞变浅甚至消失，黏膜下血管清晰可见。表面呈细颗粒状，与周围正常胃黏膜界限清楚。

镜下见，炎症累及胃黏膜全层，黏膜变薄，腺体变小、数目减少甚至消失，胃小凹变浅。固有层内有不同程度的淋巴细胞和浆细胞浸润，并常有淋巴滤泡形成（图15-1）。胃黏膜内可见纤维组织增生。此外，可见假幽门腺化生和肠上皮化生。

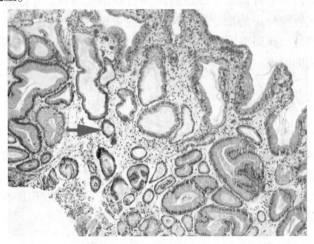

黏膜层内有淋巴细胞、浆细胞浸润，腺体萎缩、变小（箭头示）。

图 15-1　慢性萎缩性胃炎

患者可无任何症状。有症状者主要表现为食欲缺乏、上腹不适、饱胀和嗳气等非特异性消化不良症状。

3. 慢性肥厚性胃炎

慢性肥厚性胃炎又称巨大肥厚性胃炎，病因尚不明确。病变常发生在胃底及胃体部。胃镜检查可见胃黏膜肥厚，皱襞加深、变宽，似脑回状。黏膜皱襞上可见横裂，有疣状隆起的小结。黏膜隆起的顶端常有溃疡。镜下见，腺体增生肥大，腺管延长；黏膜表面黏液分泌细胞增多，无明显炎症细胞浸润。患者常因胃酸低下及丢失大量含蛋白的胃液引起低蛋白血症。

4. 疣状胃炎

疣状胃炎是一种有特征性病理变化的胃炎，病变多见于胃窦部。病变处胃黏膜出现许多中心凹陷的疣状突起。镜下见，病灶中心凹陷处胃黏膜上皮变性、坏死、脱落，并伴有急性炎性渗出物覆盖。

第二节　消化性溃疡

消化性溃疡（peptic ulcer）是以胃及十二指肠黏膜形成慢性溃疡为特征的一种常见病。因其发病与胃酸和胃蛋白酶的消化作用有关，故称消化性溃疡。十二指肠溃疡约占70%，胃溃疡占25%，胃和十二指肠的复合性溃疡占5%。本病多见于成人，男性患者多于女性患者。患者有节律性上腹痛、反酸、嗳气等临床表现，病变易反复发作，呈慢性经过。

一、病因及发病机制

消化性溃疡的病因及发病机制复杂，尚未完全明确，目前认为与下列因素有关：

（一）幽门螺杆菌感染

大量研究证实，幽门螺杆菌感染是消化性溃疡的主要致病因素。幽门螺杆菌感染破坏黏膜屏障功能的机制可能是其通过释放一系列酶、代谢产物、毒素及炎症介质等损伤胃肠黏膜和血管内皮细胞。

（二） 胃液的自我消化作用

研究证明，消化性溃疡的发生与胃酸、胃蛋白酶的自我消化有关。十二指肠溃疡时可见分泌胃酸的壁细胞总数明显增多，造成胃酸分泌增加。空肠与回肠内为碱性环境，一般极少发生消化性溃疡。但做过胃空肠吻合术后，吻合处的空肠则可因胃液的消化作用而形成溃疡。这均说明胃液对胃壁组织的自我消化过程是消化性溃疡形成的原因。

（三） 胃黏膜屏障功能破坏

许多胃溃疡患者胃酸水平正常，约50%的十二指肠溃疡患者无高胃酸，许多人有高胃酸却无溃疡，提示胃肠黏膜屏障防御功能的破坏是形成消化性溃疡的重要原因。正常胃和十二指肠黏膜通过分泌的黏液（黏液屏障）和黏膜上皮细胞的脂蛋白（黏膜屏障）保护黏膜不被胃液所消化。某些因素的作用如长期服用水杨酸类药物、饮酒、吸烟、胆汁反流等，均可使黏膜屏障功能破坏，而有利于胃液的消化作用，引起消化性溃疡的发生。

（四） 其他因素

消化性溃疡患者常有精神过度紧张或忧虑、胃液分泌障碍及迷走神经紊乱等现象，说明神经及内分泌功能的失调与消化性溃疡的发生有关。离体实验发现，幽门螺杆菌易于黏附到表达 O 型血抗原的细胞上，这是否与 O 型血人群胃溃疡发病率较高有关尚待进一步研究。

二、病理变化

（一） 胃溃疡

1. 肉眼观

胃溃疡多发生于胃小弯靠近幽门处，尤以胃窦部多见。溃疡常为单个，呈圆形或椭圆形，直径多在 2 cm 以内，边缘整齐，状如刀切，底部平坦、洁净。溃疡可深达肌层甚至浆膜层，周围黏膜皱襞向溃疡集中呈放射状（图 15-2）。

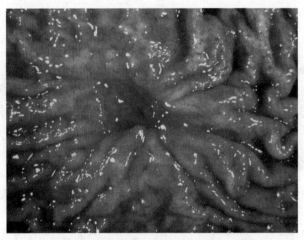

图 15-2 胃溃疡

2. 镜下见

溃疡底部由内向外分为四层结构：①渗出层，溃疡表面覆有少量纤维蛋白和炎症细胞；②坏死层，为均匀红染的无结构的坏死组织；③肉芽组织层，由新生的毛细血管、成纤维细胞及炎症细胞等构成；④瘢痕层，由大量胶原纤维和少量纤维细胞等构成。瘢痕底部的小动脉因炎症刺激常有增生性内膜炎，使管壁增厚，管腔狭窄或有血栓形成，引起局部血供不足，妨碍组织再生，使溃疡不易愈合。但这种变化却可防止溃疡血管破裂、出血。溃疡底部的神经节细胞和神经纤维常发生变性和断裂，断端常呈小球状增生，这种变化可能是患者产生疼痛感的原因之一。

（二）十二指肠溃疡

十二指肠溃疡多发生于十二指肠球部，前、后壁多见。其形态与胃溃疡相似，一般较小而浅，直径常在 1 cm 以内，溃疡较浅且易愈合。胃溃疡与十二指肠溃疡的区别见表 15-2。

表 15-2　胃溃疡与十二指肠溃疡的区别

项目	胃溃疡	十二指肠溃疡
好发部位	胃小弯近幽门处	十二指肠球部
发生率	25%左右	70%左右
溃疡深度	较深	较浅
疼痛规律	进食疼痛，空腹缓解	空腹疼痛，进食缓解
癌变	<1%	几乎不发生

三、临床病理联系

1. 上腹部疼痛

因胃液中的胃酸刺激溃疡局部的神经末梢及胃壁平滑肌等，导致平滑肌痉挛，患者常出现周期性、节律性上腹部疼痛，表现为烧灼痛、钝痛或饥饿痛，且与饮食有明显关系。胃溃疡常在进食后疼痛，十二指肠溃疡患者的疼痛常出现在饥饿或夜间等空腹状态时，进餐后疼痛减轻或消失，故称为饥饿痛。

2. 反酸、呕吐

由于胃酸的刺激，引起幽门括约肌痉挛和胃逆蠕动，使酸性胃内容物反流，临床上出现反酸、呕吐。

3. 嗳气、上腹部饱胀感

由于幽门括约肌痉挛，胃排空时间延长，潴留于胃内的食物发酵及消化不良而引起嗳气、上腹部饱胀感。

四、结局和并发症

（一）愈合

如果溃疡不再发生，渗出物及坏死组织就会逐渐被吸收、排除，已被破坏的肌层不能再生，并由底部的肉芽组织增生形成瘢痕组织进行填充、修复，同时周围黏膜上皮再生并覆盖溃疡面而愈合。

（二）并发症

1. 出血

出血是消化性溃疡最常见的并发症，有 10%~35%的患者发生。轻者因溃疡底部的毛细血管破裂，溃疡面有少量出血，患者大便潜血试验阳性。若溃疡底部大血管破裂，患者则出现呕血及柏油便，严重者出现失血性休克。

2. 穿孔

十二指肠溃疡因肠壁较薄更易发生穿孔，约见于 5% 的患者。溃疡穿透浆膜层发生急性穿孔后，胃肠内容物漏入腹腔可引起急性弥漫性腹膜炎。若穿孔发生在胃后壁，胃内容物则漏入小网膜囊。

3. 幽门梗阻

长期的溃疡易形成大量瘢痕，瘢痕收缩及周围组织充血、水肿均可导致不同程度的幽门梗阻，约见于 3% 的患者。幽门梗阻使胃内容物通过困难，继发胃扩张，患者出现反复呕吐、腹胀，严重者可致水、电解质紊乱，发生碱中毒。

4. 癌变

癌变多发生于长期胃溃疡患者，十二指肠溃疡几乎不发生癌变。癌变率小于 1%。癌变来自溃疡边缘的黏膜上皮或腺体，其不断受到破坏及反复再生，此过程中在某些致癌因素的作用下细胞发生癌变。

第三节　病毒性肝炎

病毒性肝炎基本病变

病毒性肝炎（viral hepatitis）是指一组由肝炎病毒引起的以肝细胞变性、坏死为主要病变的传染病。世界各地均有发生或流行，我国是病毒性肝炎的高发区。各种年龄及不同性别者均可罹患，严重危害人类的健康。临床常表现为全身乏力、食欲减退、厌油腻、肝大、黄疸、肝区不适或疼痛及肝功能异常等。

一、病因及发病机制

病因为肝炎病毒。目前已知的肝炎病毒有甲型（HAV）、乙型（HBV）、丙型（HCV）、丁型（HDV）、戊型（HEV）、庚型（HGV），各型肝炎病毒引起肝损伤的机制尚不完全清楚。目前认为感染的病毒种类及宿主的免疫功能在其发病中起主要作用。

1. 甲型肝炎病毒（HAV）

HAV 经消化道感染，引起甲型肝炎散发或造成流行。HAV 是单链 RNA 病毒，通过肠道上皮经门静脉系统到达肝脏，在肝细胞内复制，并不直接损失肝细胞，而是可能通过细胞免疫机制导致肝细胞损伤。HAV 一般不引起携带状态，通常急性起病，大多数可痊愈。

2. 乙型肝炎病毒（HBV）

HBV 主要经血流、血液污染的物品、吸毒或密切接触传播。HBV 是环状双链 DNA 病毒，呈球形，有一糖蛋白外壳称乙型肝炎表面抗原（HBsAg）。在感染细胞表面可分泌大量的 HBsAg，使机体免疫系统识别并杀死感染细胞，导致肝细胞坏死或凋亡。在机体缺乏有效的免疫反应的情况下则表现为携带者状态。HBV 在中国是慢性肝炎的主要致病源，最终可导致肝硬化。

3. 丙型肝炎病毒（HCV）

HCV 主要通过注射或输血传播。HCV 是单链 RNA 病毒，可直接破坏肝细胞。约 3/4 的感染者可演变成慢性肝炎，其中 20% 可进展为肝硬化，部分可发生肝细胞肝癌。

4. 丁型肝炎病毒（HDV）

HDV 为一复制缺陷型病毒，必须依赖 HBV 才能复制。其感染可通过两条途径：与 HBV 同时感染，约 90% 可恢复，仅少数演变为慢性 HBV/HDV 复合性肝炎；HBV 携带者再感染 HDV，约 80% 可转变成慢性 HBV/HDV 复合性肝炎。

5. 戊型肝炎病毒（HEV）

HEV 主要通过消化道传播。HEV 也是单链 RNA 病毒，多感染 35 岁以上的中老年人，一般不导致携

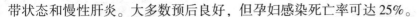

带状态和慢性肝炎。大多数预后良好，但孕妇感染死亡率可达25%。

6. 庚型肝炎病毒（HGV）

透析患者是 HGV 易感人群，其通过污染的血液或血制品传播，也可经性接触传播。部分患者可转变成慢性，目前认为 HGV 能在单核细胞中复制，故该病毒是否为肝炎病毒仍有争议。

各型肝炎病毒及相应肝炎的特点见表15-3。

表15-3　各型肝炎病毒及相应肝炎的特点

肝炎病毒	病毒性质	传染途径	转成慢性肝炎
HAV	单链 RNA	肠道	无
HBV	双链 DNA	密切接触、输血、注射	5%～10%
HCV	单链 RNA	密切接触、输血、注射	70%
HDV	缺陷型 RNA	密切接触、输血、注射	同时感染：<5% 重叠感染：80%
HEV	单链 RNA	肠道	无
HGV	单链 RNA	密切接触、输血、注射	部分

二、基本病理变化

各型肝炎的病变基本相同，属于变质为主的炎症，都是以肝细胞的变性、坏死为主，同时伴有不同程度的炎症细胞浸润、肝细胞再生和间质反应性增生。

（一）肝细胞变性、坏死

1. 肝细胞变性

常见有两种类型的变性。

（1）细胞肿胀　为最常见的病变。光镜见，肝细胞明显肿大，胞质疏松呈网状、半透明。进一步发展，肝细胞体积更加肿大，呈球形，胞质几乎完全透明，称气球样变。

（2）嗜酸性变　病变多累及单个或几个肝细胞，散在肝小叶内。光镜见，病变肝细胞因胞质水分脱失浓缩而体积变小，胞质嗜酸性增强，红染，故称为嗜酸性变。

2. 肝细胞坏死

一般有两种类型。

（1）凋亡　过去被认为是嗜酸性坏死，实属细胞凋亡。由嗜酸性变发展而来，表现为胞质更加浓缩，核浓缩消失，最终形成深红色浓染的圆形小体，称嗜酸性小体。

（2）溶解性坏死　最多见，由气球样变发展而来。胞核浓缩、溶解或消失，最后细胞解体。不同类型的病毒性肝炎，肝细胞坏死的范围和程度不同，据此可分为：①点状坏死，肝小叶内散在的肝细胞坏死，仅累及单个或几个肝细胞，常见于急性普通型肝炎（图15-3a）；②碎片状坏死，肝小叶周边界板处肝细胞的灶性坏死和崩解，常见于慢性肝炎（图15-3b）；③桥接坏死，为肝小叶中央静脉与汇管区之间、两个肝小叶中央静脉之间或两个汇管区之间出现的互相连接的肝细胞坏死带，常见于中度和重度慢性肝炎（图15-3c）；④大片坏死，坏死的范围大，几乎累及整个肝小叶，仅小叶周边残存少许变性的肝细胞，常见于重型肝炎（图15-3d）。

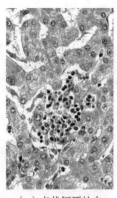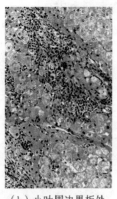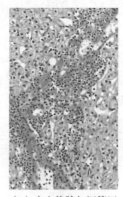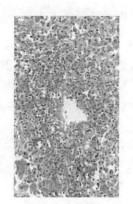

（a）点状坏死灶内　　　　（b）小叶周边界板处　　　　（c）中央静脉与汇管区　　　　（d）小叶内大片
　有炎症细胞浸润　　　　　肝细胞灶状坏死　　　　　之间形成桥接坏死　　　　　肝细胞坏死

图 15-3　肝细胞坏死

（二）炎症细胞浸润

在汇管区或坏死灶内常有不同程度的炎症细胞浸润，主要是淋巴细胞和单核细胞，有时亦见少量浆细胞及中性粒细胞。

（三）肝细胞再生及间质反应性增生

1. 肝细胞再生

肝细胞坏死后，邻近的肝细胞可通过再生修复。再生的肝细胞体积较大，核大深染，可有双核。若坏死范围小，再生的肝细胞则沿残存的网状纤维支架排列，恢复原小叶结构。若坏死范围大，由于网状纤维支架被破坏，再生的肝细胞则呈结节状。

2. 间质反应性增生

包括库普弗（Kupffer）细胞、间叶细胞及成纤维细胞等增生。反复发生严重坏死的病例由于大量纤维组织增生破坏肝小叶原有的结构，可发展为肝硬化。慢性病例在汇管区可见细小胆管增生。

三、临床病理类型与病变特点

病毒性肝炎类型不仅与肝炎病毒的数量、毒力有关，而且与患者细胞免疫反应强弱有重要关系。①免疫功能正常，感染病毒数量较少、毒力较弱时，发生急性普通型肝炎；②免疫功能过强，感染病毒数量较多，毒力较强时，则发生重型肝炎；③免疫功能不足，不能完全清除受感染的靶细胞，病毒持续感染，部分未被杀灭的病毒在未受损的肝细胞内反复复制，引起肝细胞反复损害而成为慢性肝炎；④免疫功能耐受或缺陷，使病毒与宿主肝细胞共生，持续存在，肝细胞也不受损害，成为无症状的病毒携带者。

病毒性肝炎分为普通型和重型两大类（图 15-4）。

（一）急性（普通型）病毒性肝炎

此型肝炎最常见。临床上根据患者是否出现黄疸而分为黄疸型和无黄疸型两种。我国以无黄疸型居多，主要为乙型肝炎，部分为丙型肝炎。黄疸型多见于甲、丁、戊型肝炎。两者病变基本相同，黄疸型稍重。

1. 病理变化

肉眼观，肝脏肿大，质软，表面光滑。镜下见，病变以肝细胞广泛变性和点状坏死为特征。可见肝小叶结构完好，肝细胞胞质疏松化、气球样变和嗜酸样变。肝细胞坏死轻微，仅见点状坏死及嗜酸性小体。汇管区及小叶内有轻度炎症细胞浸润，坏死处可见肝细胞再生。黄疸型坏死往往较重，毛细胆管内常有胆汁淤积和胆栓形成。

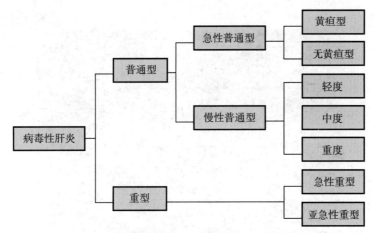

图15-4 病毒性肝炎临床病理分型

2. 临床病理联系

临床上出现肝大、肝区疼痛或压痛。血清丙氨酸转氨酶（ALT）升高，同时还可引起多种肝功能异常。

3. 结局

急性肝炎大多在半年内可逐渐恢复。但乙型和丙型肝炎恢复较慢，其中乙型肝炎 5%～10%、丙型肝炎约 70% 可发展为慢性肝炎。

（二）慢性（普通型）病毒性肝炎

病毒性肝炎病程持续在半年以上者即为慢性肝炎。以乙型肝炎居多，甲型肝炎很少转变为慢性。根据病变程度将慢性肝炎分为轻、中、重三型。

1. 轻度慢性肝炎

肉眼观，肝大，表面光滑，质软。镜下见，肝细胞轻度变性、坏死，以点状坏死为主，偶见轻度碎片状坏死，汇管区慢性炎症细胞浸润，周围少量结缔组织增生。肝小叶界板无破坏，小叶结构清楚完整。

2. 中度慢性肝炎

肉眼观，肝大，表面不光滑，呈细颗粒状。镜下见，肝细胞坏死较明显，有中度碎片状坏死及特征性的桥接坏死，汇管区纤维组织增生明显，肝小叶纤维间隔形成，但小叶结构大部分保存。

3. 重度慢性肝炎

肉眼观，肝表面呈颗粒状，质硬。镜下见，肝细胞广泛坏死，有重度碎状坏死及大范围的桥接坏死，肝细胞结节状再生，纤维间隔分割肝小叶，形成假小叶。

（三）重型病毒性肝炎

重型病毒性肝炎肝损害严重，病情凶险，死亡率高。根据病情急缓及病变程度分为以下两型。

1. 急性重型肝炎

此型肝炎少见。起病急，病变发展迅猛，病程短，病死率高。临床上又称为爆发性肝炎或恶性肝炎。肉眼观，肝脏体积显著缩小，以左叶为甚，质量减轻至 600～800 g，质软，包膜皱缩，切面呈黄色或红褐色。镜下见，肝细胞坏死严重而广泛，仅在小叶周边残留少许变性的肝细胞，残留肝细胞再生不明显

（图 15-5）。肝窦明显扩张，充血甚至出血。小叶内及汇管区有淋巴细胞和单核细胞为主的炎症细胞浸润。患者多在 10 天内死于急性肝功能衰竭、消化道大出血、急性肾衰竭和 DIC 等。少数迁延为亚急性重型肝炎。

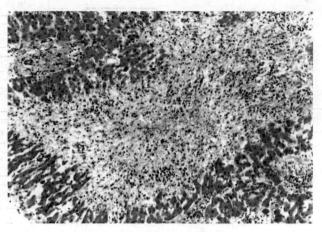

肝细胞坏死严重，再生不明显。

图 15-5　急性重型肝炎

2. 亚急性重型肝炎

此型肝炎病程较长（数周至数月），多由急性重型肝炎转化而来或一开始病变就较缓且呈亚急性经过。肉眼观，肝脏呈不同程度缩小，被膜皱缩不平。病程长者，肝质地变硬，可形成大小不一的结节。切面见坏死区呈红褐色或土黄色，再生的结节因胆汁淤积而呈黄绿色。镜下见，既有肝细胞的大片坏死，又有结节状肝细胞再生，小叶内外可见明显的淋巴细胞、单核细胞等炎症细胞浸润，周边有小胆管增生。此型肝炎如及时治疗有停止进展和治愈的可能。病程较长时可发展为坏死后肝硬化。

第四节　肝硬化

肝硬化（liver cirrhosis）是一种常见的慢性进行性肝病，是多种原因引起的肝细胞弥漫性变性、坏死，以及纤维组织增生和肝细胞结节状再生，这三种病变反复交错进行，使肝小叶结构破坏和血液循环途径改建，导致肝脏变形、变硬。

肝硬化有多种类型，国际形态分类将肝硬化分为小结节型、大结节型、大小结节混合型及不完全分隔型四种。目前，我国采用病因结合病变及临床表现的综合分类方法，将肝硬化分为门脉性肝硬化、坏死后肝硬化、胆汁性肝硬化等。

一、门脉性肝硬化

门脉性肝硬化（portal cirrhosis）是最常见的一种类型，相当于小结节型肝硬化。

（一）病因及发病机制

1. 病毒性肝炎

慢性肝炎是我国肝硬化最常见的病因，尤其是乙型和丙型病毒性肝炎。

2. 慢性乙醇中毒

慢性乙醇中毒多见于长期酗酒者，酒精性肝硬化占全部肝硬化的 50%~90%。近年来我国也有上升趋势。由于乙醇在体内代谢过程中产生的乙醛对肝细胞有直接毒害作用，因此肝细胞发生脂肪变性而逐渐进展为肝硬化。

3. 营养障碍

如食物中长期缺乏蛋氨酸或胆碱类物质时，肝脏合成磷脂发生障碍，导致肝细胞脂肪变性和坏死而发展为肝硬化。

4. 化学物质或药物中毒

长期接触四氯化碳、砷和磷等或服用甲基多巴、四环素等可引起中毒性肝炎，最终演变为肝硬化。

上述各种因素长期反复作用于肝脏，引起肝细胞弥漫性变性、坏死，网状纤维支架破坏并塌陷。再生的肝细胞因失去网状支架而排列紊乱呈不规则的肝细胞团，即结节状再生。坏死区塌陷的网状纤维相互融合形成胶原纤维，以及汇管区成纤维细胞增生并产生胶原纤维，这些胶原纤维形成间隔，在中央静脉和汇管区等处相互连接，将原肝小叶分割、包绕成大小不等的肝细胞团，形成假小叶，最终可导致肝内血液循环改建和肝功能障碍而形成肝硬化。

除以上比较常见的原因以外，还有其他的原因，比如胆汁淤积、代谢障碍和其他不明原因。

（二）病理变化

肉眼观，早期肝脏体积可正常或略大，质地稍硬，质量增加；晚期体积缩小，质量减轻，质地变硬，被膜增厚。表面可见弥漫全肝的小结节，结节大小相仿，直径<1.0 cm。切面可见大小与表面相似的圆形或椭圆形岛屿状结节，呈黄褐色（脂肪变）或黄绿色（胆汁淤积）。结节周围为宽窄较一致的灰白色纤维间隔（图15-6）。

镜下见，正常肝小叶结构被破坏，被假小叶所取代。肝硬化时，增生的纤维组织将原来的肝小叶分割或包绕，形成大小不等、圆形或椭圆形的肝细胞团，称为假小叶。假小叶的形成是肝硬化重要的形态学标志，其特点有：①肝细胞排列紊乱，可有不同程度的变性、坏死和再生的肝细胞，再生的肝细胞体积增大，核大深染，可见双核；②中央静脉缺如、偏位或增多；③有时可见汇管区；④假小叶周围为增生的宽窄较一致的纤维间隔，还可见较多的炎症细胞浸润（图15-7）。

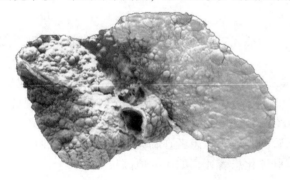

图15-6 门脉性肝硬化（大体）

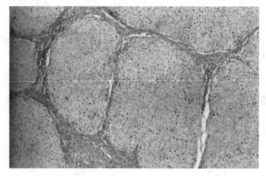

纤维组织将肝小叶包绕分割成大小不一的假小叶。

图15-7 门脉性肝硬化（镜下）

（三）临床病理联系

1. 门静脉高压症

肝硬化时，导致门静脉压力升高的原因有：①肝内结缔组织增生，肝血窦闭塞或窦周纤维化，使门静脉循环受阻；②假小叶压迫小叶下静脉，使肝窦内血流受阻，进而影响门静脉血流入肝血窦；③肝内肝动脉小分支与门静脉小分支在汇入肝窦前形成异常吻合支，使压力高的动脉血流入压力低的门静脉内。门静脉压力升高后，患者常出现一系列症状和体征，称为门静脉高压症。主要表现如下。

（1）脾肿大 门静脉高压使脾静脉回流受阻，长期慢性淤血致脾大，并引起脾亢进，脾质量在500 g以下，少数可达800~1000 g。

（2）胃肠淤血　门静脉高压使胃肠静脉回流受阻，从而引起胃肠壁淤血、水肿，影响胃肠的消化和吸收功能，患者可出现食欲缺乏、消化不良、腹胀等症状。

（3）腹水　见于肝硬化晚期患者，为淡黄色透明的漏出液，量大时，可致腹部明显膨隆。腹水形成的原因如下。①门静脉高压使门静脉系统的毛细血管流体静压升高，管壁通透性增强，液体漏入腹腔；②血浆白蛋白减少（肝细胞合成减少，消化吸收障碍），使血浆胶体渗透压降低，导致腹水形成；③肝血窦淤血，窦内压升高，液体自窦壁漏出，部分经肝包膜漏入腹腔；④肝脏对醛固酮和抗利尿激素的灭活降低，引起水钠潴留。

（4）侧支循环形成　门静脉高压时，门静脉与腔静脉之间侧支循环开放，部分静脉血绕过肝脏直接回体循环静脉至右心（图15-8）。主要侧支循环如下。①门静脉血流经胃冠状静脉、食管静脉丛、奇静脉入上腔静脉，常导致胃底与食管下段静脉丛曲张。腹压升高或受粗糙食物磨损时，可引起血管破裂导致大出血，是肝硬化患者常见的死亡原因。②门静脉血经肠系膜下静脉、直肠静脉丛、髂内静脉入下腔静脉，引起直肠静脉丛曲张，形成痔核。曲张的静脉丛（痔核）破裂可导致患者便血。③门静脉血经脐静脉注入腹壁上、下静脉，再进入上、下腔静脉，引起脐周静脉及腹壁浅静脉高度曲张，形成"海蛇头"。

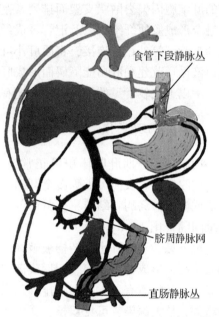

食管下段静脉丛

脐周静脉网

直肠静脉丛

图15-8　门静脉高压时侧支循环模式图

2. 肝功能障碍

由于肝实质长期反复破坏，引起肝功能障碍。

（1）蛋白质合成障碍　肝细胞受损后，合成蛋白的功能降低，使血浆蛋白减少。同时由于从肠道吸收的一些抗原性物质不经肝脏处理，直接经侧支循环而进入体循环，刺激免疫系统合成球蛋白增多，导致白蛋白/球蛋白比例下降或倒置，出现低蛋白血症。

（2）出血倾向　由于肝脏合成凝血因子减少，加之脾功能亢进，血小板破坏增多，患者可出现牙龈、鼻黏膜及皮下出血。

（3）对雌激素的灭活作用减弱　受损肝细胞对雌激素的灭活作用减弱，体内雌激素增多，引起皮肤小动脉扩张而出现"蜘蛛痣"，主要分布于颈部、面部、上胸部及前臂等处的皮肤；手掌处可出现肝掌；男性出现睾丸萎缩、乳房发育；女性出现月经失调、闭经、不孕等。

（4）胆色素代谢障碍　主要与肝细胞坏死及毛细胆管淤胆有关，患者在临床上常有肝细胞性黄疸。

（5）肝性脑病　是肝功能不全的最严重后果，也是肝硬化患者死亡的主要原因。

（四）结局

肝硬化早期，如能及时治疗，可使病变在相当长的时间内处于相对稳定的状态。晚期，可出现肝功能衰竭、食管静脉丛破裂大出血、合并肝癌及严重感染等，预后不良。

二、坏死后肝硬化

坏死后肝硬化（postnecrotic cirrhosis）相当于大结节型肝硬化和大小结节混合型肝硬化，是在肝实质发生大片坏死的基础上形成的。

（一）病因及发病机制

1. 病毒性肝炎

多由亚急性重型肝炎迁延而来。重度慢性肝炎反复发作也可发展为本型肝硬化。

2. 药物或化学物质中毒

某些药物或化学物质可引起弥漫性中毒性肝坏死，继而出现结节状再生而发展为坏死后肝硬化。

（二）病理变化

肉眼观，肝脏体积不对称缩小，质量减轻，质地变硬，以左叶为甚。肝脏变形明显，表面结节大小悬殊。切面可见结节被较宽大的灰白色纤维条索包绕，结节呈黄褐色或黄绿色。

镜下见，正常小叶结构破坏，代之以大小不等、形状不一的假小叶。假小叶内肝细胞有不同程度的变性、坏死和胆色素沉着。假小叶间的纤维间隔较宽且厚薄不均，其中炎症细胞浸润、小胆管增生均较显著（图 15-9）。

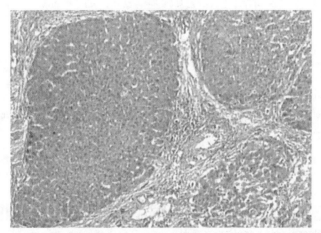

小叶间隔宽，厚薄不一，假小叶大小不等。

图 15-9　坏死后肝硬化

（三）结局

本型肝硬化因肝细胞坏死较严重，病程较短，故肝功能障碍较明显且出现较早，而门静脉高压症较轻且出现晚。本型肝硬化癌变率较高。

三、胆汁性肝硬化

胆汁性肝硬化（biliary cirrhosis）是因胆道阻塞，长期胆汁淤积而引起的肝硬化，较少见。

（一）病因及发病机制

根据病因不同，分为原发性和继发性两种。

1. 原发性胆汁性肝硬化

此型少见，原因不明，可能与自身免疫有关，由肝内小胆管的慢性非化脓性胆管炎引起。

2. 继发性胆汁性肝硬化

此型与长期的胆管阻塞、胆道上行性感染有关。长期胆管阻塞，胆汁淤积使肝细胞变性、坏死，继发结缔组织增生导致肝硬化。

（二）病理变化

肝脏缩小（不如前两型明显），硬度中等，表面较光滑或呈细颗粒状，颜色呈深绿色或绿褐色。切面结节细小或不明显。镜下可见原发性胆汁性肝硬化早期小叶间胆管上皮细胞肿胀、坏死，周围有淋巴细胞浸润。后期小胆管破坏，结缔组织增生并伸入肝小叶内，分割小叶；继发性胆汁性肝硬化，肝细胞肿大，胞质疏松呈网状，核消失，称为网状或羽毛状坏死，毛细胆管淤积，胆栓形成，坏死区胆管破裂，胆汁溢出成"胆汁湖"。

（三）结局

临床上常有持续性阻塞性黄疸，门静脉高压症较门脉性肝硬化少见，主要死亡原因是肝或肾衰竭、食管下段静脉丛破裂出血、继发感染等。

第五节　消化系统常见肿瘤

一、食管癌

食管癌（esophageal carcinoma）是食管黏膜上皮或腺体发生的恶性肿瘤。在我国，其发病率及死亡率均位居前五名。男性发病率较高，发病年龄多在 40 岁以上。临床主要表现为哽噎和进行性吞咽困难。

（一）病因

1. 饮食习惯

长期食用过热、过硬、粗糙食物、饮酒及吸烟等，对食管黏膜形成慢性理化刺激。有些地区的居民喜欢食用酸菜等食物，这种食物含较多的亚硝酸盐，也可诱发食管癌。

2. 慢性炎症

各种长期不愈的食管炎可能是食管癌的癌前病变。病理学研究表明，食管癌患者食管黏膜的非癌部分均有不同程度的慢性炎症。

3. 环境因素

流行病学调查发现，食管癌高发区土壤中常缺乏钼等微量元素。钼是硝酸盐还原酶的成分，缺钼可使农作物中硝酸盐的含量变高。

4. 遗传因素

在高发区调查发现，食管癌的家族聚集现象较为明显，提示食管癌的发生与遗传有一定的关系。

（二）病理变化

食管癌好发于食管的三个生理狭窄部，以中段最多，下段次之，上段最少。

1. 早期癌

临床无明显症状。病变局限，仅限于黏膜及黏膜下层，未侵犯肌层，无淋巴结转移。病变处黏膜轻度糜烂，表面呈颗粒状或微小的乳头状，钡餐检查仅见管壁轻度局限性僵硬或正常。

2. 中晚期癌

此期患者多出现吞咽困难等典型临床症状。根据肉眼形态可分为以下四型：

（1）髓质型　最多见，恶性程度高。癌组织在食管壁内浸润性生长累及食管全周或大部分，管壁增厚，管腔变小。切面癌组织为灰白色，质地较软，似脑髓。癌组织表面常有溃疡。

（2）覃伞型　肿瘤为扁圆形肿块，呈蘑菇状突向食管腔，表面有浅溃疡，边缘外翻，常累及管壁一部分或大部分。

（3）溃疡型　肿瘤表面有较深的溃疡，深达肌层，边缘隆起，底部凹凸不平。

（4）缩窄型　癌组织质硬。癌组织在食管壁内呈浸润性生长，伴结缔组织增生，累及食管全周，形成环形狭窄。狭窄上端食管腔明显扩张。

镜下见，食管癌主要为鳞状细胞癌（约90%以上），其次为腺癌和腺鳞癌。

（三）扩散途径

1. 直接蔓延

癌组织穿透食管壁后连续不断地向周围组织及器官浸润，可蔓延至喉、气管、支气管、肺门等处。

2. 淋巴道转移

转移途径与食管淋巴引流途径一致，可转移至颈、纵隔、食管旁淋巴结。

3. 血道转移

血道转移为晚期转移的方式，常转移至肝、肺等处。

二、胃癌

胃癌（gastric cancer）起源于胃黏膜上皮和腺上皮，是消化道最常见的恶性肿瘤。好发年龄在40~60岁，男性患者多于女性患者。好发于胃窦部，尤其是小弯侧。患者可有上腹部不适、疼痛、呕血、消瘦、贫血等症状。

（一）病因

病因尚不明确，目前认为与以下因素有关。

1. 饮食、环境因素

胃癌的发生有一定的地理分布特点，如日本、智利、哥伦比亚、匈牙利等国家及我国的某些地区发病率较高，可能与这些地区的水源、土壤以及当地居民的饮食习惯有关。大量食用熏制或高盐腌制的食品，以及进食不规律都与胃癌的发生有一定关系。

2. 幽门螺杆菌感染

研究表明，幽门螺杆菌感染可导致胃黏膜上皮细胞癌基因激活及抑癌基因失活，诱发癌变。

3. 亚硝基化合物生成

亚硝酸盐在胃酸作用下可转变为有致癌性的亚硝基化合物，从而诱发胃印戒细胞癌。

（二）病理变化

胃癌分为早期胃癌和中晚期胃癌。

1. 早期胃癌

癌组织浸润仅限于黏膜层及黏膜下层者，称早期胃癌。肉眼观分为以下三型：

（1）隆起型　较少见，肿瘤从黏膜表面明显隆起或呈息肉状。

（2）表浅型　肿瘤呈扁平状，稍隆起于黏膜表面。

（3）凹陷型　最常见，系溃疡周边黏膜的早期癌。

镜下见，早期胃癌以原位癌及高分化管状腺癌较多见，其次为乳头状腺癌。

早期胃癌术后5年生存率达90%以上，10年生存率为75%，小胃癌及微小胃癌术后5年生存率达100%。认识并发现早期胃癌，可提高胃癌术后的5年存活率及改善预后。

2. 中晚期胃癌

癌组织浸润超过黏膜下层或浸润胃壁全层，称中晚期胃癌。肉眼形态可分为以下三型：

（1）息肉型（蕈伞型）　癌组织向黏膜表面生长呈息肉状或蕈伞状突入胃腔。

（2）溃疡型　癌组织部分脱落形成溃疡，溃疡一般比较大，边界不清，多呈皿状或火山口状，底部凹凸不平（图15-10）。

（3）浸润型　癌组织向胃壁呈局限性或弥漫性浸润，与周围正常组织分界不清。当癌组织弥漫浸润胃壁各层时，胃壁增厚、变硬，胃腔缩小，皱襞大部消失，状似皮革制成的囊袋，故称"革囊胃"（图15-11）。

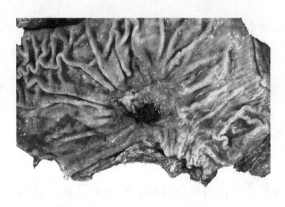 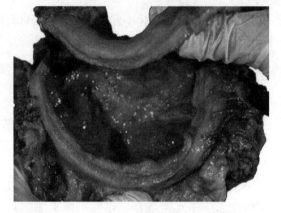

溃疡边缘隆起，直径大，底部不平坦。

图 15-10　溃疡型胃癌　　　　　　**图 15-11　浸润型胃癌（革囊胃）**

当癌细胞分泌大量黏液时，癌组织肉眼呈半透明的胶冻状，称为胶样癌。其大体形态可表现为上述三型中的任何一种。

镜下见，主要为腺癌，常见类型有管状腺癌、乳头状腺癌与黏液癌。

（三）扩散途径

1. 直接蔓延

癌组织向胃壁各层浸润，当穿透浆膜后，癌组织可连续不断地向周围组织和邻近器官蔓延生长，到达横结肠、大网膜及肝等处。

2. 转移

（1）淋巴道转移　为主要转移途径，首先转移到局部淋巴结，最常见于幽门下胃小弯的局部淋巴结。进一步转移至腹主动脉旁淋巴结或肠系膜淋巴结。晚期可经胸导管转移至左锁骨上淋巴结。

（2）血道转移　晚期常转移至肝，其次到肺、骨、脑等。

（3）种植转移　当癌组织浸润至胃浆膜表面时可脱落至腹腔，种植于腹腔及盆腔器官表面。女性常在双侧卵巢形成转移性黏液癌，称克鲁肯贝格（Krukenberg）瘤。

三、大肠癌

大肠癌（colorectal carcinoma）是大肠黏膜上皮和腺体发生的恶性肿瘤，包括结肠癌和直肠癌，是全世界第三大常见恶性肿瘤。临床上患者常有贫血、消瘦、大便次数增多、黏液血便、腹痛、腹块或肠梗阻等表现。

（一）病因

1. 饮食因素

高营养而少纤维的饮食与本病的发生有关。这可能是因为高营养而少消化残渣饮食不利于有规律地排便，延长了肠黏膜与食物中可能含有的致癌物质的接触时间。

2. 遗传因素

家族性多发性息肉病有很高的癌变倾向，为常见的癌前病变，其发生是由于 APC 基因的突变；遗传性非息肉病性大肠癌的发生是由错配修复基因的突变所致。

3. 慢性肠道疾病

慢性溃疡性结肠炎、肠道慢性血吸虫病等由于长期的慢性刺激，肠黏膜上皮异型性增生而发展为癌。

（二）病理变化

大肠癌好发于直肠（50%），其次为乙状结肠（20%）、盲肠和升结肠（16%）、横结肠（8%）、降结肠（6%）。肉眼观可分为以下四型。

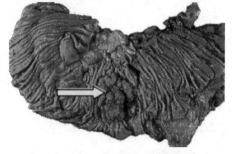

图 15-12 大肠癌（隆起型）

1. 隆起型

肿瘤呈息肉状或菜花状向肠腔突出，常有表浅溃疡形成（图 15-12）。

2. 溃疡型

肿瘤表面有较深的溃疡，呈火山口状，此型较多见。

3. 浸润型

肿瘤向肠壁深层弥漫浸润，常累及肠管全周，使肠壁局部增厚、变硬，若同时伴有纤维组织增生，则使肠管周径明显缩小，形成环形狭窄。

4. 胶样型

肿瘤表面及切面呈半透明胶冻状。此型预后差。镜下见，以高分化管状腺癌及乳头状腺癌较多见，少数为未分化癌及鳞状细胞癌，后者常发生在直肠肛门附近。

（三）扩散途径

1. 直接蔓延

当癌组织浸润肌层达浆膜后，可直接蔓延至膀胱、前列腺、子宫和腹膜等处。

2. 淋巴道转移

癌组织未穿透肠壁肌层时，较少发生淋巴道转移。一旦穿透肌层，转移率就会明显增加，一般先转移至癌所在部位的局部淋巴结，再沿淋巴引流方向到达远隔淋巴结。

3. 血道转移

晚期癌细胞可沿血道转移至肝、肺、脑等。

四、原发性肝癌

原发性肝癌（primary hepatic carcinoma）是在肝细胞或肝内胆管上皮细胞发生的恶性肿瘤，简称肝癌，是我国常见肿瘤之一，多在中年后发病，男性患者多于女性患者。肝癌发病隐匿，早期无临床症状，故临床发现时多为晚期，死亡率较高。

（一）病因

1. 病毒性肝炎

研究表明，乙型肝炎与肝癌关系密切，其次为丙型肝炎。有报道称，在肝癌高发地区，60%～90%的肝癌患者有 HBV 感染。

2. 肝硬化

肝硬化与肝癌之间有较密切的关系，在我国尤为明显，约 84.6% 的肝癌患者合并有肝硬化，大多为坏死后肝硬化，其次为肝炎后肝硬化。据统计，肝硬化一般经 7 年左右可发展为肝癌。

3. 霉菌及其毒素

黄曲霉、青霉菌、杂色曲霉等都可引起实验性肝癌，尤其是黄曲霉毒素 B_1 与肝细胞肝癌的发生密切相关。

4. 乙醇

乙醇是肝癌的一种致癌因子，长期反复酗酒导致出现酒精性肝硬化，然后出现肝癌。

（二）病理变化

1. 早期肝癌

早期肝癌即小肝癌，指单个癌结节直径小于 3 cm 或两个癌结节直径的和小于 3 cm 的原发性肝癌。多呈球形，边界清楚，质较软，灰白色，切面均匀一致，无出血及坏死。

2. 晚期肝癌

肝脏体积明显增大，质量显著增加，大体形态分以下三型：

（1）多结节型　最常见，常继发于肝硬化。有多个散在的呈圆形或椭圆形的癌结节，其大小不等，可相互融合成较大的结节（图 15-13）。

（2）巨块型　肿瘤体积巨大，直径常大于 15 cm，圆形，右叶多见。切面中心常有出血、坏死。瘤体周围常有多少不等的卫星状癌结节（图 15-14）。

（3）弥漫型　较少见，癌组织弥漫于肝内，结节不明显，在形态上易与肝硬化混淆。

镜下见，分肝细胞癌、胆管细胞癌、混合细胞性肝癌三型，其中肝细胞癌最常见，混合细胞性肝癌最少见。

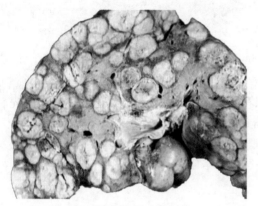

图 15-13　多结节型肝癌

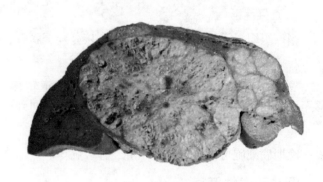

图 15-14　巨块型肝癌

（三）扩散途径

1. 肝内蔓延和转移

癌细胞首先在肝内直接蔓延，也可在肝内沿门静脉分支播散、转移，使肝内出现多处转移结节。

2. 肝外转移

（1）淋巴道转移　可转移至肝门淋巴结、上腹部淋巴结和腹膜后淋巴结。

（2）血道转移　晚期通过肝静脉转移至肺、肾上腺、脑及肾等。

（3）种植转移　侵入肝表面的癌细胞脱落，可种植在腹膜和腹腔脏器表面。

第六节　肝性脑病

肝脏是人体最大的代谢器官，承担着消化、代谢、解毒、分泌及免疫等多种生理功能。但各种致肝损伤因素损害肝脏细胞，使其代谢、合成、解毒、生物转化和免疫等各项功能严重障碍，机体可出现黄疸、出血、感染、肾功能障碍及肝性脑病等临床综合征，称为肝功能不全。肝功能不全的晚期一般称为肝衰竭，肝衰竭的患者在临床上常会出现一系列严重的神经精神症状，最后进入昏迷状态。这种在严重肝病时所继发的神经精神综合征，称为肝性脑病（hepatic encephalopathy）。

肝性脑病在临床上按神经精神症状的轻重分为四期。

一期（前驱期）：轻微的神经精神症状，可表现为轻度知觉障碍、欣快或焦虑、反应迟缓、精神集中时间缩短等，有轻微的扑翼样震颤。

二期（昏迷前期）：一期症状加重，出现嗜睡、淡漠、时间及空间感知轻度障碍、言语不清、明显的人格障碍及行为异常，明显的扑翼样震颤等。

三期（昏睡期）：有明显的精神错乱、时间及空间定向障碍、健忘和言语混乱等症状，表现为昏睡但能唤醒。

四期（昏迷期）：神志丧失，昏迷而不能唤醒，对疼痛刺激无反应，无扑翼样震颤。

一、病因与分类

肝性脑病有两种常见分类方式。

1. 根据毒性物质进入体循环的途径不同

分为：①内源性肝性脑病，见于重型病毒性肝炎、严重的中毒性或药物性肝炎等，常为急性经过，无明显诱因，血氨可不增高；②外源性肝性脑病，见于门脉性肝硬化、血吸虫性肝硬化后期及肝癌晚期患者，常有明显诱因，血氨往往升高。

2. 根据发病速度

分为：①急性肝性脑病，见于急性肝衰竭，发病急、病程短、预后差，相当于内源性肝性脑病；②慢性肝性脑病，多见于肝硬化晚期，病程长，患者有较长时间的神经精神症状后才出现昏迷，相当于外源性肝性脑病。

二、发病机制

肝性脑病的发病机制尚未完全明确。其神经病理学变化多被认为是继发性变化。一般认为，肝性脑病的发生发展是由脑组织功能和代谢障碍引起的。目前解释肝性脑病发病机制的学说主要有氨中毒学说、假性神经递质学说、血浆氨基酸失衡学说和 γ-氨基丁酸学说等。每种学说都能从一定的角度解释肝性脑病的发生发展，并为肝性脑病的临床治疗提供理论依据。

（一）氨中毒学说

正常人体内氨的生成与清除往往保持动态平衡，血氨不超过 59 μmol/L。当这种平衡遭到破坏，血氨生成增多而清除不足时，可使血氨升高。增加的血氨通过血脑屏障进入脑内，作为神经毒素诱发肝性脑病。

1. 血氨升高的原因

（1）氨产生增多　血氨主要来源于肠道，少部分来自肾、肌肉。正常情况下，肠道每天产氨约

4 g，经门静脉入肝，转变为尿素而解毒。氨产生增多的原因有：①肝硬化时，门静脉回流受阻，胃肠黏膜淤血、水肿及胆汁分泌减少，导致蛋白质消化和吸收障碍，肠道细菌大量繁殖，肠道内未被消化和吸收的蛋白质及其产物在细菌的作用下产生氨增多；②肝硬化合并上消化道出血，血液蛋白质在肠道细菌作用下分解，产氨增多；③肝硬化晚期合并肾功能衰竭，尿素排出障碍，大量尿素从血液中弥漫至肠腔，生成氨明显增多；④肝性脑病患者昏迷前，可出现明显的躁动不安、震颤等肌肉活动增强的症状，肌肉中的腺苷酸分解代谢增强，使肌肉产氨增多；⑤呼吸性碱中毒或应用碳酸酐酶抑制剂利尿时，肾小管上皮细胞泌 H^+ 减少，生成 NH_4^+ 减少，而 NH_3 弥散入血增加，血氨增加。

（2）氨清除不足　体内的氨主要在肝脏经鸟氨酸循环合成尿素而解毒，这是个耗能的过程。肝功能严重障碍时，由于代谢障碍，ATP 供应不足及鸟氨酸循环的酶系统严重受损，以及各种底物的缺失，鸟氨酸循环发生障碍，尿素合成明显减少，氨清除减少。此外，肝硬化时形成侧支循环或门体分流，使来自肠道的氨绕过肝脏直接进入体循环，导致血氨升高。

2. 氨对脑的毒性作用

（1）干扰脑细胞的能量代谢　脑内储存的糖原极少，因而脑内能量主要来源于葡萄糖的有氧氧化过程。氨入脑增多时可通过多个环节干扰这一过程，使 ATP 生成减少、消耗过多，导致脑细胞活动所需能量严重不足，不能维持正常功能活动而引起中枢神经系统功能障碍。

（2）脑内神经递质发生改变　脑内氨升高可使兴奋性神经递质（谷氨酸、乙酰胆碱）减少而抑制性神经递质（γ-氨基丁酸、谷氨酰胺）增多，神经递质间的平衡失调，导致中枢神经系统功能紊乱。

（3）氨对神经细胞膜的抑制作用　高浓度的氨可干扰神经细胞膜上 $Na^+ - K^+ - ATP$ 酶的活性，并可竞争性抑制 K^+ 进入细胞内，使细胞内外的 Na^+、K^+ 分布异常，导致脑细胞膜电位改变和兴奋性、传导性异常。

氨中毒是肝性脑病的重要发病机制，但部分病例难以用氨中毒学说来解释。如：约有 20% 的肝性脑病患者血氨是正常的，但有神经精神症状；部分患者，虽然血氨明显升高，但不发生肝性脑病。由此可见，氨中毒不是肝性脑病的唯一机制。

（二）假性神经递质学说

1. 假性神经递质的产生

食物中蛋白质在肠道分解成氨基酸，其中芳香族氨基酸（如苯丙氨酸和酪氨酸）在肠道细菌氨基酸脱羧酶的作用下进一步分解为苯乙胺和酪胺，经肠黏膜吸收入血，进入肝脏，经单胺氧化酶分解被清除。当严重肝功能障碍或经门体分流时，上述胺类未被分解清除，使其在血中的浓度增高，进入脑内增多。在脑干网状结构的神经细胞内，苯乙胺和酪胺分别在 β-羟化酶的作用下，生成苯乙醇胺和羟苯乙醇胺。苯乙醇胺和羟苯乙醇胺在化学结构上与正常神经递质去甲肾上腺素和多巴胺相似，但生理效应极弱，称为假性神经递质。

2. 假性神经递质的作用机制

脑干网状结构的主要功能是保持清醒状态或维持唤醒功能，其神经递质主要有去甲肾上腺素和多巴胺等。当苯乙醇胺和羟苯乙醇胺等假性神经递质增多时，可取代去甲肾上腺素和多巴胺被神经元摄取，但其生理效应却远比去甲肾上腺素和多巴胺弱，使这一系统的功能减弱，大脑皮层兴奋性将不能维持而转入抑制状态。

假性神经递质学说的根据之一是应用左旋多巴可以明显改善肝性脑病的病情。这是因为左旋多巴易透过血脑屏障进入脑内，并在脑内最终转变成多巴胺和去甲肾上腺素，使脑内正常神经递质增加，与假性神经递质竞争，恢复神经传导功能，促进患者苏醒。

（三）血浆氨基酸失衡学说

肝性脑病患者血浆氨基酸含量有明显改变，表现为芳香族氨基酸（苯丙氨酸、酪氨酸及色氨酸）含

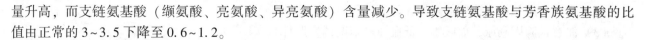

量升高，而支链氨基酸（缬氨酸、亮氨酸、异亮氨酸）含量减少。导致支链氨基酸与芳香族氨基酸的比值由正常的 3~3.5 下降至 0.6~1.2。

1. 血浆氨基酸失衡的原因

肝功能严重障碍时，肝细胞灭活胰岛素和胰高血糖素的功能减弱，使两者浓度均升高，但胰高血糖素的增多更明显，使血中的胰岛素/胰高血糖素比值降低，体内分解代谢增强。其中胰高血糖素能使组织蛋白质分解代谢增强，大量芳香族氨基酸由肝和肌肉释放入血，而肝功能严重障碍时，不能将其降解或异生成糖，致使血浆芳香族氨基酸含量升高；血中胰岛素水平升高，可促进肌肉摄取和利用支链氨基酸，致使血浆支链氨基酸减少。

2. 血浆氨基酸失衡的后果

脑神经细胞内的苯丙氨酸在苯丙氨酸羟化酶作用下生成酪氨酸，在酪氨酸羟化酶作用下生成多巴，在多巴脱羧酶的作用下生成多巴胺，最后在多巴胺-β-羟化酶的作用下生成去甲肾上腺素，这是正常神经递质的生成过程。当血浆中支链氨基酸与芳香族氨基酸的比值下降时，进入脑组织的芳香族氨基酸增多。其中增多的苯丙氨酸可抑制酪氨酸羟化酶的活性，使正常神经递质生成减少。而增多的苯丙氨酸、酪氨酸在脑内经脱羧酶和 β-羟化酶作用，分别生成苯乙醇胺和羟苯乙醇胺，使脑内假性神经递质增多。

（四）γ-氨基丁酸学说

γ-氨基丁酸（γ-aminobutyric acid，GABA）属于抑制性神经递质。神经细胞内的 GABA 是由谷氨酸在谷氨酸脱羧酶的作用下脱羧产生的。血中 GABA 主要由肠道细菌作用于肠内容物而产生，进入肝脏被分解。肝脏功能严重障碍时，GABA 分解减少或通过侧支循环绕过肝脏，使其在血中的含量增加。此时，血脑屏障的通透性也会增加，使 GABA 入脑，导致中枢神经系统功能抑制，引发肝性脑病。

三、诱发因素

多数肝性脑病的患者，特别是外源性肝性脑病的患者，均可找到明显诱因。常见的诱发因素有以下几种。

1. 氮负荷增加

氮负荷增加是肝性脑病最常见的诱因。肝硬化患者并发上消化道出血、过量蛋白饮食、输血等可致外源性氮负荷过度，血氨增高而诱发肝性脑病。由肝肾综合征等所致的氮质血症、低钾性碱中毒或呼吸性碱中毒、便秘、感染等内源性氮负荷过度也常诱发肝性脑病。

2. 血脑屏障通透性增强

有些物质如 GABA 及某些毒物，正常时并不能通过血脑屏障。严重肝病患者合并高碳酸血症、脂肪酸增多以及饮酒等可使血脑屏障通透性增加，上述物质进入脑内后就会诱发肝性脑病。

3. 脑敏感性增强

严重肝病患者体内各种神经毒性物质增多，在毒性物质的作用下，脑对药物或氨等毒性物质的敏感性增强，因此，使用止痛、镇静、麻醉以及氯化铵等药物，易诱发肝性脑病。感染、缺氧、电解质紊乱等也可增强脑对毒性物质的敏感性而诱发肝性脑病。

总之，凡能增加毒性物质的来源、增强脑对毒性物质的敏感性以及使血脑屏障通透性增加的因素，均可成为肝性脑病的诱因，促进肝性脑病的发生发展。

四、防治原则

（一）消除诱因

（1）严格控制蛋白质摄入量，减少氮负荷。以糖为主供给能量和补充维生素，可减少组织蛋白的分解。

（2）避免食用粗糙、质硬的食物，防治消化道大出血。

（3）注意预防因利尿、放腹水、低血钾等情况诱发肝性脑病。

（4）防止便秘，减少肠道有毒物质吸收入血。

（5）由于患者血脑屏障通透性增强，脑敏感性增强，因此，肝性脑病患者用药要谨慎，特别是要慎用止痛、镇静、麻醉等药物，防止诱发肝性脑病。

（二）降低血氨

（1）口服新霉素以抑制肠道细菌，减少氨的产生。

（2）口服乳果糖等降低肠道 pH 值，减少肠道产氨和有利于氨的排出。

（3）应用门冬氨酸鸟氨酸制剂降血氨。

（4）纠正水、电解质和酸碱平衡紊乱，特别要注意纠正碱中毒。

（三）其他治疗措施

口服或肌注以支链氨基酸为主的氨基酸混合液，纠正氨基酸失衡，减少假性神经递质的生成。可给予左旋多巴，促进患者清醒。此外，临床上也采用一些保护脑细胞功能、维持呼吸道通畅和防止脑水肿等的措施。

（四）肝移植

由于肝性脑病的发病机制复杂，因此应结合患者的具体情况，采取一些综合性措施进行护理和治疗，以期获得满意的效果。

习题

第十六章 泌尿系统疾病

→ 思维导图

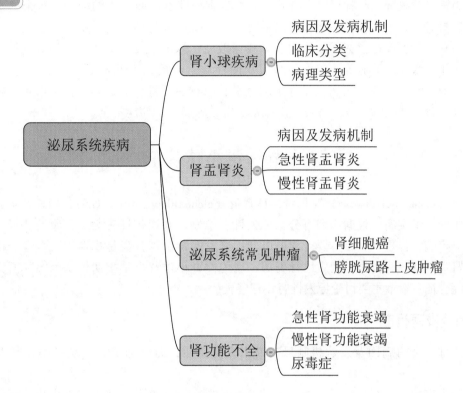

→ 学习目标

1. 掌握：肾小球肾炎、肾盂肾炎、急性肾衰竭、慢性肾衰竭和尿毒症的概念；肾小球肾炎的类型、病理变化及临床病理联系；肾盂肾炎的病理变化及临床病理联系；急性肾功能衰竭、慢性肾功能衰竭机体功能和代谢的变化。

2. 熟悉：肾小球肾炎、肾盂肾炎的病因和发病机制；急性、慢性肾功能衰竭的病因和发病机制。

3. 了解：肾癌、膀胱癌的病理变化特点；慢性肾功能衰竭的原因；尿毒症的病因、发病机制及机体功能和代谢变化。

4. 能用显微镜识别急性弥漫增生性肾小球肾炎与慢性硬化性肾小球肾炎、急性与慢性肾盂肾炎的病理变化；能根据不同病因分析急性肾功能衰竭的类型；能根据实验室检查结果和临床表现初步判断慢性肾功能衰竭的发展趋势。

5. 能根据肾小球肾炎、肾盂肾炎和肾功能不全的基本理论知识，向患者介绍泌尿系统疾病的防治措施。

→ 病例讨论

［病例一］患者，女，10岁。2周前患上呼吸道感染，近3天眼睑水肿，晨起时明显，尿量350 mL/24 h。体检：上眼睑水肿，咽红，扁桃体肥大；心肺未见异常，血压130/95 mmHg。尿常规：红细胞（++），尿

蛋白（++）。B超：双肾肿大。

问题：考虑诊断为何种疾病？根据是什么？解释其临床表现。

[病例二] 患者，女性，35岁。4天前寒战、发热，尿频、尿急、尿痛，右侧腰痛。体检：T 39 ℃，P 112次/分，BP 120/80 mmHg；心、肺未见异常，右肾区有叩击痛，无水肿；尿化验：脓细胞（+++），蛋白（++）。

问题：考虑诊断为何种疾病？根据是什么？解释其临床表现。

泌尿系统由肾、输尿管、膀胱、尿道组成，主要功能是排出代谢产生的废物、多余的水分和无机盐等。同时肾脏还具有一定的内分泌功能。泌尿系统的疾病既可由身体其他系统病变引起，又可影响其他系统甚至全身。其主要表现在泌尿系统本身，如排尿改变、尿的改变、肿块、疼痛等，但亦可表现在其他方面，如高血压、水肿、贫血等。泌尿系统疾病的性质，包括先天性畸形、感染、免疫机制、遗传、损伤、肿瘤等；但又有其特有的疾病，如肾小球肾炎、尿石症、肾功能衰竭等。泌尿系统的疾病种类很多，本章主要介绍肾小球疾病、肾盂肾炎、泌尿系统常见肿瘤及肾功能不全。

第一节　肾小球疾病

肾小球肾炎

肾小球疾病（glomerular disease）又称肾小球肾炎（glomerulonephritis，GN），简称肾炎，是以肾小球损害和改变为主的一组疾病。根据病因可分为原发性、继发性和遗传性三大类，原发性肾小球肾炎是原发于肾脏的独立疾病，肾是唯一或主要受累的脏器；继发性肾小球肾炎是指继发于全身性疾病的肾脏损害，如狼疮性肾炎、糖尿病肾病、紫癜性肾炎等；遗传性肾小球肾炎是指遗传基因突变所致的肾小球疾病，如 Alport 综合征。本章主要讨论原发性肾小球肾炎。

一、病因及发病机制

原发性肾小球肾炎的病因及发病机制目前尚未完全阐明，但已确定大多数肾小球肾炎由免疫机制引起。

与肾小球肾炎有关的抗原分为两大类：①外源性抗原，包括细菌、病毒、寄生虫、真菌、螺旋体等生物性病原体成分，以及药物、异种血清、类毒素等；②内源性抗原，包括肾小球性抗原（如肾小球基膜抗原和足细胞、内皮细胞、系膜细胞的细胞膜抗原等）和非肾小球性抗原（如 DNA、免疫球蛋白、核抗原、肿瘤抗原等）。

抗原-抗体复合物形成是引起肾小球损伤的主要原因，其机制主要有以下两种。

1. 循环免疫复合物沉积

非肾小球性抗原刺激机体产生相应抗体，抗原和抗体结合形成免疫复合物，随血液流经肾小球时沉积于系膜区、内皮细胞与基膜间、基膜与上皮细胞间，激活补体，吸引炎症细胞浸润，引起肾小球病变。常伴有内皮细胞、系膜细胞和脏层上皮细胞增生。

免疫复合物在电镜下表现为高电子密度的沉积物。免疫荧光检查可显示沉积物内的免疫球蛋白和补体。循环免疫复合物沉积引起的肾炎，免疫荧光检查时在肾小球病变部位呈现不连续的颗粒状荧光（图16-1）。免疫复合物在肾小球内沉积后，可被巨噬细胞和系膜细胞吞噬降解。若抗原与机体的作用是一过性的，则肾小球炎症很快消退。若大量抗原持续存在，循环免疫复合物不断形成和沉积，则可引起肾小球的慢性炎症。

2. 原位免疫复合物形成

肾小球性抗原（肾小球基膜抗原）或植入性抗原刺激机体产生相应抗体，抗原与抗体在肾小球局部结合形成原位免疫复合物，引起肾小球病变。

肾小球基膜抗原的形成可能是由于感染或其他因素使基膜结构改变，也可能是由于病原微生物与基膜成分具有共同抗原性而引起交叉反应。抗体与基膜成分结合，免疫荧光检查显示连续的线性荧光（图16-2）。植入性抗原随血液流经肾脏时与肾小球某一成分结合定位于肾小球。抗体与植入性抗原结合形成原位免疫复合物，免疫荧光检查显示不连续的颗粒状荧光。

无论是原位免疫复合物形成，还是循环免疫复合物沉积，抗体介导的免疫损伤都是引起肾炎的主要机制。抗原-抗体复合物形成可激活补体、引起炎症细胞浸润，部分激活的补体和炎症细胞释放的炎症介质可引起基底膜降解、细胞损伤和增生。越来越多的证据表明，细胞免疫产生的致敏T淋巴细胞可引起肾小球损伤。细胞免疫可能是未发现抗体反应的肾炎发病的主要机制。

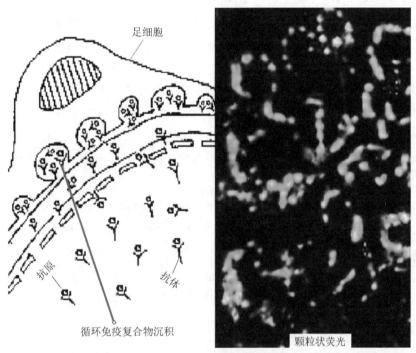

图 16-1　循环免疫复合物沉积与不连续的颗粒状荧光

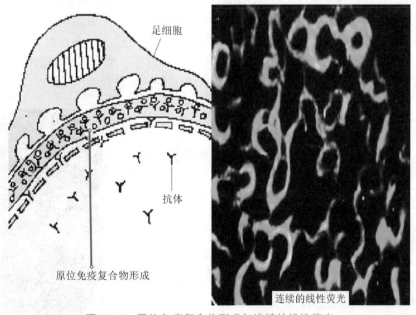

图 16-2　原位免疫复合物形成与连续的线性荧光

二、临床分类

1. 急性肾小球肾炎（acute glomerulonephritis）

临床起病急，常有明显的血尿、轻至中度的蛋白尿、少尿，伴有水肿和高血压，严重者出现氮质血症。病理类型主要是急性弥漫增生性肾小球肾炎。

2. 快速进行性肾小球肾炎（rapidly progressive glomerulonephritis）

起病急，进展快，出现血尿、蛋白尿、水肿、高血压等表现后，迅速发展为少尿、无尿，伴有氮质血症，发生急性肾衰竭。病理类型主要是急进性肾小球肾炎。

3. 肾病综合征（nephrotic syndrome）

临床主要表现为大量蛋白尿（尿蛋白含量达到或超过 3.5 g/d），低蛋白血症、明显水肿，常有高脂血症和脂尿。肾活检可呈现多种肾炎病理类型的改变，如膜性肾小球病、微小病变性肾小球病、局灶性节段性肾小球硬化、膜增生性肾小球肾炎、系膜增生性肾小球肾炎等。糖尿病肾病、狼疮性肾炎等亦可引起肾病综合征。

4. 慢性肾小球肾炎（chronic glomerulonephritis）

起病缓慢，逐渐发展为肾功能不全。主要表现为多尿、夜尿、低比重尿、高血压、贫血。最后出现氮质血症和尿毒症。见于各型肾炎的终末阶段。

5. 无症状性血尿和（或）蛋白尿（asymptomatic hematuria or proteinuria）

常表现为持续或反复发作的镜下或肉眼血尿，可伴有轻度的蛋白尿。病理类型为 IgA 肾病。

三、病理类型

本节主要介绍几种较常见的原发性肾小球肾炎的病理类型。

肾炎的病理类型

（一）急性弥漫增生性肾小球肾炎

急性弥漫增生性肾小球肾炎（acute diffuse proliferative glomerulonephritis），又称毛细血管内增生性肾小球肾炎。临床类型为急性肾小球肾炎。主要病变特点是毛细血管内皮细胞和系膜细胞弥漫性增生，伴中性粒细胞和巨噬细胞浸润。肾小球病变主要由循环免疫复合物沉积引起。由于大多数病例与感染有关，因此又称为感染后肾小球肾炎。引起感染的病原体主要是 A 族乙型溶血性链球菌中的致肾炎菌株（12、4 和 1 型），亦可由肺炎球菌、葡萄球菌和引起腮腺炎、麻疹、水痘和肝炎等的病毒所致。肾炎通常发生于链球菌感染 1~4 周后，儿童多见，亦可见于成年人，但病变较儿童严重。

1. 病理变化

肉眼观，双侧肾脏轻至中度肿大，包膜紧张，表面充血，称"大红肾"。有的肾脏表面及切面有散在分布的粟粒大小出血点，称"蚤咬肾"（图16-3）。

镜下见，病变累及双侧肾脏的绝大多数肾小球。肾小球体积增大，毛细血管内皮细胞、系膜细胞增生、肿胀，中性粒细胞和单核细胞浸润，毛细血管腔狭窄或闭塞（图16-4）。病变严重处血管壁发生纤维素样坏死，局部出血，可伴血栓形成。少数严重病例有壁层上皮细胞增生。近曲小管上皮细胞变性，肾小管管腔内出现管型，如蛋白管型、红细胞管型、白细胞管型等。肾间质充血、水肿、炎症细胞浸润。

电镜观察，肾小球基膜外侧上皮细胞下可见电子致密物沉

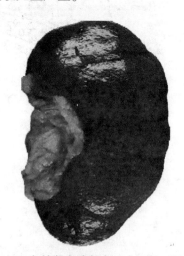

图16-3　急性肾小球肾炎（大红肾、蚤咬肾）

积，呈驼峰状，也可见于基膜与内皮细胞之间、基膜内或系膜区。免疫荧光检查显示肾小球内有颗粒状荧光，主要为 IgG、IgM、C3 沉积。

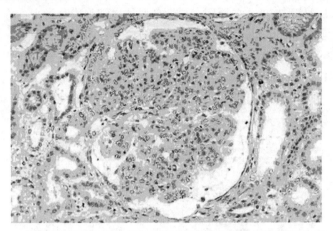

肾小球内细胞数量增多，可见少量中性粒细胞，毛细血管腔狭窄。

图 16-4 急性弥漫增生性肾小球肾炎

2. 临床病理联系

儿童病例症状较典型，常在咽部等处感染后 10 天左右出现发热、尿的变化、水肿、高血压。

（1）尿的变化 ①少尿。由于肾小球毛细血管内皮细胞和系膜细胞增生、肿胀，毛细血管管腔狭窄或闭塞，肾小球血流量减少，滤过率降低，而肾小管重吸收功能无明显障碍，引起少尿甚至无尿，严重者可出现氮质血症、尿毒症。②血尿、蛋白尿、管型尿。由肾小球滤过膜损伤，通透性增加引起。血尿为常见症状，常可反映肾小球毛细血管损伤的情况。

（2）水肿、高血压 患者常有轻至中度的高血压，可能与水钠潴留引起的血容量增加有关。水肿的主要原因是少尿、无尿导致水钠潴留。超敏反应引起的毛细血管壁通透性增加，可使水肿加重。

3. 转归

儿童患者预后较好，多数患儿可在数周或数月内病变消退，症状缓解和消失；少数患儿病变缓慢进展转为慢性肾小球肾炎；不到 1% 的患儿转变为急进性肾小球肾炎。成人患者预后较差，病变消退较慢，蛋白尿、血尿和高血压持续存在，有的可转变为急进性肾小球肾炎或慢性肾小球肾炎。

（二）急进性肾小球肾炎

急进性肾小球肾炎（rapidly progressive glomerulonephritis，RPGN），又称快速进行性肾小球肾炎。病变特点是肾小球壁层上皮细胞增生，新月体形成，故又称新月体性肾小球肾炎。约有 50% 的病例原因不明，为原发性疾病，其余为继发性。

根据免疫学和病理学检查结果，急进性肾小球肾炎可分为三个类型：①I型（抗肾小球基膜抗体性），患者血清中可检出抗肾小球基膜抗体。免疫荧光检查显示特征性的线性荧光，主要为 IgG 沉积，有时可见 C3 沉积。有些患者抗肾小球基膜抗体与肺泡基膜发生交叉反应，引起肺泡壁坏死，肺泡腔内出血，肺泡间隔增宽，纤维结缔组织增生，临床上表现为肺出血合并肾小球肾炎，称肺出血-肾炎综合征（goodpasture syndrome）。②II型（免疫复合物性），由循环免疫复合物沉积引起，在我国较常见，可为原发性，也可继发于链球菌感染后肾小球肾炎、系统性红斑狼疮、过敏性紫癜、IgA 肾病等。免疫荧光检查显示颗粒状荧光。③III型（免疫反应缺乏性），免疫荧光检查结果为阴性。可与某些系统性血管炎性疾病（如 Wegener 肉芽肿、显微型多动脉炎等）伴发，有许多病例血管炎仅局限于肾脏。

1. 病理变化

肉眼观，双侧肾脏肿大、颜色苍白，切面肾皮质增厚，可见散在点状出血。镜下见，大多数肾小球囊内有新月体形成。新月体附着于球囊壁层，呈环形或新月形围绕在毛细血管球外侧，主要成分是增生的壁层上皮细胞与渗出的单核细胞，其间可见中性粒细胞、淋巴细胞和较多的纤维蛋白（图 16-5）。球囊内的纤维蛋白刺激上皮细胞增生，是新月体形成的重要原因。早期新月体以细胞成分为主，称细胞性新月体。之后胶原纤维逐渐增多形成纤维细胞性新月体。最后新月体内的成分完全被纤维组织取代，称为纤维性新月体。肾小球囊腔狭窄或闭塞，并压迫毛细血管球，使得毛细血管球萎缩、纤维化，整个病变肾小球纤维化、玻璃样变性。有时可见肾小球节段性坏死、弥漫或局灶性内皮细胞或系膜细胞增生。

肾小管上皮细胞变性，部分细胞萎缩甚至消失。肾间质水肿、炎症细胞浸润，后期发生纤维化。

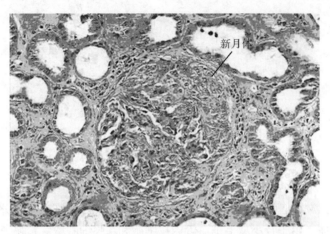

肾球囊壁层上皮细胞增生，其间有单核巨噬细胞浸润，肾球囊腔狭窄。

图 16-5　新月体性肾小球肾炎

电镜观察，肾小球基膜不规则增厚，绝大多数病例可见肾小球基膜出现断裂或缺损。Ⅱ型可见电子致密物质沉积。

2. 临床病理联系

发病时常表现为明显血尿伴红细胞管型，中度蛋白尿，并有不同程度的水肿和高血压。大量新月体形成后，因肾小球球囊腔狭窄或闭塞，患者迅速出现少尿、无尿、氮质血症等症状。晚期，因大量肾小球纤维化、玻璃样变性，肾单位功能丧失，最终发生肾衰竭。肺出血-肾炎综合征的患者往往先有肺部症状，主要表现为反复发作的咯血，然后出现肾炎症状。

3. 转归

急进性肾小球肾炎预后较差，如不及时采取措施，患者常在数周至数月内死于尿毒症。预后一般与病变的广泛程度和新月体的数量有关。肾内 80% 以上的肾小球有新月体形成者往往不能恢复。低于 80% 的病变程度较轻，存留的肾小球可保留部分功能，并维持较长时间。

（三）膜性肾小球肾炎

膜性肾小球肾炎（membranous glomerulonephritis）是引起成人肾病综合征最常见的原因。由于早期肾小球炎性改变不明显，故又称膜性肾病（membranous nephropathy）。膜性肾小球肾炎为慢性免疫复合物介导的疾病。约 80% 膜性肾病是原发的，被认为是与易感基因有关的自身免疫性疾病，自身抗体与肾小球上皮细胞膜抗原结合，在上皮细胞与基膜间形成复合物，并通过激活补体引起肾小球滤过膜损伤。部分病例继发于应用某些药物后、恶性肿瘤（如肺癌、结肠癌）、自身免疫性疾病（如系统性红斑狼疮、甲状腺炎）和感染性疾病（如慢性乙型肝炎）。

1. 病理变化

肉眼观，双侧肾脏肿大，颜色苍白，称"大白肾"。镜下见，早期肾小球病变不明显，随病变发展，肾小球毛细血管壁弥漫性增厚（图 16-6）。晚期因肾小球毛细血管管腔狭窄甚至闭塞，肾小球发生纤维化、玻璃样变性。

电镜观察，肾小球囊脏层上皮细胞肿胀，足突消失，毛细血管基膜与上皮细胞间有大量电子致密沉积物，沉积物间基膜样物质增多，形成钉状突起（简称"钉突"），与增厚的基膜垂直，状如梳齿。钉突向沉积物表面延伸，并将其包埋，使基膜明显增厚。随后，基膜中的沉积物逐渐被溶解，形成虫蚀状缺损。

免疫荧光检查显示颗粒状荧光，主要是免疫球蛋白和补体沉积。

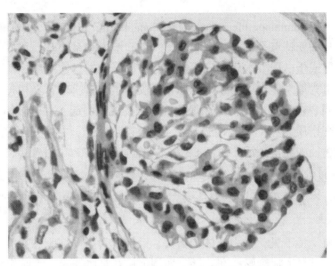

肾小球毛细血管壁明显增厚，未见炎症细胞浸润。

图16-6 膜性肾小球肾炎

2. 临床病理联系

由于肾小球基膜严重受损，滤过膜通透性显著增加，包括大分子蛋白质在内的大量血浆蛋白经由肾小球滤过，因此引起严重的非选择性蛋白尿，继而出现低蛋白血症、明显水肿，部分患者伴有血尿或轻度高血压。

3. 转归

膜性肾小球肾炎临床起病缓慢，病程较长，肾上腺皮质激素治疗不敏感。病变轻者，经积极治疗症状可缓解或消退。但多数患者病变缓慢发展，蛋白尿持续存在，最后发展为肾功能衰竭。不到10%的患者于10年内死亡或发生肾衰竭。

（四）微小病变性肾小球病

微小病变性肾小球病（minimal change glomerulopathy）又称轻微病变性肾小球肾炎（minimal change glomerulonephritis）或微小病变型肾病（minimal change nephrosis），是引起儿童肾病综合征最常见的原因。因本病发生时肾小管上皮细胞内有大量脂质沉积，故又有脂性肾病（lipoid nephrosis）之称。多项研究表明，本病的发生可能是免疫功能异常导致细胞因子释放和脏层上皮细胞损伤。

1. 病理变化

肉眼观，双侧肾脏体积增大，颜色苍白。切面肾皮质可见黄白色条纹。镜下见，肾小球无明显变化，近曲小管上皮细胞内可见大量脂滴和蛋白小滴。

电镜观察，弥漫性肾小球脏层上皮细胞足突消失，胞体肿胀。未见电子致密物沉积。免疫荧光检查无免疫球蛋白或补体沉积。

2. 临床病理联系

临床主要表现为肾病综合征。水肿常为最早出现的症状，蛋白尿常为选择性出现的症状，一般不出现血尿和高血压。发病前可有呼吸道感染或进行过免疫接种。

3. 转归

90%以上的患儿对肾上腺皮质激素治疗敏感，部分患者病情复发，有的甚至出现皮质激素依赖或抵抗现象，但远期预后较好。成人患者对肾上腺皮质激素治疗反应缓慢或疗效不明显。

(五) 膜增生性肾小球肾炎

膜增生性肾小球肾炎（membranoproliferative glomerulonephritis，MPGN）又称系膜毛细血管性肾小球肾炎，多见于儿童和青年。其病变特点是肾小球基膜增厚、细胞增生和系膜基质增多。临床主要表现为肾病综合征，亦可为无症状性血尿或蛋白尿。本病起病缓慢，是一种慢性进行性疾病。

膜增生性肾小球肾炎可为原发，也可为继发。原发性膜增生性肾小球肾炎根据超微结构和免疫荧光的特点分为I型和II型。I型较多见，占三分之二，由循环免疫复合物沉积引起，并有补体的激活。电镜下见系膜区和内皮细胞下出现电子致密物质。免疫荧光检查显示 C3 颗粒状荧光，并可见 IgG、C1q 和 C4 等。II型较少见，患者常出现补体替代途径的异常激活，血清 C3 水平明显降低，70%以上的患者血清中可检出能与 C3 转化酶结合的自身抗体（C3 肾炎血清），但肾小球损伤的确切机制尚不清楚。电镜下见大量块状电子致密物质在基膜致密层呈带状沉积。免疫荧光检查显示 C3 沉积，不见抗体和其他补体。

1. 病理变化

肉眼观，肾脏肿胀充血。镜下见，肾小球体积增大，毛细血管内皮细胞和系膜细胞增生，基膜增厚，系膜基质增多，系膜区增宽，可见炎症细胞浸润，部分病例可见新月体形成。六胺银和 PAS 染色显示增厚的基膜呈分层状或双轨状（图 16-7）。双轨现象是由新的基膜样物质形成及内皮细胞、系膜细胞或炎症细胞突起的插入引起的。

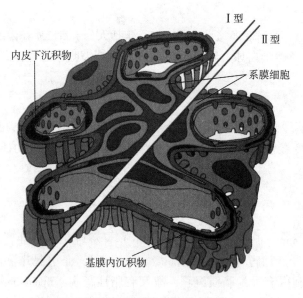

图 16-7 膜增生性肾小球肾炎

2. 临床病理联系

主要表现为肾病综合征，常伴有血尿，也可仅表现为蛋白尿。

3. 转归

本病预后较差。激素和免疫抑制剂治疗效果常不明显，可逐渐发展为慢性硬化性肾小球肾炎。约50%的患者在10年内发生慢性肾衰竭。肾移植后复发率也较高，II 型膜增生性肾小球肾炎预后更差。

（六）系膜增生性肾小球肾炎

系膜增生性肾小球肾炎（mesangial proliferative glomerulonephritis，MSPGN），多见于青少年，男性患者多于女性患者。病因与发病机制目前尚不清楚。

1. 病理变化

镜下见，弥漫性系膜细胞增生和系膜基质增多，部分病例系膜区电镜下可见电子致密物沉积。

2. 临床病理联系

患者发病前常有上呼吸道感染等前驱症状，临床表现呈多样性，可表现为肾病综合征，也可表现为无症状蛋白尿或（和）血尿。

3. 转归

病变轻者使用激素和细胞毒性药物治疗效果较好。病变严重者可伴有节段性硬化，甚至出现肾功能障碍和肾衰竭，预后较差。

（七）局灶性节段性肾小球硬化

局灶性节段性肾小球硬化（focal segmental glomerulosclerosis，FSGS）的病变特点是部分肾小球（局灶）的部分小叶（节段）发生硬化。临床主要引起肾病综合征。本病主要由脏层上皮细胞损伤和改变引起，为进行性疾病，发病机制尚未阐明。患者接受肾移植后常在短时间内出现蛋白尿，提示其体内可能存在损伤上皮细胞的循环因子。

1. 病理变化

病变为局灶性，往往从近髓质部分的肾小球开始，然后波及皮质全层。镜下见，病变肾小球部分毛细血管基膜塌陷，严重者管腔闭塞，系膜增宽、玻璃样变性（图16-8）。病变继续发展，受累肾小球逐渐增多，有的肾小球毛细血管伴全部纤维化、玻璃样变性。相应肾小管萎缩、肾间质纤维化。

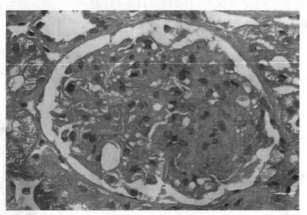

肾小球部分毛细血管丛玻璃样变性。

图16-8 局灶性节段性肾小球硬化

电镜观察显示病变肾小球弥漫性脏层上皮细胞足突消失，部分上皮细胞从基膜剥脱。免疫荧光检查显示病变部位有 IgM 和 C3 沉积。

2. 临床病理联系

大部分患者表现为肾病综合征，少数仅出现蛋白尿，多为非选择性蛋白尿。多数患者伴有血尿和高血压。

3. 转归

肾上腺皮质激素治疗效果不佳，大多发展为慢性硬化性肾小球肾炎，约50%的患者在发病后10年内发展为肾功能不全。儿童患者预后较好。

（八）IgA 肾病

IgA 肾病（IgA nephropathy）的特点是系膜区有 IgA 沉积。患者的血清中聚合 IgA 升高，有的出现含有 IgA 的免疫复合物，临床通常表现为反复发作的镜下或肉眼血尿。本病可能是全球范围内最常见的肾炎类型，据报道在我国的发病率约占原发性肾小球疾病的30%。IgA 肾病可发生于不同年龄的群体，儿童和青年较多见。本病由 Berger 于1968年最先描述，故又称 Berger 病。

IgA 肾病可为原发、独立的疾病，也可继发于过敏性紫癜、肝脏和肠道疾病。现有资料表明，IgA 肾病的发生与先天或获得性免疫调节异常有关。由于病毒、细菌和食物蛋白等对呼吸道或消化道的刺激作用，黏膜 IgA 合成增多，IgA 或含 IgA 的免疫复合物沉积于系膜区，并激活补体替代途径，引起肾小球损伤。

1. 病理变化

IgA 肾病的组织学改变差异很大。最常见的是系膜增生性病变，也可表现为局灶性节段性增生或硬化，少数病例出现较多的新月体形成。免疫荧光显示系膜区有 IgA 沉积，常见 C3 和备解素，也可出现少量的 IgM 和 IgG，通常无补体早期成分。电镜见，系膜区有电子致密沉积物。

2. 临床病理联系

患者发病前常有上呼吸道感染史，少数发生于胃肠道或尿路感染后。30%~40%的患者仅出现镜下血尿，可伴有轻度蛋白尿。5%~10%的患者表现为急性肾炎综合征。血尿通常持续数天后消失，但每隔数月复发一次。

3. 转归

IgA 肾病预后差异很大，许多患者肾功能可长期维持正常，但15%~40%的患者病变缓慢进展，在20年内发生慢性肾衰竭。发病年龄大、出现大量蛋白尿、患有高血压、肾小球有血管硬化或新月体形成者预后较差。肾移植后病变常复发。

（九）慢性肾小球肾炎

慢性肾小球肾炎（chronic glomerulonephritis）为各型肾小球肾炎发展的晚期阶段。病变特点是大量肾小球发生玻璃样变性和硬化，又称慢性硬化性肾小球肾炎（chronic sclerosing glomerulonephritis）。多数患者有肾炎史，也有相当数量的患者起病隐匿，无明确肾炎病史，发现时已属慢性肾炎阶段。

1. 病理变化

肉眼观，双侧肾脏对称性缩小，颜色苍白，质地变硬，表面呈弥漫性细颗粒状，称继发性颗粒性固缩肾（图16-9）。切面肾皮质变薄，皮、髓质分界不清，纹理模糊。

镜下见，病变早期肾小球可见相应类型肾炎的病理改变。随病变发展，肾小球内玻璃样物质增多，细胞数量减少，严重处毛细血管闭塞，肾小球逐渐纤维化、玻璃样变性，肾小管萎缩、消失。残存的肾小球代偿性肥大，所属肾小管扩张，腔内可见各种管型，部分肾小管高度扩张呈小囊状。间质纤维组织明显增生，伴有淋巴细胞、浆细胞浸润。增生的纤维组织收缩使病变的肾小球相互

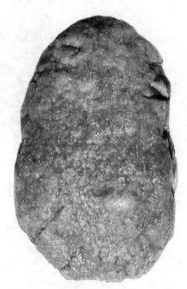

图16-9　慢性肾小球肾炎（大体）

靠拢、集中（图 16-10）。由于肾组织缺血和高血压，间质内细小动脉发生玻璃样变性和内膜增厚，管腔狭窄。

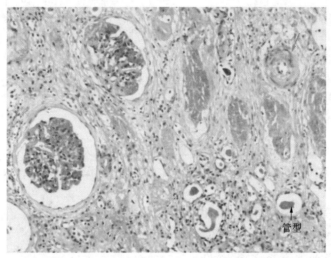

大部分肾小球玻璃样变性，肾小管萎缩消失。残存肾小球代偿性肥大，扩张的肾小管内可见蛋白管型（箭头示）、间质纤维组织增生、炎症细胞浸润、小动脉管腔狭窄（箭头示）。

图 16-10　慢性肾小球肾炎（镜下）

2. 临床病理联系

早期，部分患者有相应类型肾炎的表现，晚期患者主要表现为慢性肾炎综合征，出现多尿、夜尿、低比重尿、高血压、贫血、氮质血症和尿毒症。

（1）多尿、夜尿和低比重尿　由于大量肾单位被破坏，血液通过残存的肾单位时流速加快，肾小球滤过率显著增加，但肾小管重吸收功能有限，使尿浓缩程度降低，患者出现多尿、夜尿和低比重尿。因残存肾单位结构和功能相对正常，故患者常无明显血尿、蛋白尿。

（2）高血压　由于大多数肾小球纤维化、玻璃样变性，肾组织严重缺血，肾素释放增加，肾素-血管紧张素-醛固酮系统活性增强，导致血压明显升高。高血压又导致肾细小动脉硬化，进一步加重肾缺血，使血压持续升高。

（3）贫血　肾组织大量破坏，促红细胞生成素生成减少，加上代谢产物在体内堆积抑制骨髓造血功能，导致患者贫血。

（4）氮质血症和尿毒症　随着病变发展，残存的肾单位逐渐减少，患者体内代谢产物不能及时排出，水、电解质和酸碱平衡调节发生障碍，最后导致氮质血症和尿毒症。

3. 转归

慢性肾炎病变进展速度不一，但预后均很差。如不能及时进行血液透析或肾移植，患者最终多因尿毒症或由高血压引起的心力衰竭、脑出血或继发感染而死亡。

第二节　肾盂肾炎

肾盂肾炎

肾盂肾炎（pyelonephritis）是肾盂、肾间质和肾小管的炎症性疾病，是肾脏最常见的疾病之一，分为急性和慢性两类，多与尿路感染有关，可发生于任何年龄，女性患者较多见。

一、病因及发病机制

肾盂肾炎主要由细菌感染引起，最常见的致病菌是大肠杆菌，其次为变形杆菌、产气荚膜梭菌、肠杆菌、葡萄球菌和真菌等。急性肾盂肾炎常由一种细菌感染引起，慢性则可为两种或更多细菌混合感染。肾盂肾炎的感染途径有以下两条。

（一）血源性感染

憋到肾伤

血源性感染又称下行性感染，较少见。败血症或感染性心内膜炎时，细菌随血流进入肾脏，在肾小球或肾小管周围毛细血管内停留而引起炎症。病变多累及双侧肾脏。最常见致病菌为金黄色葡萄球菌。

（二）上行性感染

上行性感染是肾盂肾炎最常见的感染途径。下尿道炎症如尿道炎、膀胱炎时，细菌沿输尿管或输尿管周围淋巴管上行至肾盂、肾盏和肾间质引起炎症。致病菌主要为革兰氏阳性杆菌，大肠杆菌占绝大多数。病变可累及单侧或双侧肾脏。

女性尿路感染远多于男性，原因有：女性尿道短而宽，尿道括约肌作用弱，细菌易侵入；女性激素水平的变化有利于细菌对尿道黏膜的黏附；性生活时黏膜易损伤等。

细菌侵入泌尿道引起炎症常需要一定的条件。

1. 尿路阻塞

泌尿道结石、尿道炎症和损伤后的瘢痕狭窄、前列腺肥大、妊娠子宫或肿瘤压迫、先天性输尿管畸形或发育不全等引起尿路完全或不完全阻塞，导致膀胱不能完全排空，细菌在残留的尿液生长繁殖，并侵袭膀胱壁引发感染。

2. 泌尿道黏膜损伤

导尿、膀胱镜检查、泌尿道手术等操作不当易造成尿路黏膜损伤，并将细菌随器械带入膀胱，引起尿路感染。留置导尿管引起尿路感染的可能性更大。

3. 尿液反流

膀胱三角区发育不良、输尿管畸形或后天性损伤、下尿道梗阻、膀胱炎等均可导致膀胱输尿管尿液反流。反流可引起膀胱残留尿量增加，有利于细菌繁殖，并且含菌尿液可通过反流进入肾盂、肾盏引起炎症。

4. 机体抵抗力低下

慢性消耗性疾病、长期应用激素和免疫抑制剂等使机体免疫力下降，有利于肾盂肾炎的发生。

二、急性肾盂肾炎

急性肾盂肾炎（acute pyelonephritis）是肾盂、肾间质和肾小管的化脓性炎症。主要由细菌感染引起，偶可由病毒或真菌引起。

（一）病理变化

肉眼观，病变肾脏体积增大，表面充血，散在分布大小不一的黄白色脓肿，周围可见紫红色充血带。多个病灶可互相融合，形成大脓肿。切面见肾髓质内有黄色条纹并向皮质延伸，肾盂黏膜充血、水肿，表面覆盖脓性渗出物，严重时肾盂、肾盏内可有积脓。

镜下见，以灶状间质性化脓性炎和脓肿形成为特征。上行性感染引起的病变首先累及肾盂，早期肾盂黏膜及肾间质充血、水肿，大量中性粒细胞浸润，随后累及肾小管，导致肾小管结构破坏，脓肿形成，管腔内可见白细胞管型（图16-11）。急性期后，局部胶原纤维增多，逐渐形成瘢痕，引起肾盂、肾盏变形。

对于血源性感染引起的肾盂肾炎，其病变首先累及肾皮质的肾小球及其周围肾间质并逐渐扩大，破坏邻近组织，形成多发、散在的小脓肿。也可破入肾小管蔓延到肾盂。

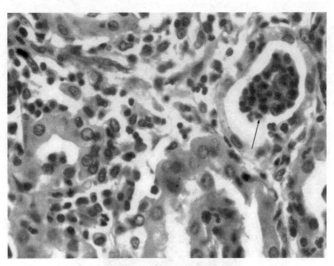

肾间质中性粒细胞浸润，肾小管内见白细胞管型（箭头示）。

图 16-11　急性肾盂肾炎

（二）临床病理联系

起病急，患者出现寒战、发热和白细胞增多等全身反应。局部常有腰部酸痛和肾区叩击痛，并有尿频、尿急和尿痛等膀胱和尿道的刺激症状。尿检查显示脓尿、蛋白尿、管型尿和菌尿，也可出现血尿。尿中出现白细胞管型具有临床诊断意义。

（三）结局及并发症

急性肾盂肾炎预后较好，如能及时彻底治疗，大多数（90%以上）患者在短期内可以痊愈。若治疗不彻底或诱因持续存在，则易反复发作，迁延不愈而转为慢性。

常见并发症有以下几种。

1. 肾乳头坏死

主要发生在糖尿病或严重尿路阻塞的患者。肾乳头因缺血和化脓而发生坏死。

2. 肾周脓肿

病变严重时，肾内的化脓性病灶穿破肾包膜扩散到肾周围组织，引起肾周围脓肿。

3. 肾盂积脓

严重尿路阻塞，特别是高位尿路完全阻塞时，脓性渗出物不能排出，聚集于肾盂、肾盏和输尿管，引起肾盂积脓。

三、慢性肾盂肾炎

慢性肾盂肾炎（chronic pyelonephritis）为肾小管-间质的慢性炎症。病变特点是肾小管和肾间质活动性炎症，肾组织纤维化和瘢痕形成。

（一）病理变化

肉眼观，病变可累及单侧或双侧肾脏。病变肾脏体积缩小，质地变硬，表面有不规则凹陷性瘢痕（图16-12）。若病变为双侧性，则两侧病变不对称。切面见肾被膜增厚，皮髓质界限不清，肾乳头萎缩，肾盂、肾盏因瘢痕收缩而变形，肾盂黏膜粗糙、增厚。

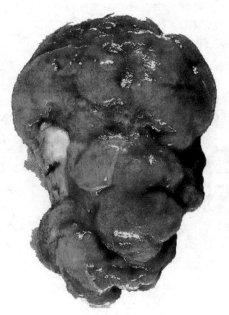

图 16-12　慢性肾盂肾炎（大体）

　　镜下见，病变呈不规则的灶状分布，病变处肾小管萎缩、消失，间质纤维化和淋巴细胞、浆细胞浸润。其间的小动脉管壁增厚，管腔狭窄。部分肾小管扩张，腔内充满均质红染的蛋白管型，形似甲状腺滤泡。肾盂、肾盏黏膜及黏膜下组织可见慢性炎症细胞浸润及纤维化。早期肾小球常无明显改变，仅可见肾小球囊周围纤维化，使球囊壁增厚，晚期部分肾小球纤维化及玻璃样变性（图 16-13）。慢性肾盂肾炎急性发作时出现大量中性粒细胞，并有小脓肿形成。

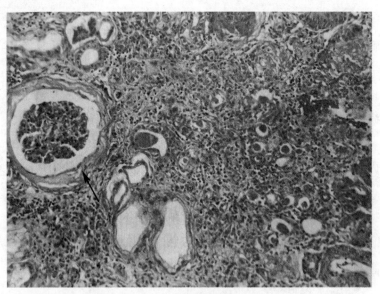

部分肾小球囊壁增厚、纤维化，部分肾小管萎缩消失，部分肾小管扩张，腔内有
蛋白管型。间质纤维组织增生，大量炎症细胞浸润。

图 16-13　慢性肾盂肾炎（镜下）

（二）临床病理联系

　　慢性肾盂肾炎常反复急性发作，发作时症状与急性肾盂肾炎相似，尿中有大量白细胞、蛋白质和管型。由于肾小球损害发生较晚，而肾小管病变比较严重，早期表现为多尿、夜尿、低钾血症、低钠血症和代谢性酸中毒。较晚期，肾组织纤维化和小血管硬化导致局部缺血，肾素分泌增多，引起高血压。晚期大量肾组织被破坏，可引起氮质血症和尿毒症。X线肾盂造影显示肾脏不对称性缩小，肾盂、肾盏变形。病变严重时，可因尿毒症或高血压引起的心力衰竭危及生命。

（三）结局

慢性肾盂肾炎病程较长，病变进展缓慢，若能及时治疗并消除诱发因素，则病变可被控制，肾功能可以得到代偿。病变严重并累及双肾者，可因尿毒症或高血压引起的心力衰竭危及生命。有的患者发病数年后出现局灶性节段性肾小球硬化，常伴有严重的蛋白尿，预后多不佳。

第三节　泌尿系统常见肿瘤

泌尿系统各部位均可发生肿瘤，其中以肾和膀胱肿瘤较常见，且多为恶性。本节主要介绍肾细胞癌、膀胱尿路上皮肿瘤。

一、肾细胞癌

肾细胞癌（renal cell carcinoma），又称肾癌，是肾脏最常见的恶性肿瘤，起源于肾小管上皮细胞，又称肾［腺］癌。多发生于40岁以后，男性患者多见，多于女性患者。

（一）病因

流行病学调查显示，吸烟是肾癌最重要的危险因素。吸烟者肾癌的发病率是非吸烟者的2倍。其他危险因素包括肥胖（特别是女性）、高血压以及长期接触石棉、石油产物及重金属等。另外发现一些患者有染色体和基因异常，故遗传因素在肾细胞癌的发生中也起着重要作用。绝大多数肾细胞癌是散发性的，发病年龄大，多发生于一侧肾脏。少数是常染色体显性遗传的家族性肾细胞癌，发病年龄小，肿瘤多为双侧多灶性。遗传性肾细胞癌仅占肾细胞癌的4%。

（二）病理变化

肉眼观，肾细胞癌常见于肾脏上、下两极，上极更多见。肿瘤多为单发，球形，界限清楚，可有假包膜。切面多为实性，灰黄或灰白色，伴灶状出血、坏死、软化或钙化等改变，呈现红、黄、灰、白等多种颜色相互交错的多彩特征。肿瘤发展可蔓延至肾盏、肾盂和输尿管，并常侵犯肾静脉。

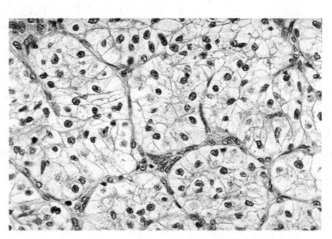

癌细胞呈多角形，胞质透明，核居中，细胞排列成腺样结构，间质少。

图16-14　肾透明细胞癌

肾细胞癌主要分为三种类型：①透明细胞癌，占肾癌的70%~80%，95%的病例为散发性。镜下见，肿瘤细胞体积大，轮廓清楚，呈圆形或多角形，胞质丰富，呈透明颗粒状，细胞核小而圆，常位于细胞中央，间质少，但血管丰富（图16-14）。②乳头状癌，占肾癌的10%~15%，常为多中心起源，癌变常呈双侧多灶性。镜下见，肿瘤细胞呈立方或矮柱状，乳头状排列。乳头中轴间质内常见砂粒体和泡沫细胞，并可发生水肿。③嫌色细胞癌，约占肾癌的5%。镜下见，肿瘤细胞大小不等，细胞膜较明显，胞质淡染或略呈嗜酸性，核周常有空晕。

（三）扩散途径

1. 直接蔓延

可蔓延至肾盂、肾盏、输尿管、肾上腺、肾周围脂肪组织等。

2. 转移

因癌组织血管丰富，早期即可发生血道转移，以肺和骨最常见。也可发生淋巴道转移。

（四）临床病理联系

肾癌早期症状多不明显，发现时肿瘤体积已较大。常出现血尿、腰痛和肾区肿块三个具有诊断意义的典型症状，但三者同时出现的概率很小。无痛性血尿是肾癌的主要症状，血尿多为间歇性，早期可仅为镜下血尿。

肾癌患者的预后较差，5 年生存率约为 45%，无转移者可达 70%。

二、膀胱尿路上皮肿瘤

膀胱肿瘤为泌尿系统最常见的肿瘤。95% 的膀胱肿瘤起源于上皮组织。绝大多数上皮性肿瘤成分是尿路上皮即移行上皮，因而称为尿路上皮肿瘤（urothelial tumor）或移行上皮癌（transitional carcinoma）。膀胱也可发生鳞状细胞癌、腺癌和间叶组织起源的肿瘤。好发年龄为 50~70 岁，男性患者多见，男女性患者之比约为 3 : 1。

（一）病因

膀胱肿瘤的发生与接触苯胺染料、吸烟、埃及血吸虫感染、辐射及膀胱黏膜的慢性炎症刺激等有关。吸烟可明显增加膀胱癌发病的危险性，是最重要的影响因素。

（二）病理变化

肉眼观，膀胱肿瘤好发于膀胱侧壁和膀胱三角区近输尿管开口处，单发或多发，肿瘤大小不等（数毫米至数厘米）。分化好者呈乳头状或息肉状，有蒂。分化差者呈扁平斑块状突起，基底宽，无蒂，切面灰白，可有坏死。

世界卫生组织和国际泌尿病理协会将膀胱尿路上皮肿瘤分为以下四种类型：①尿路上皮乳头状瘤，占膀胱肿瘤的 1% 或更少，多见于青年。肿瘤呈乳头状，细胞分化好。②低度恶性潜能的尿路上皮乳头状瘤，有典型的乳头状结构，乳头粗大，细胞层次增多，细胞核普遍增大，极性无明显紊乱。③低级别尿路上皮乳头状癌，细胞和组织结构较规则。细胞排列紧密，维持正常极性，但有明显小灶状核的异型性。少数可发生浸润。④高级别尿路上皮乳头状癌，细胞排列紊乱，极性消失。部分细胞异型性明显，细胞核浓染，核分裂象较多，并见病理性核分裂。癌组织常浸润到周围组织，容易发生转移。

（三）扩散途径

侵袭性强的肿瘤可累及前列腺、精囊和输尿管，有的可形成与阴道或直肠相通的瘘管。约 40% 的浸润性肿瘤可发生局部淋巴结转移。高度恶性的肿瘤晚期可发生血道转移，常累及肝、肺和骨髓。

（四）临床病理联系

膀胱肿瘤最常见的临床表现是无痛性血尿，多由肿瘤乳头断裂、表面坏死和溃疡引起。部分病例因肿瘤侵犯膀胱壁，刺激膀胱黏膜或并发感染而出现尿频、尿急和尿痛等膀胱刺激征。若肿瘤阻塞输尿管开口，则可引起肾盂积水和肾盂肾炎。

膀胱移行细胞来源的肿瘤手术后均易复发，部分复发肿瘤分化可能变差。膀胱肿瘤预后与肿瘤分级和肿瘤浸润深度有密切关系，乳头状瘤、低度恶性潜能的乳头状瘤、低级别乳头状癌患者的 10 年生存率可达90%以上，少数患者发展为高级别乳头状癌。

第四节　肾功能不全

肾脏是人体重要的生命器官，其主要功能是泌尿，通过泌尿排泄体内代谢产物、药物和毒物，调控水、电解质代谢和酸碱平衡；肾脏还具有一定的内分泌功能，可分泌肾素、促红细胞生成素、$1,25-(OH)_2-VD_3$ 及前列腺素，并灭活甲状旁腺激素和胃泌素等。

当各种原因引起肾功能严重障碍时，会有多种代谢产物、药物和毒物在体内蓄积，水、电解质和酸碱平衡紊乱，以及肾脏内分泌功能障碍的临床表现，这一病理过程称为肾功能不全（renal insufficiency）。

肾衰竭和肾功能不全本质上是相同的，只是程度上有所差别。肾功能不全是指肾功能障碍从轻到重的全过程，肾衰竭是肾功能不全的晚期阶段，在临床上两者往往通用。

肾衰竭根据发病缓急和病程长短，可分为急性和慢性两类。肾衰竭发展到最严重阶段时，机体会出现一系列自身中毒症状，即尿毒症。

一、急性肾功能衰竭

急性肾［功能］衰竭（acute renal failure，ARF）是指各种原因在短期内（通常数小时至数天）引起肾脏泌尿功能急剧障碍，以致机体内环境发生严重紊乱的病理过程。临床表现有水中毒、氮质血症、高钾血症和代谢性酸中毒。多数患者伴有明显少尿（成人每日尿量少于 400 mL）或无尿（成人每日尿量少于 100 mL）表现，称为少尿型 ARF；少数患者无明显少尿表现，但肾脏排泄功能障碍，氮质血症明显，称为非少尿型 ARF。

急性肾衰竭是一种较常见的临床危重症，但肾脏泌尿功能障碍往往是可逆的，其发生的中心环节是肾小球滤过率降低。

（一）急性肾衰竭的病因和分类

急性肾衰竭最常见的原因是肾缺血（占 50%），其次是肾毒物（占 35%）、间质性肾炎（占 10%）、肾小球肾炎（占 5%）。根据病因学，ARF 分为以下三类。

1. 肾前性急性肾衰竭

肾前性急性肾衰竭是由肾脏供血不足引起的肾衰竭。常见于各类休克早期及错用血管收缩药物等。因有效循环血量减少和肾血管强烈收缩，肾血流量急剧减少，肾血液灌注压下降，肾小球滤过率明显降低，患者出现少尿和氮质血症。早期肾实质无器质性损害，如能尽快恢复有效肾血流量，肾功能可恢复正常，故又称功能性肾衰竭。

2. 肾性急性肾衰竭

肾性急性肾衰竭是由肾实质器质性病变引起的急性肾衰竭。常见原因有以下几种。

（1）急性肾小管坏死　是急性肾衰竭最常见的原因。引起急性肾小管坏死的常见原因有：①肾缺血和再灌注损伤，如休克未及时救治而发生的持续肾缺血或休克复苏后的再灌注损伤，二者均可导致肾小管急性坏死；②肾毒物，如药物（氨基糖苷类、四环素、两性霉素）、碘造影剂、重金属（汞、铋、砷、锑、铅等）、有机溶剂（四氯化碳、乙二醇、甲醇等）、生物毒素（蛇毒、蜂毒、生鱼胆等）、内源性肾毒物（尿酸、血红蛋白、肌红蛋白等），经肾脏排泄时均可直接引起肾小管上皮细胞变性、坏死。

急性肾小管坏死引起急性肾衰竭的机制是：坏死脱落的肾小管上皮细胞碎片及肾毒物可在肾小管内形成各种管型，阻塞肾小管，使原尿不易通过，致尿量减少；同时原尿经过受损的肾小管处可向周围肾间质反漏，直接造成尿量减少和肾间质水肿；而肾小管阻塞及肾间质水肿压迫肾小管，均可阻碍原尿通过，导致肾小囊内压升高，肾小球滤过率下降使尿量进一步减少。

（2）肾脏本身疾病　发生于肾小球、肾间质和肾血管的各种疾病，如急进性肾炎、红斑狼疮性肾炎、急进性高血压、急性肾盂肾炎、两侧肾动脉硬化及血栓形成或栓塞、肾移植排斥反应等。因肾实质广泛性损伤，肾小球滤过面积减少，滤过率下降而发生肾功能衰竭。

3. 肾后性急性肾衰竭

肾后性急性肾衰竭是由尿路阻塞引起的肾衰竭。见于双侧输尿管结石、盆腔肿瘤压迫输尿管、前列腺肥大等。尿路梗阻使肾小囊内压升高，肾小球有效滤过压下降，导致肾小球滤过率降低，出现少尿、氮质血症和酸中毒等。早期肾实质无器质性损害，如能及时解除梗阻，肾功能可迅速恢复。

（二）急性肾衰竭时机体代谢和功能变化

少尿型 ARF 临床最多见，占 ARF 的 80%。可分为少尿期、移行期、多尿期和恢复期。

肾到用时方恨"少"

1. 少尿期

少尿期为病情最危重阶段，伴有严重的内环境紊乱，可持续数天至数周，持续时间越长，预后越差。

（1）尿的变化　多数患者迅速出现少尿甚至无尿；由于肾小管浓缩稀释功能障碍，尿比重降低，常固定于 1.010~1.020 之间；肾小管重吸收障碍，致使尿 Na^+ 含量增加；因肾实质损伤，尿中可出现蛋白质、红细胞、白细胞等成分，尿沉渣检查可见透明管型、颗粒管型、细胞管型等。

（2）水中毒　由于少尿、体内分解代谢增强致内生水增多及摄水过多等因素，体内水潴留，出现稀释性低钠血症和细胞肿胀。严重时可发生急性肺水肿、脑水肿以及心力衰竭。

（3）高钾血症　常为少尿期致死原因。主要原因是：①少尿使 K^+ 排出减少；②组织损伤和分解代谢增强，细胞内 K^+ 大量释出；③酸中毒导致细胞内 K^+ 外逸；④低血钠使远曲小管 K^+-Na^+ 交换减少；⑤输入库存血或食入含钾量高的食物或药物等。高钾血症对心肌的毒性作用极强，可引起心脏传导阻滞和心律失常，甚至心脏停搏。

（4）代谢性酸中毒　具有进行性、不易纠正的特点，其原因有：①肾小球滤过率降低，酸性产物在体内蓄积；②肾小管泌 H^+、泌 NH_3 及重吸收 HCO_3^- 能力降低；③机体分解代谢增强，固定酸产生增多。酸中毒可引起心血管系统和中枢神经系统功能障碍，影响体内多种酶的活性，并促进高钾血症的发生。

（5）氮质血症　尿量减少而不能充分排出代谢产物，以及体内蛋白质分解代谢增强，使得血中尿素、肌酐、尿酸等非蛋白含氮化合物明显增多，发生氮质血症。

2. 移行期

当尿量增加到每天大于 400 mL 时标志着患者已度过危险的少尿期，提示肾小管上皮细胞已开始修复再生，肾功能开始好转。在移行期，由于肾功能尚处于修复的初期，肾脏排泄能力仍不健全，因此，氮质血症、高钾血症和酸中毒等内环境紊乱现象还不能立即改善。

3. 多尿期

若患者安全度过少尿期，则尿量开始逐渐增多，当尿量增加到 400 mL/d 以上时，即进入多尿期，说明肾小管上皮细胞已有再生，预示病情趋向好转。此期尿量可增至 3000 mL/d 以上，持续 1~2 周。多尿的机制是：①肾血流量和肾小球滤过功能逐渐恢复正常，原尿生成增加；②再生的肾小管上皮细胞功能尚不完善，钠、水重吸收功能仍低下；③肾间质水肿消退，肾小管阻塞解除；④少尿期滞留在体内的尿素等代谢产物经肾小球大量滤出产生渗透性利尿。

多尿期早期，尿量虽已达 400 mL/d 以上，但氮质血症、高钾血症、代谢性酸中毒并未得到迅速纠正，病情仍然危重。后期因大量排尿，易造成脱水、低钾血症和低钠血症。

4. 恢复期

尿量逐渐恢复正常,水、电解质及酸碱平衡紊乱逐渐得到纠正,但肾小管功能的完全恢复常需要数月甚至更长时间。少数患者由于肾小管上皮细胞和基膜损伤严重和修复不全,可转为慢性肾功能衰竭。

非少尿型ARF的肾脏病变和临床表现较少尿型为轻,病程较短,预后较好。其主要特点是:无明显少尿、无尿,尿量在400~1000 mL/d;尿比重低而固定,尿钠含量低;有氮质血症,一般无高钾血症。

急性肾小管坏死引起的急性肾衰竭病情虽然很严重,但是只要处理得当,情况是完全可以逆转的,多数患者肾功能可望逐渐恢复正常。少数患者由于肾小管上皮细胞和基底膜破坏严重,出现肾组织纤维化而转变为慢性肾衰竭。

二、慢性肾功能衰竭

慢性肾[功能]衰竭(chronic renal failure,CRF)是指各种病因造成肾单位进行性破坏,以致残存肾单位不足以充分排出代谢废物和维持内环境稳态,进而发生泌尿功能障碍和内环境紊乱,包括代谢产物潴留,水、电解质和酸碱平衡紊乱,并伴有一系列症状的病理过程。CRF是常见的临床综合征,呈渐进式发展,病程可迁延数月或数年,病情复杂,最后常以尿毒症为结局,导致患者死亡。

(一)病因

凡能引起肾实质进行性破坏的疾患,均可导致CRF。主要包括慢性肾小球肾炎、慢性肾盂肾炎、肾结核、肾肿瘤、系统性红斑狼疮、糖尿病肾病、高血压肾硬化、尿路结石、前列腺肥大、肾小动脉硬化、结节性动脉周围炎等。既往认为慢性肾小球肾炎为CRF最常见原因,近年资料表明,糖尿病、高血压是CRF的主要原因。

(二)发病机制

目前尚不十分清楚,一般用健存肾单位学说(intact nephron hypothesis)、肾小球过度滤过学说(glomerular hyperfiltration hypothesis)、矫枉失衡学说(trade-off hypothesis)等解释。概括为:患慢性肾脏疾病时,肾单位因不断破坏而丧失功能,肾功能只能由健存的未受损的肾单位来承担。随着疾病的发展,健存肾单位因过度滤过而逐渐肥厚、纤维化、硬化,最后也丧失功能。当健存肾单位少到不足以维持正常的泌尿功能时,机体就出现内环境紊乱。当内环境紊乱时,机体通过各种代偿机制参与调节以维持内环境稳态,代偿调节产物在发挥调节作用的同时,对其他系统产生有害作用,使肾功能损害加重或持续发展,导致机体内环境紊乱加重。例如,患慢性肾脏病时,肾小球滤过率降低,磷排出减少,导致血磷增高而血钙降低,高血磷刺激甲状旁腺分泌甲状旁腺激素(PTH)增多,早期通过抑制健存肾单位对磷的重吸收而降低血磷水平,此即"矫枉"(代偿)。晚期健存肾单位因过度滤过、硬化而丧失功能,血磷升高。为维持钙磷的相对正常水平,又刺激甲状旁腺分泌PTH,导致甲状旁腺功能亢进。此时PTH本身成为一种毒性物质,对机体其他生理功能产生不良影响,如溶骨作用导致肾性骨营养不良;使细胞内钙含量增加,导致细胞内线粒体功能丧失和细胞死亡等,出现"失衡"(失代偿)。

(三)慢性肾功能不全的分期

肾脏有强大的代偿和储备功能,而各种病因对肾单位的破坏是逐渐发生的,因此肾功能损害也是一个缓慢而渐进的过程。临床上一般将慢性肾功能损害分如下四期。

1. 肾功能不全代偿期

残存的肾单位尚能发挥代偿作用,机体内环境稳态尚能维持,无临床症状。内生肌酐清除率在正常值30%以上,血生化指标无异常。但肾功能储备降低,在感染、水、钠、钾等负荷突然增加时,易出现内环境紊乱。

2. 肾功能不全期

肾实质进一步破坏，健存的肾单位不足以维持内环境的稳态，可有多尿、夜尿、轻度氮质血症和贫血等。内生肌酐清除率降至正常值的25%~30%。

3. 肾功能衰竭期

肾功能显著恶化，内环境严重紊乱，出现明显的氮质血症、酸中毒、高磷血症、低钙血症、严重贫血、夜尿、多尿等，并伴有头痛、恶心、呕吐和全身乏力等部分尿毒症中毒症状。内生肌酐清除率降至正常值的20%~25%。

4. 尿毒症期

内生肌酐清除率降至正常值的20%以下，有明显的水、电解质和酸碱平衡紊乱及多系统功能障碍，并出现一系列尿毒症中毒症状。

（四）机体代谢和功能变化

1. 尿的变化

CRF早期患者常出现夜尿、多尿，尿中可出现蛋白质、红细胞、白细胞、管型等。晚期因大量肾单位被破坏，肾小球滤过率明显降低而少尿。多尿发生机制为：①肾血流集中在健存肾单位，使其滤过率增加，原尿生成量增多，流经肾小管时流速较快，来不及重吸收；②原尿中溶质含量高（如尿素），产生渗透性利尿作用；③肾小管髓袢部血管少，易受损，肾髓质渗透压梯度难以维持，使尿的浓缩功能下降。

CRF早期，因肾浓缩功能降低而稀释功能正常，可出现低渗尿或低比重尿。晚期因肾小管浓缩、稀释功能均降低，形成等渗尿，尿比重常固定于1.008~1.012。

2. 氮质血症

CRF早期，血中非蛋白氮并无明显升高。但若蛋白质摄入过多或内源蛋白质分解加强（如感染、应用肾上腺皮质激素等），可出现轻度氮质血症。晚期肾单位大量破坏和肾小球滤过率明显降低，血中非蛋白氮明显升高。由于血浆肌酐浓度与蛋白质摄入量无关，而内生肌酐清除率（尿中肌酐浓度×每分钟尿量/血浆肌酐含量）与肾小球滤过率的变化呈平行关系，因此，临床上常根据内生肌酐清除率来判断病情的严重程度。

3. 水、电解质和酸碱平衡紊乱

（1）水、钠代谢紊乱　CRF时肾脏对水钠负荷的调节能力减弱。若摄水过多过快，则易发生水潴留，引起肺水肿、脑水肿和心力衰竭；若摄水过少并有呕吐、腹泻等症状，则易引起脱水；若过度限制钠盐、应用排钠利尿剂等，则易引起低钠血症；若钠盐摄入过多，则因肾小球滤过率降低，造成水钠潴留，使血压升高，加重心脏负荷。

（2）钾代谢紊乱　CRF早期由于多尿，血钾浓度可维持正常。若进食过少或兼有呕吐、腹泻，或长期使用排钾利尿剂，则可出现低钾血症。CRF晚期，因肾小球滤过率显著降低，尿量减少而排钾减少，加之酸中毒及组织分解代谢增强、溶血、钾摄入过多等因素，可引起高钾血症。

（3）钙和磷代谢紊乱　血液中钙磷浓度的乘积为一常数，血磷浓度升高，血钙浓度必然降低。在CRF早期，由于肾小球滤过率降低，肾脏排磷减少，血磷暂时升高并导致血钙降低，后者可刺激甲状旁腺分泌PTH，PTH使肾小管对磷的重吸收减少，磷排出增多，血磷恢复至正常。晚期高血磷的形成主要是因为肾小球滤过率明显下降导致磷排出障碍，加上继发性PTH分泌增多，加强了溶骨过程，使血磷浓度不断升高，形成恶性循环。

低血钙的原因是：肾实质破坏，1,25-(OH)$_2$-VD$_3$合成减少及肾毒物损伤肠道，使得肠钙吸收不良；高血磷及肠道分泌磷酸根增多，磷酸根与钙结合形成磷酸钙，阻碍了钙的吸收，使血钙降低。

（4）镁代谢障碍　CRF患者血镁浓度可轻度升高，当服用含镁制剂时可出现高镁血症。高血镁对神经肌肉有抑制作用。

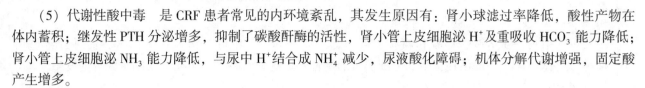

（5）代谢性酸中毒 是 CRF 患者常见的内环境紊乱，其发生原因有：肾小球滤过率降低，酸性产物在体内蓄积；继发性 PTH 分泌增多，抑制了碳酸酐酶的活性，肾小管上皮细胞泌 H^+ 及重吸收 HCO_3^- 能力降低；肾小管上皮细胞泌 NH_3 能力降低，与尿中 H^+ 结合成 NH_4^+ 减少，尿液酸化障碍；机体分解代谢增强，固定酸产生增多。

4. 肾性高血压

肾性高血压是指各种肾实质病变引起的高血压，是 CRF 常见并发症之一，其发生机制与水钠潴留、肾素-血管紧张素-醛固酮系统活性增强以及肾脏降压物质激肽、PGE_2、PGA_2 等生成减少有关。

5. 肾性骨营养不良

肾性骨营养不良是 CRF 的严重并发症，主要表现为儿童的肾性佝偻病以及成人的骨质软化、骨质疏松、纤维性骨炎、骨囊性纤维化。其发生机制是：代谢性酸中毒、继发性 PTH 分泌增多可致骨钙动员增加；$1,25-(OH)_2-VD_3$ 形成减少、肾毒物及高血磷皆使肠道吸收钙磷障碍，血钙降低，影响骨的钙化。

6. 肾性贫血

CRF 患者大多伴有贫血，且贫血程度与肾功能受损程度一致。肾性贫血的发生机制有：①肾促红细胞生成素生成减少，使骨髓红细胞生成减少；②体内蓄积的各种代谢毒物（如甲基胍）抑制骨髓造血功能，并使红细胞寿命缩短；③毒性物质抑制血小板功能所致的出血；④肾毒物使肠道对铁、蛋白质和叶酸等造血原料吸收障碍；⑤毒性物质使红细胞破坏增加，引起溶血。

7. 出血倾向

CRF 患者常伴有出血倾向，出血多不严重，以皮下瘀斑、鼻衄、胃肠道出血最常见。主要由体内蓄积的代谢毒物如尿素、胍类、酚类化合物等抑制血小板功能所致。

三、尿毒症

尿毒症（uremia）是急性或慢性肾衰竭的最严重阶段，即终末期肾衰竭，患者除水、电解质、酸碱平衡紊乱和肾脏内分泌功能失调外，还出现内源性毒性物质蓄积而引起的一系列自身中毒症状，故称为尿毒症。尿毒症患者需通过透析或肾移植来维持生命，其发生率逐年增多。尿毒症的主要病因是糖尿病和高血压。

（一）尿毒症毒素

尿毒症是非常复杂的病理过程，其发生机制目前尚不完全清楚，除与水、电解质和酸碱平衡紊乱有关外，还与许多毒性物质在体内蓄积有关。研究发现，尿毒症患者血浆中有 200 多种代谢产物或毒性物质，其中很多可引起尿毒症症状，这些物质统称为尿毒症毒素。尿毒症毒素包括小分子毒素（尿素、肌酐、尿酸、胍类、胺类等）、中分子毒素（细胞、细菌的裂解产物等）、大分子毒素（PTH、生长激素等血中浓度异常升高的激素）。下面介绍几种常见的尿毒症毒素。

1. PTH

PTH 可引起肾性骨营养不良、皮肤瘙痒、高脂血症；刺激胃泌素释放，导致溃疡形成；抑制红细胞生成，缩短红细胞存活期，加重贫血；促进蛋白质分解；破坏血脑屏障；促进钙进入施万细胞或轴突，引起神经细胞损害；参与脑内铝蓄积等。

2. 胍类化合物

胍类化合物是体内精氨酸的代谢产物，其中甲基胍毒性最强，可引起体重下降、恶心、呕吐、腹泻、贫血、肌肉痉挛、嗜睡、心室传导阻滞、红细胞寿命缩短及溶血等。胍基琥珀酸可抑制血小板功能、促进溶血等。

3. 尿素

尿素是机体内主要的含氮代谢产物，尿素的毒性作用可能与其代谢产物氰酸盐有关，可引起疲乏、头痛、嗜睡、厌食、恶心、呕吐、糖耐量降低等，并有出血倾向。

4. 多胺

多胺包括精胺、亚精胺、尸胺和腐胺，可引起厌食、恶心、呕吐、溶血、蛋白尿，促进红细胞溶解，抑制 Na^+-K^+-ATP 酶的活性，增加毛细血管通透性，促进肺水肿、心包积液、脑水肿等的发生。

5. 中分子物质

其化学本质未定，推测为多肽类物质。在体外可抑制成纤维细胞增生、白细胞吞噬作用、淋巴细胞增生及细胞对葡萄糖的利用等。

(二) 尿毒症时机体代谢和功能变化及发生机制

患尿毒症时，除原肾衰竭的表现进一步加重外，还可出现全身各器官系统代谢和功能障碍所引起的临床表现。

1. 神经系统变化

中枢神经系统功能紊乱是尿毒症的主要表现，有失眠、烦躁不安、理解力及记忆力减退等。严重时出现惊厥、嗜睡甚至昏迷，称为尿毒症脑病。周围神经系统病变的表现有乏力、肢体麻木，腱反射减弱或消失，最后可发生麻痹。神经系统功能紊乱的机制有：①毒性物质在体内蓄积引起脑细胞变性；②水、电解质和酸碱平衡紊乱；③肾性高血压所致脑血管痉挛、缺氧和毛细血管通透性增加，引起神经细胞变性和脑水肿。

2. 消化系统变化

有消化系统症状是尿毒症患者最早和最突出的表现，主要有食欲缺乏、厌食，恶心、呕吐或腹泻及口腔黏膜溃疡、胃肠道出血等。这些症状的发生可能与肠道菌的尿素酶分解尿素产氨增多和胃泌素引起胃酸分泌过多，导致胃肠道黏膜炎症反应和多发性浅表小溃疡等有关。恶心、呕吐也与中枢神经系统的功能障碍有关。

3. 心血管系统变化

心血管系统变化主要表现为心力衰竭和心律失常。晚期由于尿素、尿酸的作用，可发生尿毒症心包炎。心血管系统功能障碍往往是肾性高血压、代谢性酸中毒、贫血、钠水潴留、高钾血症及毒性产物等共同作用的结果。尿毒症心包炎为纤维蛋白性心包炎（尿素、尿酸所致），患者有心前区疼痛，体检时可闻及心包摩擦音。

4. 呼吸系统变化

酸中毒时患者呼吸深快，严重时可见到酸中毒固有的大呼吸（Kussmaul 呼吸）。由于唾液酶能分解尿素形成氨，故患者呼出的气体有氨臭味。严重时患者可因心力衰竭、毒性物质使肺毛细血管通透性增加、低蛋白血症、水钠潴留等发生肺水肿；因尿素刺激而发生纤维蛋白性胸膜炎；磷酸钙在肺组织沉积引起肺钙化。

5. 皮肤变化

患者常出现皮肤瘙痒、皮肤干燥、脱屑及皮肤灰黄、色素沉着引起的青铜色变，尿素结晶在皮肤表面沉积形成尿素霜和转移性钙化。皮肤瘙痒可能与毒性产物对皮肤感受器的刺激及继发性 PTH 升高所致的皮肤钙沉积有关。

6. 内分泌、代谢紊乱

患尿毒症时常有多种内分泌功能紊乱，较常见的有：钙、磷代谢异常及 1,25- $(OH)_2$-VD_3 缺乏导致甲状旁腺功能亢进，引起肾性骨营养不良；促红细胞生成素减少，引起肾性贫血；甲状腺功能减退，表现为体温降低、皮肤干燥、乏力、软弱、便秘、耐寒力差等；性腺-垂体功能失调，女性表现为不排卵、月经异常，男性表现为性欲减退、阳痿、精子数量减少等。

代谢障碍，表现为糖原合成不足，糖耐量降低；蛋白质合成减少、丢失过多、分解加强，患者出现恶病质、低蛋白血症等负氮平衡的体征；胰岛素拮抗物使肝脏合成甘油三酯增加及脂蛋白酶活性降低，进而使得甘油三酯清除减少，患者血中甘油三酯含量增高，出现高脂血症。

7. 免疫系统变化

患尿毒症时常出现免疫功能障碍，主要表现为细胞免疫明显抑制，而体液免疫功能正常或稍减弱。患者常因免疫功能低下而发生严重感染，并成为主要死因之一。

（三）慢性肾衰竭与尿毒症的防治原则

（1）积极治疗原发病。

（2）饮食治疗。CRF 患者饮食应低盐、低蛋白、高热量，适当摄入微量元素及维生素，这样可减轻肾脏负担，延缓肾衰竭发展进程。

（3）对症处理。如控制感染，治疗高血压、贫血及心力衰竭等，消除加重肾脏负担的因素。避免使用血管收缩药物与肾毒性药物，及时纠正水、电解质和酸碱平衡紊乱，以延缓疾病进展。

（4）采用血液和腹膜透析，延长寿命。

（5）肾移植是目前治疗尿毒症最有效的方法。

习题

第十七章　生殖系统和乳腺疾病

思维导图

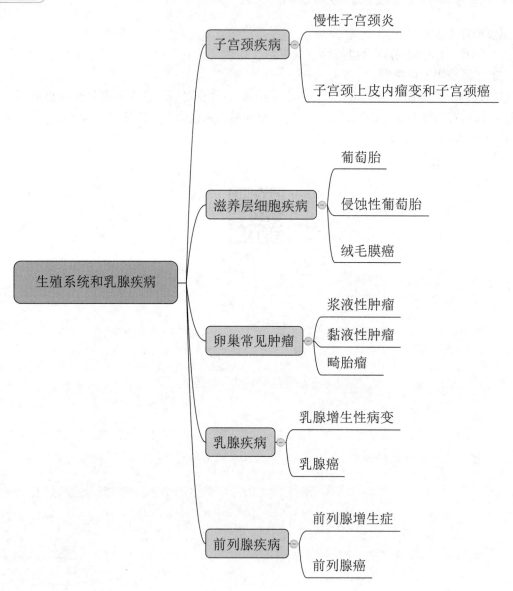

学习目标

1. 掌握：子宫颈癌的组织学类型与扩散；葡萄胎、侵蚀性葡萄胎、绒毛膜癌的主要病变及临床病理联系；乳腺癌的常见组织学类型及转移途径。

2. 熟悉：慢性子宫颈炎的临床病理分型；子宫颈上皮内瘤变的病理特点及分级；子宫内膜增生的概念和病理变化；子宫肌瘤的类型；子宫颈癌、乳腺癌的临床病理联系；卵巢囊腺瘤的病理特点。

3. 了解：子宫内膜异位症的概念和病理变化；子宫内膜腺癌、乳腺增生症和乳腺纤维腺瘤的病理特点；前列腺增生症、前列腺癌的病理特点。

4. 能对生殖系统和乳腺常见病的大体标本进行初步辨识和专业描述。

5. 能与患者及其家属进行沟通，开展生殖系统疾病和乳腺疾病的健康教育。

病例讨论

[病例一]　患者，女，70岁。半年前发现左乳外上象限有一无痛性肿块，近期生长较快，直径约4 cm。术后病理检查：肿块呈灰白色，质地柔韧，无包膜，界限不清。光镜下瘤细胞大小一致，异型性较小，呈单行串珠状排列。

问题：请问对患者的诊断是什么？病理诊断有哪些依据？

[病例二]　患者，女性，32岁，因消瘦、咯血4个多月入院。曾妊娠4个月后流产，诊断为葡萄胎，行刮宫4次，未作hCG监测。X线显示左肺大片阴影。子宫孕9周大小，血hCG 64.4万 U/L。1周后开胸探查，见左下肺巨大肿物，约21 cm×13 cm×7.5 cm，颜色暗红，边界不清，行切除术。病理报告示肿物内有广泛坏死、出血，肿物凸入左下叶支气管。镜下见肿块组织出血坏死明显，其中有成片的异常增生的滋养层细胞，排列紊乱，参差镶嵌，细胞具有高度异型性，但无间质及血管，未见绒毛结构。

问题：对患者的诊断是什么？病理诊断有哪些依据？

第一节　子宫颈疾病

子宫颈疾病

一、慢性子宫颈炎

子宫颈可发生急性或慢性炎症，以慢性居多。慢性 [子] 宫颈炎（chronic cervicitis）是育龄期女性最常见的妇科疾病，常由链球菌、肠球菌、葡萄球菌等引起，也可由沙眼衣原体、淋球菌、单纯疱疹病毒、人乳头状瘤病毒及真菌等引起。发病与分娩、流产或手术造成宫颈损伤，阴道pH及菌群的改变，经期卫生不良和不洁性生活等因素有关。由于宫颈黏膜有许多纵行皱襞，感染不易彻底治愈，因此易形成慢性宫颈炎。临床上主要表现为阴道分泌物增多。

镜下见，宫颈黏膜充血水肿，间质淋巴细胞、浆细胞和单核细胞等慢性炎症细胞浸润，子宫颈腺上皮可伴有增生及鳞状上皮化生。肉眼观，子宫颈黏膜充血水肿，表面呈颗粒状或糜烂状。可分为以下几种类型。

1. 子宫颈糜烂

由于炎症的损伤，宫颈阴道部的鳞状上皮坏死脱落，形成浅表的缺损称为真性糜烂，较少见。临床上常见的宫颈糜烂实际上是子宫颈管的柱状上皮增生下移，取代了损伤的鳞状上皮。由于柱状上皮较薄，上皮下充血的血管较易显露，使病变黏膜呈边界清楚的红色糜烂样，实际上不是真性糜烂。

2. 子宫颈息肉

由于长期慢性炎症的刺激，子宫颈管的黏膜上皮、腺体及间质结缔组织局限性增生而形成息肉，常伴有充血、水肿及炎症细胞浸润。肉眼观，息肉呈舌形向宫颈外口突出，色红，表面光滑，蒂细长（图17-1）。

3. 子宫颈腺囊肿

过度增生的鳞状上皮覆盖和阻塞子宫颈管腺体开口，导致腺体分泌物引流受阻，黏液潴留形成囊肿（图17-1），又称纳博特囊肿（Nabothian cyst）。肉眼见宫颈表面突出多个青白色小囊泡，内含无色黏液。

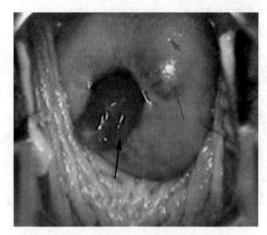

黑色箭头示宫颈息肉，红色箭头示宫颈腺囊肿。
图 17-1　慢性子宫颈炎

4. 子宫颈肥大

由于长期慢性炎症刺激，宫颈组织充血、水肿，腺体和间质纤维组织增生，导致宫颈肥大、变硬，但表面多光滑。

二、子宫颈上皮内瘤变和子宫颈癌

子宫颈癌（uterine cervical cancer）曾是女性最常见的恶性肿瘤，近年来子宫颈癌发病率明显增加，目前仍是女性肿瘤死亡的主要原因之一，30～60 岁发病者居多，近年来有年轻化的趋势。由于宫颈癌有较长的癌前病变阶段，近年来通过宫颈脱落细胞学检查的广泛开展，许多癌前病变和早期宫颈癌得到及时诊断和治疗，浸润癌较过去明显减少，五年生存率和治愈率显著提高。

（一）子宫颈上皮内瘤变

1. 子宫颈上皮非典型增生

子宫颈上皮内瘤变是指子宫颈上皮被不同程度异型性白细胞所取代，表现为细胞大小、形态不一，核增大深染，核质比增大，核分裂象增多，细胞极性紊乱。病变由基底层逐渐向表层发展。依据其病变程度不同可分为三级：Ⅰ级，异型性细胞局限于上皮的下 1/3；Ⅱ级，异型性细胞累及上皮的下 1/3 至 2/3；Ⅲ级，异型性细胞超过全层的 2/3，包含原位癌。

2. 子宫颈原位癌

子宫颈原位癌（carcinoma in situ）是指异型性细胞累及子宫颈上皮全层，但未突破基膜。癌细胞可沿着基膜蔓延至子宫颈腺体内，取代部分或全部腺上皮。但仍未突破腺体的基膜，称为原位癌累及腺体，仍属于原位癌的范畴。

从鳞状上皮非典型增生到原位癌是一个渐变过程，而不是相互分离的病变。病理学上将子宫颈上皮非典型增生和原位癌合称为子宫颈上皮内瘤变（cervical intraepithelial neoplasia, CIN）：CIN1 相当于非典型性增生 Ⅰ 级；CIN2 相当于非典型性增生 Ⅱ 级；CIN3 相当于非典型增生 Ⅲ 级和原位癌。

（二）子宫颈癌

1. 病因及发病机制

病因尚未完全阐明，一般认为与早婚、多产、子宫颈撕裂伤、性伴侣较多、局部卫生不良、男性包皮垢刺激等多因素有关。流行病学调查显示，性生活过早和性生活紊乱是宫颈癌发病的最主要原因。经性传播的 HPV 感染可能是子宫颈癌致病的主要因素之一。尤其是 HPV-16、HPV-18 与子宫颈癌的发生密切相关。

2. 病理变化

子宫颈癌大部分发生于子宫颈管的柱状上皮与鳞状上皮的交界处。不同组织类型的子宫颈癌肉眼所见基本相同，主要表现为以下四型：

（1）糜烂型　病变处黏膜潮红，呈颗粒状，质脆，触之易出血。在组织学上多属于原位癌或早期浸润癌。

（2）外生菜花型　癌组织灰白色，呈乳头状或菜花状外观，表面常有坏死、浅表溃疡形成和出血。

（3）内生浸润型　癌组织主要向子宫颈深部组织浸润生长，使宫颈肥大变硬，表面常较光滑。临床检查容易漏诊。

（4）溃疡型　癌组织除向深部浸润外，表面同时有大块组织坏死脱落，形成溃疡，似火山口状。常伴有出血及恶臭分泌物。

镜下见，子宫颈癌组织学类型以鳞状细胞癌居多，其次为腺癌，约占子宫颈癌的 20%。

（1）鳞状细胞癌　最常见。依据其进展过程，分为：早期浸润癌，癌细胞突破基底膜，向固有层间质内浸润，但浸润深度不超过基底膜下 5 mm，肉眼一般不能辨别，只有在显微镜下才能确诊；浸润癌，癌组织向间质深部组织浸润生长，浸润深度在基底膜下 5 mm 以上，根据癌细胞的分化程度可分为高、中、低分化三级。

（2）腺癌　较少见，近年发病率有上升趋势。主要起源于子宫颈管黏膜的柱状上皮和腺上皮。肉眼形态与鳞状细胞癌无明显区别，镜下形态表现为一般的腺癌结构。子宫颈腺癌对放疗和化疗均不敏感，预后较差。

3. 扩散途径

（1）直接蔓延　癌组织向上浸润破坏整段子宫颈，但很少侵犯子宫体。向下可累及阴道壁。向两侧可侵犯主韧带、阴道旁组织，甚至蔓延到骨盆壁，晚期侵犯或压迫输尿管可引起肾盂积水。向前后蔓延可侵犯膀胱或直肠。

（2）淋巴道转移　是子宫颈癌最常见的转移途径。癌组织首先转移至子宫旁淋巴结，然后依次至闭孔、髂内、髂外、髂总、腹股沟及骶前淋巴结，晚期可转移至锁骨上淋巴结。

（3）血道转移　较少见，晚期可经血道转移至肺、骨及肝等部位。

4. 临床病理联系

早期宫颈癌常无自觉症状，也无明显体征，不易与宫颈糜烂区别。随病变进展，癌组织破坏血管，患者出现接触性出血及不规则阴道流血。因癌组织坏死继发感染，同时由于癌组织刺激宫颈腺体分泌亢进，使白带增多如水样或米泔样，有特殊腥臭味。晚期癌组织侵犯盆腔神经，可出现下腹部及腰骶部疼痛。当癌组织侵犯膀胱及直肠时，可引起子宫膀胱瘘或子宫直肠瘘。

第二节　滋养层细胞疾病

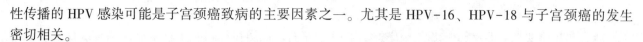

滋养层细胞疾病

滋养层细胞疾病包括葡萄胎、侵蚀性葡萄胎、绒毛膜癌等，其共同特征为滋养层细胞异常增生。患者血清和尿液中人绒毛膜促性腺激素（hCG）含量高于正常妊娠，可作为临床诊断、随访观察和评价疗效的辅助指标。

一、葡萄胎

葡萄胎（hydatidiform mole）又称水泡状胎块，是胎盘绒毛的一种良性病变，分为完全性葡萄胎和不完全性葡萄胎。可发生于育龄期的任何年龄，以 20 岁以下和 40 岁以上女性多见，这可能与患者的卵巢功能不足或卵巢功能衰退有关。本病发生有明显的地域性差别，欧美国家比较少见，约 2000 次妊娠中有一次发病，而东南亚地区的发病率比欧美国家高出 10 倍左右。该病在我国亦比较常见，调查统计表明该病的发病率为 1/150 次妊娠。

1. 病因及发病机制

葡萄胎的病因未明，近年来葡萄胎染色体研究表明，80% 的完全性葡萄胎染色体核型为 46XX，可能是单倍体精子与空卵结合并自我复制而成纯合子 46XX，余者染色体核型为 46XY，由两个单倍体精子（23X 和 23Y）和空卵结合形成。由于缺乏卵细胞的染色体，因此胚胎不发育。不完全性葡萄胎的核型为 69XXX 或 69XXY，偶尔为 92XXXY，由正常卵细胞与双倍体精子结合或与两个单倍体精子结合所致。

2. 病理变化

肉眼观，病变局限于宫腔内，不侵入肌层。胎盘绒毛高度水肿，形成透明或半透明的薄壁水泡，内含清亮液体，有蒂相连，形似葡萄（图 17-2a）。完全性葡萄胎所有绒毛均呈葡萄状；不完全性葡萄胎部分绒毛呈葡萄状，部分绒毛正常，伴有或不伴有胎儿或其附属器官。绝大多数葡萄胎发生于子宫内，个别病例也可发生在子宫外异位妊娠的所在部位。

镜下见，葡萄胎有以下三个特点：①绒毛因间质高度水肿而增大；②绒毛间质内血管消失，或见少量无功能的毛细血管，内无红细胞；③滋养层细胞有不同程度增生，增生的细胞包括合体滋养层细胞和细胞滋养层细胞，两者以不同比例混合存在，并有轻度异型性。滋养层细胞增生是葡萄胎的最重要特征（图 17-2b）。

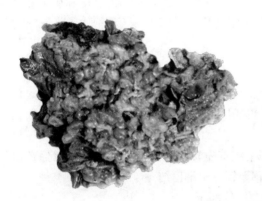

（a）大体

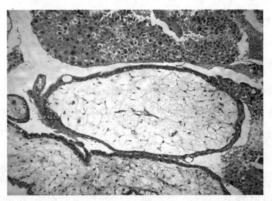

胎盘绒毛显著肿大、间质水肿、血管消失、滋养层细胞明显增生。
（b）镜下

图 17-2　完全性葡萄胎

细胞滋养层细胞（郎格罕细胞）位于正常绒毛内层，呈立方或多边形，胞质淡染，核圆居中，染色质较稀疏。合体滋养层细胞位于正常绒毛的外层，细胞体积大而不规则，胞质嗜酸呈深红色，多核，核深染。正常绒毛在妊娠 3 个月后，滋养层细胞仅剩合体滋养层细胞，而葡萄胎时这两种细胞皆持续存在，并活跃增生，排列顺序紊乱，呈多层或成片聚集。

3. 临床病理联系

患者多在妊娠的第 11 周至 25 周出现症状。胎盘绒毛水肿致子宫体积明显增大，与妊娠月份不符合。因胚胎早期死亡，虽然子宫体积超过正常 5 个月妊娠，但听不到胎心，亦无胎动。由于滋养细胞增生，患者血和尿中 hCG 明显升高，是协助诊断的重要指标。滋养层细胞侵袭血管能力很强，故子宫反复不规则流血，偶有葡萄状物流出。如疑为葡萄胎时，大多数患者可经超声检查确诊。

葡萄胎经彻底清宫后，绝大多数能痊愈。约有 10% 患者可转变为侵袭性葡萄胎，2% 左右可恶变为绒毛膜癌。因葡萄胎有恶变潜能，应彻底清宫，密切随访，定期监测血清 hCG。伴有不完全性葡萄胎的胚胎通常在妊娠的第 10 周死亡，在流产或者刮宫组织中可查见部分胚胎成分，其生物学行为亦和完全性葡萄胎有所不同，极少演化为绒毛膜上皮癌。

二、侵蚀性葡萄胎

侵蚀性葡萄胎（invasive mole）是介于葡萄胎和绒毛膜癌之间的交界性肿瘤。侵蚀性葡萄胎和良性葡萄胎的主要区别是水泡状绒毛侵入子宫肌层内，引起子宫肌层出血坏死。侵蚀性葡萄胎可经血道转移至阴道壁，少数甚至向肺、脑等远方器官转移。

镜下见，滋养层细胞增生程度和异型性比良性葡萄胎显著。常见出血、坏死，其中可查见水泡状绒毛或坏死的绒毛。有无绒毛结构是本病与绒毛膜癌的主要区别。

大多数侵蚀性葡萄胎对化疗敏感，预后良好。即便不用化疗，转移灶内的瘤组织仍有可能自然消退。

三、绒毛膜癌

绒毛膜癌（choriocarcinoma）简称绒癌，是发生于绒毛膜滋养层细胞的高度侵袭性恶性肿瘤，少数可发生于性腺或其他组织的多［潜］能细胞。绝大多数与妊娠有关，约50%继发于葡萄胎，25%继发于自然流产，20%发生于正常分娩后。20岁以下和40岁以上女性为高危人群，提示肿瘤可能发自非正常受精卵。

1. 病理变化

肉眼观，肿块呈结节状，单个或多个，可突入子宫腔内。切面可见肌层受侵，由于癌组织极易发生出血坏死，故癌结节呈暗红色或者紫红色，质软，似血肿（图17-3）。

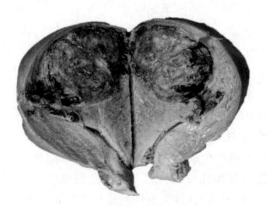

癌组织位于子宫底部，呈暗紫红色，结节状，可见出血、坏死。

图17-3 绒毛膜癌（大体）

镜下见，瘤组织由分化不良的细胞滋养层细胞和合体滋养层细胞两种瘤细胞组成，但不形成绒毛和水泡状结构，这一点和侵蚀性葡萄胎明显不同。两种细胞混合排列成巢状或条索状，偶见个别癌巢主要由一种细胞构成。细胞异型性明显，核分裂象易见（图17-4）。肿瘤自身无间质血管，依靠侵袭宿主的血管获取营养，故癌组织和周围正常组织常有明显的出血和坏死。

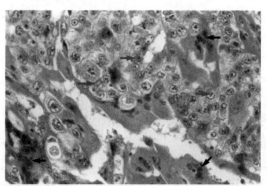

癌组织无间质和血管，细胞滋养层细胞（蓝色箭头示）
和合体滋养层细胞（黑色箭头示）混合排列成巢状。

图17-4 绒毛膜癌（镜下）

2. 扩散途径

绒毛膜癌侵袭破坏血管的能力很强，除在局部破坏蔓延外，还极易发生血道转移，以肺最常见，约占90%以上，其次为脑、肝、脾、阴道壁、肾和肠等。少数病例在原发灶切除后，转移可自行消退。

3. 临床病理联系

临床主要表现为葡萄胎流产和妊娠数月甚至数年后，阴道出现持续不规则流血，子宫增大，血或尿中 hCG 显著升高。长期出血可引起不同程度的贫血。血道转移是绒毛膜癌的显著特点，当发生转移时，常出现相应部位的临床表现。如肺转移患者可有咯血、胸痛、呼吸困难等症状；肾转移患者可出现血尿等症状；脑转移患者可出现头痛、呕吐、抽搐、偏瘫与昏迷。

绒癌是恶性程度很高的肿瘤，以往治疗以手术为主，患者多在一年内死亡。自应用化学药物治疗后，绝大多数患者可治愈，即便已发生转移的患者治愈率仍可达70%，甚至治愈后可正常妊娠。

第三节　卵巢常见肿瘤

卵巢肿瘤种类繁多，根据其组织发生来源可分为三大类，即上皮性肿瘤，如浆液性肿瘤、黏液性肿瘤、子宫内膜样肿瘤、透明细胞肿瘤等；生殖细胞肿瘤，如畸胎瘤、无性细胞瘤、内胚窦瘤等；性索间质肿瘤，如颗粒细胞瘤、卵泡膜细胞瘤、间质细胞瘤等。

上皮性肿瘤是最常见的卵巢肿瘤，占所有卵巢肿瘤的60%~70%。绝大多数上皮性肿瘤来源于卵巢的表面上皮，可分为良性、恶性和交界性肿瘤。

一、浆液性肿瘤

浆液性囊腺瘤（serous cystadenoma）是卵巢最常见的肿瘤。其中浆液性癌占全部卵巢癌的1/3。良性和交界性肿瘤多发于30~40岁的女性，恶性患者则年龄偏大。

肉眼观，典型的浆液性囊腺瘤由单个或多个纤维分隔的囊腔组成，囊内含有清亮液体。良性肿瘤囊内壁光滑，一般无囊壁的上皮性增厚和乳头状突起。交界性囊腺瘤可见较多的乳头。大量的实性组织和乳头在肿瘤中出现时应疑为癌。约15%的良性浆液性肿瘤和34%的交界性浆性肿瘤为双侧性。

镜下见，良性肿瘤囊腔由单层立方或矮柱状上皮衬覆，具有纤毛。交界性囊腺瘤上皮细胞层次增加，达二至三层，乳头增多，细胞异型，核分裂增加，但无间质的破坏和浸润。浆液性囊腺癌细胞层次增加超过三层，伴有癌细胞间质浸润，细胞异型性明显，核分裂象多见，乳头分支多而复杂，并可见砂粒体。

浆液性囊腺瘤可发生于单侧或双侧卵巢，晚期肿瘤常见于双侧卵巢。卵巢交界性囊腺瘤和癌五年存活率分别是100%和75%，而累及胸膜的同种肿瘤的五年存活率则降至90%和15%。

二、黏液性肿瘤

黏液性肿瘤（mucinous tumors）较浆液性肿瘤少见，占所有卵巢肿瘤的25%。其中80%是良性，交界性和恶性各占1%，发病年龄与浆液性肿瘤相同。

肉眼观，肿瘤表面光滑，由多个大小不一的囊腔组成，腔内充满富于糖蛋白的黏稠液体，较少形成乳头。镜下见，良性黏液性囊腺瘤的囊腔被覆单层高柱状上皮，核在基底部，核的上部充满黏液，无纤毛，与子宫颈及小肠的上皮相似（图17-5）。

交界性肿瘤含有较多的乳头结构，细胞层次增加一般不超过三层，核轻至中度异型，核分裂象增多，但无间质和被膜的浸润。囊腺癌上皮细胞异型性明显，形成复杂的腺体和乳头结构，可有出芽、搭桥及实性巢状区，若能确认有间质浸润，则可诊断为癌。如果卵巢黏液性肿瘤的囊壁发生破裂，肿瘤的上皮和黏液就会种植在腹膜上，在腹腔内形成胶冻样肿块，称为腹膜假黏液瘤（pseudomyxoma peritonei）。

卵巢黏液性肿瘤双侧发生比较少见。黏液性癌的预后取决于临床分期，一般好于浆液性癌。

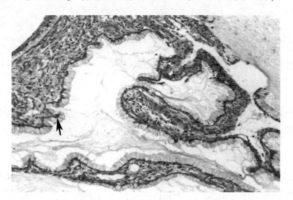

肿瘤囊腔被覆单层高柱状上皮，核位于基底部（箭头示），胞质内充满黏液。

图 17-5　卵巢黏液性囊腺瘤

三、畸胎瘤

畸胎瘤是来源于原始生殖细胞的肿瘤，大多含有至少两个或三个胚层组织成分，占所有卵巢肿瘤的 15%~20%，好发于 20~30 岁女性。

1. 成熟畸胎瘤（mature teratoma）

成熟畸胎瘤是最常见的生殖细胞肿瘤。

肉眼观，肿瘤呈囊性，单房，充满皮脂样物、囊壁上可见头节，表面附有毛发，可见牙齿或骨骼等。镜下见，肿瘤由三个胚层的各种成熟组织构成。常见皮肤、毛囊、汗腺、脂肪、肌肉、骨、软骨、呼吸道上皮、消化道上皮、甲状腺和脑组织等。由表皮和附件组成的单胚层畸胎瘤称为皮样囊肿；以甲状腺组织为主的单胚层畸胎瘤则称为卵巢甲状腺肿。

2. 未成熟畸胎瘤（immature teratoma）

未成熟畸胎瘤含数量不等的未成熟的胚胎性成分，通常为未成熟的原始神经外胚层组织，占 20 岁以下女性所有恶性肿瘤的 20%。平均发病年龄为 18 岁，随年龄增大，发病率逐渐降低。卵巢未成熟畸胎瘤与成熟畸胎瘤的主要不同之处是在肿瘤组织中查见未成熟组织。

肉眼观，未成熟畸胎瘤体积较大，切面多为实性，呈灰褐色斑驳状，质软而脆，可伴有出血、坏死、囊性变，实体区域常可查见未成熟的骨或软骨组织。镜下见，在与成熟畸胎瘤相似的组织结构背景下，可见未成熟神经组织组成的原始神经管和菊形团，偶见神经母细胞瘤的成分，常见未成熟的骨或软骨组织。预后与肿瘤分化有关，高分化的肿瘤一般预后较好，而主要由未分化的胚胎组织构成的肿瘤则预后较差。

第四节　乳腺疾病

乳腺疾病

一、乳腺增生性病变

乳腺增生性病变又称乳腺增生症或乳腺结构不良，是妇女最常见的乳腺疾病。可发生于青春期后的任何年龄，患者以 25~45 岁者居多，绝经前达发病高峰，绝经后一般不再发展。一般认为其发病与卵巢内分泌功能紊乱有关。孕激素减少而雌激素分泌过多，对此病的发生起一定的作用，但确切机制不明。临床上主要表现为与月经周期有关的乳房胀痛和乳腺颗粒状肿块。本病可分为以下几种类型。

（一）乳腺纤维囊性变

乳腺纤维囊性变是乳腺增生性病变中最常见的一种类型，以末梢导管和腺泡扩张、间质纤维组织和上皮不同程度的增生为特征，可分为非增生型和增生型两种。

1. 非增生型纤维囊性变

肉眼观，病变常累及双侧乳腺，呈多发性、小结节状病灶，边界不清，质地不均。切面见大小不等、多少不一的囊肿。大的囊肿因含有半透明的混浊液体，外表面呈蓝色，故称为蓝顶囊肿。镜下见，部分乳腺小叶末梢导管和腺泡扩张呈囊状，囊肿内衬扁平上皮，亦可为柱状、立方上皮或上皮完全缺如。囊肿上皮常可见大汗腺化生，细胞体积较大，胞质富含嗜酸性颗粒，顶部可见典型的顶浆分泌小突起，形态类似于大汗腺，往往是良性的标志。间质有不同程度纤维组织增生，有时可见囊液排入间质中诱发的炎症反应及间质纤维化、玻璃样变性。此型无继发浸润性乳腺癌的危险。

2. 增生型纤维囊性变

病变主要特点是除了乳腺小叶末梢导管、腺泡呈囊性扩张和间质纤维组织增生外，还伴有上皮细胞增生。增生的上皮细胞层次增多，向囊内突出形成乳头状和筛网状结构（图17-6）。囊肿伴有上皮增生，尤其是非典型性增生时，有演化为乳腺癌的可能，应视为癌前病变。

依据上皮细胞增生程度的不同，分为：①轻度增生；②旺炽型增生；③非典型增生；④原位癌。旺炽型增生癌变的危险度增加1.5~2倍，非典型增生演变为浸润癌的机会增加5倍，而原位癌进一步发展为浸润癌的可能性则增加至10倍。

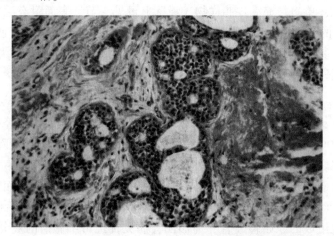

末梢导管扩张，上皮细胞增生、层次增多，间质纤维组织增生。

图17-6　乳腺增生型纤维囊性变

（二）硬化性腺病

硬化性腺病是增生性纤维囊性乳腺病的少见类型；主要特征为小叶中央或小叶间的纤维组织增生，影像学检查易和癌混淆。使小叶腺泡受压而扭曲变形，一般无囊肿形成。

肉眼观，病变组织呈不规则结节状，灰白质硬，与周围组织分界不清。镜下见，每一终末导管的腺泡数量皆增多，小叶体积增大，轮廓尚存。病灶中央部纤维组织呈不同程度的增生，腺泡受压而扭曲、变形，腺泡外层的肌上皮细胞明显可见。偶见腺泡管腔消失，呈实性条索状，与浸润性小叶癌很相似，但细胞无异型性，应注意鉴别。

二、乳腺癌

乳腺癌（breast carcinoma）是来自乳腺终末导管小叶单元上皮的恶性肿瘤。常累及单侧乳腺，约半数以上的癌肿发生于乳腺的外上象限，其次为乳腺中央区和其他象限。发病率呈逐年上升趋势，现已超过子宫颈癌，跃居女性恶性肿瘤的第一位。好发于40~60岁的女性。男性乳腺癌罕见，占全部乳腺癌的1%左右。

乳腺癌的病因及发病机制尚未完全阐明，可能与雌激素长期作用、遗传因素、环境因素、长时间大剂量接触放射线及某些病毒作用等多种因素有关。5%~10%的乳腺癌患者有家族遗传倾向，研究发现这种遗传与抑癌基因BRCA1点突变或缺失相关。

（一）病理变化

乳腺癌组织形态十分复杂，类型多样，一般根据其形态学特征大致分为导管癌和小叶癌两大类，每类又可分为非浸润性癌（原位癌）和浸润性癌等主要类型及若干亚型。

1. 导管癌

（1）导管原位癌（ductal carcinoma in situ）　发生于乳腺小叶的终末导管，癌细胞局限于扩张的导管内，导管基膜完整。占乳腺癌的15%~30%。根据组织学改变分为粉刺癌和非粉刺性导管内癌。

粉刺癌：肉眼观，50%以上发生于乳腺中央区，切面可见乳腺导管扩张，内含灰黄色软膏状坏死物，挤压时可由导管内溢出，状似皮肤粉刺，故称粉刺癌。由于肿瘤有明显的间质纤维化和坏死区钙化，质地较硬，肿块明显，因此临床较易被检出。镜下见，乳腺小叶终末导管明显扩张，癌细胞局限于扩张的导管内，呈实性排列，中央常见坏死，是其特征性改变（图17-7）。坏死区常见钙化，导管基膜完整。癌细胞体积较大，胞质呈嗜酸性，分化程度不等，大小不一，核仁明显，核分裂象多见。导管周围见纤维组织增生和慢性炎症细胞浸润。

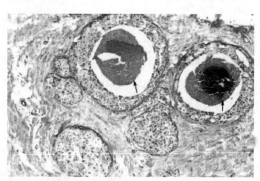

导管内癌细胞排列紧密，中央有坏死（箭头示）。
图17-7　乳腺导管原位癌（粉刺癌）

非粉刺性导管内癌：癌细胞在导管内排列成实性、乳头状或筛网状等多种形式，一般无坏死或仅有轻微坏死。癌细胞体积较小，形态比较规则，异型性不如粉刺癌明显。导管周围纤维组织增生也不如粉刺癌明显。

导管内原位癌如不经任何治疗，其中30%在20年内可发展为浸润癌。粉刺癌转变为浸润癌的概率远远高于非粉刺性导管内癌。

（2）浸润性导管癌（invasive ductal carcinoma）　　由导管内原位癌发展而来，是乳腺癌中最常见的一种类型，约占乳腺癌的70%左右。

肉眼观，肿瘤呈灰白色，质硬，切面有沙砾感，与周围组织界限不清，无包膜，活动度差，常可见灰白色的癌组织呈树根状侵入邻近组织。若癌组织累及乳头，则又伴有大量纤维组织增生，可导致乳头回缩、下陷；若侵及皮肤，则癌细胞栓塞真皮内淋巴管，可致皮肤水肿，而毛囊处皮肤相对下陷，呈橘皮样外观。

镜下见，癌细胞突破导管基膜向间质浸润，细胞大小形态各异，呈明显多形性，核分裂象多见。癌细胞排列成巢状、条索状或伴有少量腺样结构，可保留部分原有的导管内原位癌结构或完全缺如（图17-8）。常见局部肿瘤细胞坏死，间质纤维组织增生 。

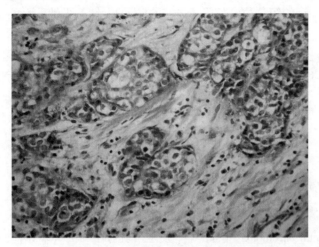

癌细胞在间质内浸润性生长，呈条索状、巢状。

图 17-8　乳腺浸润性导管癌

（3）佩吉特病（Paget disease）　伴有或不伴有间质浸润的导管内癌的癌细胞沿乳腺导管向上扩散，累及乳头和乳晕。在该处表皮内可见大而异型、胞质透明的肿瘤细胞，这些细胞可孤立散在或成簇分布，细胞形态与病变下方导管内的癌细胞相似。初发皮损为乳头和乳晕部的鳞屑性红斑或斑块，后出现浅表溃疡、渗出或结痂，呈湿疹样改变，故又名湿疹样癌。

2. 小叶癌

（1）小叶原位癌（lobular carcinoma in situ）　发生于乳腺小叶的终末导管和腺泡。好发于绝经前妇女。约30%的小叶原位癌累及双侧乳腺，常呈多中心性分布，因肿块小，临床上一般摸不到肿块，不易与乳腺小叶增生区别。发展为浸润癌的概率和导管内原位癌相似。

镜下见，小叶结构紊乱，癌细胞局限于扩张的乳腺小叶末梢导管和腺泡内，呈实性排列，未突破基底膜。癌细胞体积较导管内癌小，大小较为一致，核呈圆形或卵圆形，核呈分裂象罕见。一般无坏死、间质纤维组织增生和炎症反应。

若不经任何治疗，20%~30%的小叶原位癌在20年内可发展为浸润性小叶癌。

（2）浸润性小叶癌（invasive lobular carcinoma）由小叶原位癌发展而来。占乳腺癌的5%~10%，约20%浸润性小叶癌累及双侧乳腺，在同一乳腺内呈弥漫性多灶性分布，不易通过临床和影像学检查发现。

肉眼观，肿瘤切面灰白色、橡皮样，质地柔韧，与周围正常组织边界不清。镜下见，癌细胞突破基膜向间质浸润，呈单行串珠状或细条索状排列，或环行排列于正常导管周围。细胞形态与小叶原位癌相似（图 17-9）。

（二）扩散途径

1. 直接蔓延

癌细胞沿乳腺导管直接蔓延，累及相应的乳腺

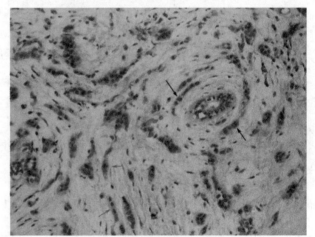

癌细胞在间质内呈列兵样排列（红色箭头示），或围绕乳腺小导管环形排列（黑色箭头示）。

图 17-9　乳腺浸润性小叶癌

小叶腺泡；或沿导管周围组织间隙向周围扩散侵袭脂肪组织，甚至向内侵袭胸肌、胸壁，向外侵犯乳头、皮肤等。

2. 淋巴道转移

淋巴道转移是乳腺癌最常见的转移途径，首先转移到同侧腋窝淋巴结，晚期可转移至锁骨下、上淋巴结。乳腺内上象限和乳晕部的乳腺癌常转移到乳内动脉旁淋巴结，进一步转移到纵隔淋巴结。偶尔可转移到对侧腋窝淋巴结。

3. 血道转移

乳腺癌晚期，癌细胞可经血液循环转移至肺、肝、骨、脑等处。

第五节　前列腺疾病

一、前列腺增生症

前列腺增生症（hyperplasia of prostate）又称前列腺结节状增生（nodular hyperplasia of the prostate）或前列腺肥大。病变特点是前列腺上皮和间质增生。临床主要表现为尿道梗阻或尿流不畅。该病是 50 岁以上男性的常见疾病，发病率随年龄的增加而递增。

1. 病理变化

肉眼观，前列腺呈结节状增大，颜色和质地与增生的成分有关。以腺体增生为主的呈淡黄色，质地较软，切面可见大小不一的蜂窝状腔隙，挤压可见奶白色液体流出；而以纤维平滑肌增生为主者，色灰白，质地较韧，与周围正常前列腺组织界限不清。

镜下见，前列腺增生的成分主要由胶原纤维、平滑肌和腺体组成，三种成分所占比例因人而异。腺体的上皮由两层细胞构成，内层细胞呈柱状，外层细胞呈立方或扁平形，周围有完整的基膜包绕。上皮细胞向腔内出芽呈乳头状或形成皱褶。腺体常扩张呈囊状，腔内常含有淀粉小体（图 17-10）。

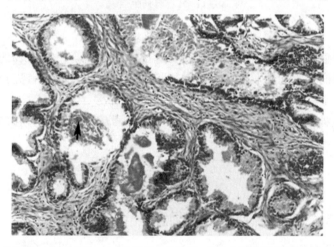

腺体数目增加，腺腔扩张，上皮细胞呈双层排列，腺腔内可见淀粉小体（箭头示）。

图 17-10　前列腺增生

2. 临床病理联系

由于增生多发生在前列腺的中央区和移行区，尿道前列腺部受压而产生尿道梗阻的症状和体征，因此患者常表现为排尿困难，尿流变细，滴尿、尿频和夜尿增多，久之可引起尿潴留和膀胱扩张。尿潴留可进一步诱发尿路感染和肾盂积水，严重者可导致肾衰竭。一般认为，前列腺增生极少发生恶变。

二、前列腺癌

前列腺癌（prostate cancer）是源自前列腺上皮的恶性肿瘤，多发于 50 岁以后，发病率随年龄增加逐步提高。其发病率和死亡率在欧美国家仅次于肺癌，居所有癌中的第二位。亚洲地区的发病率则较低。去势手术（切除睾丸）或服用雌激素可抑制肿瘤生长，说明雄激素和前列腺癌的发生有关。

1. 病理变化

肉眼观，约70%的肿瘤发生在前列腺的周围区，以后叶多见。呈灰白色结节状，质韧硬，和周围前列腺组织界限不清。

镜下见，多数为分化较好的腺癌，低分化者少见。肿瘤腺泡较规则，排列拥挤，可见背靠背现象。腺体由单层立方上皮或柱状上皮构成，偶见腺上皮在腔内呈乳头状或筛状，外层的基底细胞常常缺如。腺体形态紊乱，大小不一，间质少。细胞具有不同程度的异型性（图17-11），细胞核增大，呈空泡状，核仁大，核分裂象少见。

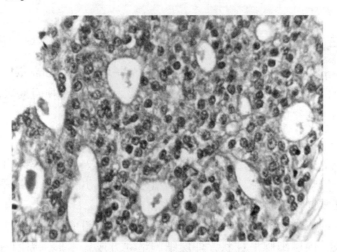

癌细胞呈筛状排列，细胞轻至中度异型性。

图17-11　前列腺癌

2. 临床病理联系

前列腺癌早期一般无症状，常在前列腺的手术切除标本中发现。5%～20%的前列腺癌可发生局部浸润和远处转移。常直接浸润精囊和膀胱底部，引起尿道梗阻。淋巴道转移首先至闭孔淋巴结，随后到内脏淋巴结，髂内、髂外、髂总淋巴结、骶前淋巴结及主动脉旁，血道转移主要到骨，以脊椎骨最常见，其次是股骨近端、盆骨和肋骨。男性骨肿瘤转移应首先考虑前列腺癌转移的可能。偶见内脏的广泛转移。

习题

第十八章 内分泌系统疾病

思维导图

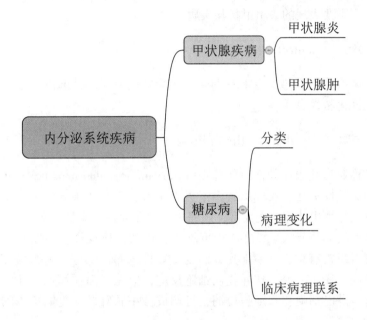

学习目标

1. 掌握：非毒性甲状腺肿的病理变化；甲状腺肿瘤的分类和病理变化；糖尿病的概念、类型、病因、病理变化及临床病理联系；胰岛细胞瘤的病理变化及临床病理联系。

2. 熟悉：慢性淋巴细胞性甲状腺炎、毒性弥漫性甲状腺肿的病理变化。

3. 了解：甲状腺肿、糖尿病的发病机制；甲状腺癌的分型与预后的关系。

4. 能够对非毒性甲状腺肿、甲状腺肿瘤、糖尿病和胰岛细胞瘤做出初步诊断。

5. 能够对甲状腺肿及糖尿病患者进行健康教育。

病例讨论

患者，女性，28 岁。心悸、烦躁易怒、怕热多汗、食欲亢进、乏力、体重减轻 10 个月。体检：T 36.8 ℃，P 96 次/min，R 22 次/min，BP 140/76 mmHg。双手震颤，双眼球突出，双侧甲状腺弥漫性中度肿大，甲状腺区闻及血管杂音。实验室检查：基础代谢率增高。

问题：

1. 请做出初步诊断，并写出诊断依据。

2. 请解释临床表现。

内分泌系统（endocrine system）包括内分泌腺、内分泌组织（如胰岛）和散在分布于各系统或组织内的内分泌细胞。内分泌系统和神经系统共同调节机体的组织、细胞的生长发育和代谢，维持体内平衡或稳定。

内分泌系统的器官组织或细胞发生增生、肿瘤、炎症、血液循环障碍、遗传及其他病变均可引起内分泌系统器官、组织或细胞的激素分泌异常，导致系统功能的亢进或减退，使相应靶组织或器官增生、肥大或萎缩。内分泌系统疾病很多，本章主要介绍甲状腺疾病和糖尿病。

第一节　甲状腺疾病

一、甲状腺炎

甲状腺炎是以炎症为主要表现的一组甲状腺疾病。

（一）急性甲状腺炎（acute thyroiditis）

多由链球菌或葡萄球菌感染引起，临床较少见。细菌经血液循环、淋巴道或邻近化脓病变蔓延侵犯甲状腺，引起甲状腺急性化脓性炎症。

（二）亚急性甲状腺炎（subacute thyroiditis）

亚急性甲状腺炎又称亚急性肉芽肿性甲状腺炎（subacute granulomatous thyroiditis），是一种与病毒感染有关的巨细胞性或肉芽肿性炎症。女性患者多于男性患者，中青年患者多见。临床上起病急，发热不适，颈部有压痛，可有短暂性甲状腺功能异常，病程短，常在数月内恢复正常。

肉眼观，甲状腺呈不均匀结节状，轻度或中度增大，质实，橡皮样。切面病变呈灰白或淡黄色，可见坏死或瘢痕，与周围组织常有粘连。镜下见，病变呈灶性分布，部分滤泡被破坏，胶质外溢，引起类似结核结节的肉芽肿形成（图18-1），伴异物巨细胞反应，但无干酪样坏死，并有大量的中性粒细胞及不等量的嗜酸性粒细胞、淋巴细胞和浆细胞浸润，可形成微小脓肿。恢复期巨噬细胞消失，滤泡上皮细胞再生、间质纤维化和瘢痕形成。

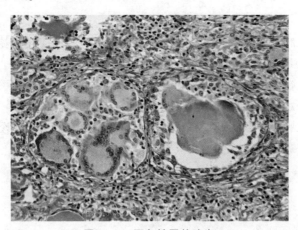

图 18-1　亚急性甲状腺炎

（三）慢性甲状腺炎

1. 慢性淋巴细胞性甲状腺炎（chronic lymphocytic thyroiditis）

慢性淋巴细胞性甲状腺炎亦称桥本甲状腺炎（Hashimoto thyroiditis）或自身免疫性甲状腺炎（autoimmune thyroiditis），是一种自身免疫性疾病，多见于中年女性。临床上甲状腺无痛性弥漫性肿大，病变晚期一般有甲状腺功能减退的表现，TSH 较高，T_3、T_4 低，患者血内出现多种自身抗体。

肉眼观，甲状腺弥漫性对称性肿大，质较韧，质量一般为 60~200 g，被膜轻度增厚，与周围组织无粘连，切面呈分叶状，色灰白、灰黄。镜下见，甲状腺广泛破坏、萎缩，大量淋巴细胞及不等量的嗜酸性粒细胞浸润，淋巴滤泡形成，纤维组织增生（图18-2）。

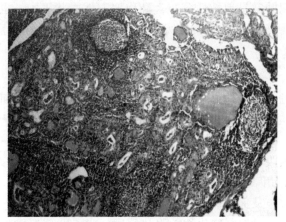

图 18-2　慢性淋巴细胞性甲状腺炎

2. 慢性纤维性甲状腺炎（chronic fibrous thyroiditis）

慢性纤维性甲状腺炎又称 Riedel 甲状腺肿或慢性木样甲状腺炎（Riedel thyroiditis），原因不明，罕见。男、女性患者之比为 1∶3，发病年龄为 30~60 岁，早期症状不明显，晚期甲状腺功能减退，增生的纤维瘢痕组织压迫可引起声音嘶哑、呼吸及吞咽困难等。

肉眼观，甲状腺中度肿大，病变范围和程度不一，病变呈结节状，质硬似木样，与周围组织明显粘连，切面灰白。镜下见，甲状腺滤泡萎缩，大量纤维组织增生、玻璃样变性，有淋巴细胞浸润。本病与淋巴细胞性甲状腺炎的主要区别是：①本病向周围组织蔓延，侵犯、粘连，后者反限于甲状腺内；②本病常有淋巴细胞浸润，但不形成淋巴滤泡；③本病有显著的纤维组织增生及玻璃样变性、质硬（图18-3）。

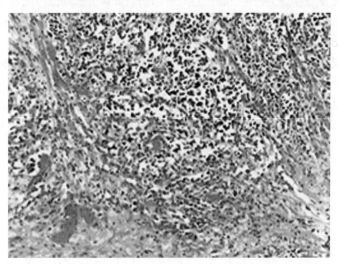

图 18-3　慢性纤维性甲状腺炎

二、甲状腺肿

甲状腺肿（goiter）是指由于增生和胶质储存伴甲状腺激素异常分泌而产生的甲状腺肿大。根据有无甲状腺功能亢进，可将其分为非毒性弥漫性甲状腺肿和毒性弥漫性甲状腺肿两类。

甲状腺的任何一个侧叶大于受检者的拇指末节的病理现象称为甲状腺肿。

（一）非毒性弥漫性甲状腺肿

非毒性弥漫性甲状腺肿（nontoxic diffuse goiter）亦称单纯性甲状腺肿（simple goiter），常由于缺碘致

甲状腺素分泌不足，TSH 分泌增多，甲状腺滤泡上皮增生，滤泡内胶质堆积而使甲状腺肿大。一般不伴甲状腺功能亢进。本型甲状腺肿常呈地域性分布，又称地方性甲状腺肿，也可为散发性。据报道，目前全世界约有 10 亿人，生活在碘缺乏地区，我国病区人口超过 3 亿，大多位于大陆山区及半山区，全国各地均有散发。

1. 病因及发病机制

（1）缺碘　地方性水、土、食物中缺碘，以及机体处于青春期、妊娠期和哺乳期对碘的需求量增加而相对缺碘时，甲状腺激素合成减少，通过反馈刺激垂体促甲状腺激素分泌增多，甲状腺滤泡上皮增生，摄碘功能增强达到缓解。如长期持续缺碘，一方面滤泡上皮增生，另一方面所合成的甲状腺球蛋白没有碘化而不能被上皮细胞吸收利用，滤泡腔内就会充满胶质，使甲状腺肿大。

（2）致甲状腺肿因子的作用　①饮用水中大量钙和氟可引起甲状腺肿，影响肠道对碘的吸收，且使滤泡上皮细胞质内钙离子增多，从而抑制甲状腺素分泌；②某些食物（如卷心菜、木薯、菜花等）可致甲状腺肿，如木薯内含氰化物，可抑制碘化物在甲状腺内运送；③硫氰酸盐及过氯酸盐妨碍碘向甲状腺聚集；④药物（如硫脲类药物、磺胺药）和化学物品（锂、钴及高氯酸盐等）可抑制碘离子的浓集或使碘离子有机化。

（3）高碘　常年饮用含高碘的水，因碘摄食过高，过氧化物酶的功能基团过多地被占用，影响了酪氨酸氧化，使碘的有机化过程受阻，甲状腺呈代偿性肿大。

（4）遗传与免疫　家族性甲状腺肿的原因是激素合成中有关酶的遗传性缺乏，如过氧化物酶、去卤化酶的缺陷及碘酪氨酸偶联缺陷等。有人认为自身免疫机制参与甲状腺肿的发生。

2. 病理变化

根据非毒性甲状腺肿的发生发展过程和病变特点，可将其分为 3 个时期。

（1）增生期　又称弥漫性增生性甲状腺肿（diffuse hyperplastic goiter）。肉眼观，甲状腺弥漫性对称性中度增大，一般不超过 150 g（正常 20~40 g），表面光滑。镜下见，滤泡上皮增生呈立方或低柱状，伴小滤泡和小假乳头形成，胶质较少，间质充血。甲状腺功能无明显改变。

（2）胶质贮积期　又称弥漫性胶样甲状腺肿（diffuse colloid goiter）。因长期持续缺碘、胶质大量贮积。肉眼观，甲状腺弥漫性对称性显著增大，重 200~300 g，表面光滑，切面呈淡色或棕褐色，半透明胶冻状。镜下见，部分上皮增生，可有小滤泡或假乳头形成，大部分滤泡上皮复旧变扁平，滤泡腔高度扩大，腔内有大量滤泡大小不等的胶质积存（图 18-4），但仍可见小滤泡的部分上皮增生。

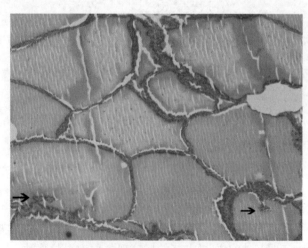

箭头示假乳头形成。

图 18-4　弥漫性胶样甲状腺肿（胶质贮积期）

（3）结节期　又称结节性甲状腺肿（nodular goiter）。本病后期滤泡上皮局灶性增大，复旧或萎缩不一致，分布不均，形成结节。肉眼观，甲状腺呈不对称结节状增大，结节大小不等，有的结节境界清楚，常无完整包膜（图 18–5），切面内常有出血、坏死、囊性变、钙化和疤痕形成。镜下见，部分滤泡上皮呈柱状或乳头样增生，小滤泡形成；部分上皮复旧或萎缩，胶质贮积；间质纤维组织增生、间隔包绕形成大小不一的结节状病灶（图 18–6）。

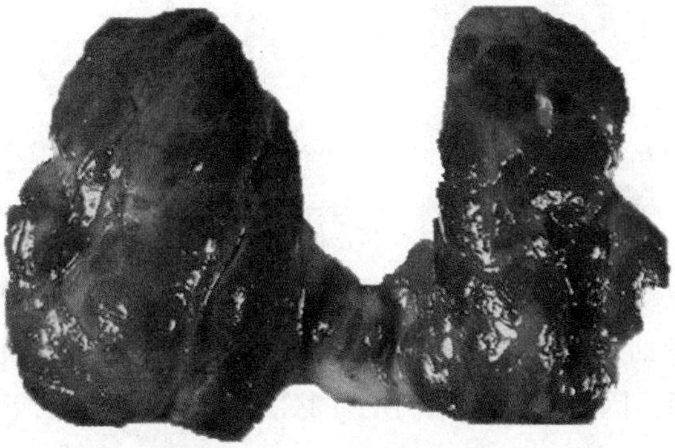

图 18–5　结节性甲状腺肿

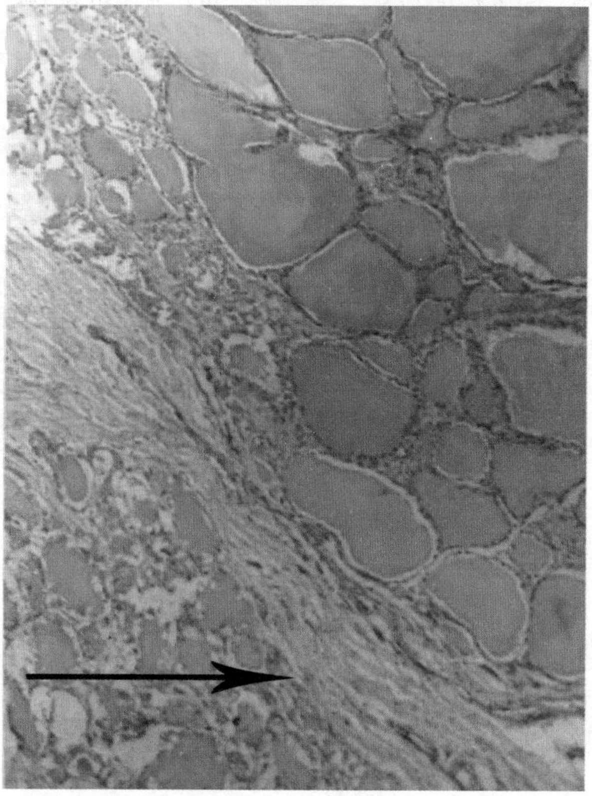

图 18–6　非毒性弥漫性甲状腺肿（结节期）

3. 临床病理联系

本病主要表现为甲状腺肿大，一般无内分泌功能失调。若甲状腺过度肿大，压迫气管、食管或喉返神经，则会导致呼吸、吞咽困难及声音嘶哑。少数结节性甲状腺肿可发生恶变。

（二）毒性弥漫性甲状腺肿

临床表现主要为甲状腺肿大，基础代谢和神经兴奋性升高，如心悸、多汗烦热、脉搏快、手震颤、多食、消瘦、乏力、突眼等。血 T_3、T_4 高，吸碘率高。

毒性弥漫性甲状腺肿（toxic diffuse goiter）是指血中甲状腺激素过多，作用于全身各组织所引起的临床综合征，临床上统称为甲状腺功能亢进症（hyperthyroidism），简称甲亢，由于约 1/3 患者有眼球突出的症状，故又称为突眼性甲状腺肿（exophthalmic goiter）。本病多见于女性，以 20~40 岁最多见。

1. 病因及发病机制

目前一般认为本病与下列因素有关：①其是一种自身免疫性疾病，依据之一是血球甲球蛋白水平增高，血中有多种抗甲状腺的自身抗体，且常与一些自身免疫性疾病并存；之二是血中存在与 TSH 受体结合的抗体，具有类似 TSH 的作用，刺激滤泡上皮细胞，分泌甲状腺激素。②遗传因素，临床发现某些患者亲属中也有人患有此病或其他自身免疫性疾病。③精神创伤，可能干扰了免疫系统而促进自身免疫性疾病的发生。

2. 病理变化

肉眼观，甲状腺弥漫性对称性增大，为正常的 2~4 倍，表面光滑，血管充血，质较软，切面灰红呈分叶状，胶质少，无结节，棕红色，质如肌肉。镜下见：①滤泡上皮增生呈高柱状，有的呈乳头样增生，并有小滤泡形成；②滤泡腔内胶质稀薄，滤泡周边胶质出现许多大小不一的上皮细胞的吸收空泡；③间质血管丰富、充血，淋巴组织增生（图18-7）。甲亢患者在手术前经碘治疗后甲状腺病变程度有所减轻，甲状腺体积缩小、质地变实，镜下见上皮细胞变矮、增生减轻，胶质增多变浓，吸收空泡减少，间质血管减少、充血减轻，淋巴细胞也减少。

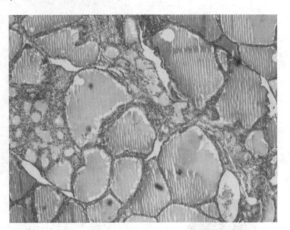

滤泡周边可见上皮细胞的吸收空泡，间质淋巴组织增生。

图18-7 毒性弥漫性甲状腺肿

3. 临床病理联系

临床上主要表现为甲状腺肿大、甲状腺功能亢进和眼球突出三大症状。血液中 T_3、T_4 增高，致使患者基础代谢增强、中枢神经兴奋性增强，患者表现为易激动、手震颤、脉搏加快、易饥饿、多食、消瘦。由于患者眼球后组织水肿、脂肪组织增生和淋巴细胞浸润，因此有眼球突出的症状。

第二节 糖尿病

糖尿病（diabetes mellitus）是体内胰岛素相对或绝对不足，或靶细胞对胰岛素敏感性降低，或胰岛素本身存在结构上的缺陷而引起的糖类、脂肪和蛋白质代谢紊乱的一种慢性疾病。其主要特点是高血糖和糖尿。本病发病率日益增加，已成为世界性的常见病、多发病。

一、分类

糖尿病一般分为原发性糖尿病（primary diabetes mellitus）和继发性糖尿病（secondary diabetes mellitus）。原发性糖尿病又分为胰岛素依赖型糖尿病（insulin-dependent diabetes mellitus，IDDM）和非胰岛素依赖型糖尿病（noninsulin-dependent diabetes mellitus，NIDDM）两种。

（一）原发性糖尿病

1. 胰岛素依赖型

胰岛素依赖型又称1型或幼年型，约占糖尿病的10%。主要特点是青少年发病，起病急，病情重，发展快，胰岛素分泌绝对不足，血中胰岛素降低，易出现酮血症，治疗依赖胰岛素。目前认为本型是在遗传易感性的基础上由病毒感染诱发的针对B细胞的一种自身免疫性疾病。

2. 非胰岛素依赖型

非胰岛素依赖型又称2型或成年型，约占糖尿病的90%，主要特点是成年发病，起病缓慢，病情较轻，发展较慢，血中胰岛素可正常、升高或降低，肥胖者多见，不易出现酮血症，可以不依赖胰岛素治疗。一般认为由与肥胖有关的胰岛素相对不足及组织对胰岛素不敏感所致。

（二）继发性糖尿病

继发性糖尿病指胰腺炎症、肿瘤，手术或其他损伤和某些内分泌疾病（如肢端肥大症、Cushing 综合征、甲亢、嗜铬细胞瘤和类癌综合征）等已知原因造成胰岛内分泌功能不足所致的糖尿病。一般而言，在原发病得到根治后，继发性糖尿病可以痊愈。

二、病理变化

1. 胰岛病变

1 型糖尿病早期为非特异性胰岛炎，继而胰岛 B 细胞颗粒脱失、空泡变性、坏死、消失，胰岛变小、数目减少，纤维组织增生、玻璃样变性（图 18-8）；2 型糖尿病早期病变不明显，后期 B 细胞减少，常见胰岛淀粉样变性（图 18-9）。

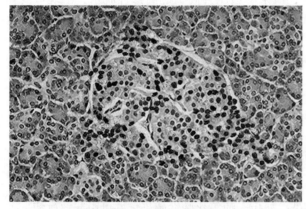

图 18-8　1 型糖尿病患者胰岛

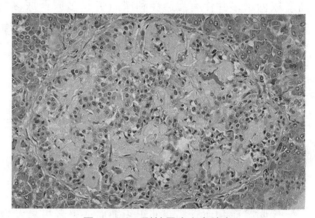

图 18-9　2 型糖尿病患者胰岛

2. 血管病变

各型动脉均可有不同程度的血管壁增厚，玻璃样变性、变硬；血管通透性增加；有的又可有血栓形成或管腔狭窄，引起组织或器官缺血、功能障碍或病变。大、中动脉有动脉粥样硬化或中层钙化引起冠心病、心肌梗死、脑萎缩、四肢坏疽等。

糖尿病患者血管病变发病率较一般人群高、发病早、病变严重。主要病变包括：①大、中动脉发生粥样硬化或中层钙化；②毛细血管和细、小动脉内皮细胞增生，基底膜明显增厚，血管壁玻璃样变性、增厚变硬，管腔狭窄，血压升高。有的血管壁发生纤维素样变性，血管通透性增加；有的可有血栓形成，导致相应组织、器官缺血、功能障碍。

3. 肾脏病变

糖尿病肾病是糖尿病严重的并发症，表现为：①肾脏体积增大，糖尿病早期肾血流量增加及肾小球滤过率增高，导致早期肾脏体积增大，通过治疗可恢复正常；②结节性肾小球硬化，肾小球系膜内出现圆形或卵圆形均质嗜伊红的玻璃样物质沉积、结节，结节增大可使毛细血管腔阻塞，银染色呈同心圆层状结构，毛细血管基底膜增厚；③弥漫性肾小球硬化，系膜基质弥漫增多，基底膜弥漫性增厚，毛细血管变窄或闭塞，肾小球玻璃样变性；④肾小管-间质性损害，肾小管上皮细胞出现颗粒样和空泡样变性（属退行性变），晚期肾小管萎缩，肾间质纤维化、水肿和炎症细胞浸润；⑤血管损害，糖尿病累及所有的肾血管，以肾动脉损害居多，引起入球和出球小动脉硬化；⑥肾乳头坏死，病变常见于糖尿病患者，急性肾盂肾炎由肾乳头缺血并感染所致。

4. 视网膜病变

早期表现为微小动脉瘤和视网膜小静脉扩张，继而发生渗出、水肿、微血栓形成、出血等非增生性视网膜病变。还可因血管病变引起缺氧，刺激纤维组织增生、新生血管形成等增生性视网膜病变。

5. 神经系统病变

周围神经可因血管病变引起缺乏性损伤或症状：如肢体疼痛、麻木、感觉丧失、肌肉麻痹等，脑细胞可发生广泛变性。

6. 其他组织或器官病变

可出现皮肤黄色瘤、肝脂肪变性和糖原沉积、骨质疏松、糖尿病性外阴炎及化脓性和真菌性感染等。

三、临床病理联系

（一）"三多一少"

"三多一少"指多饮、多食、多尿和体重减轻。体内葡萄糖利用减少，糖原合成减少，引起血糖升高、尿糖增多并伴有渗透性利尿而引起多尿；尿多失水，血浆渗透压升高引起高渗性脱水，出现口渴和多饮症状；葡萄糖利用减少，引起蛋白质和脂肪分解代谢增强，加上血糖过高，刺激胰岛素分泌，导致患者食欲亢进而多食，但体重减轻。

（二）并发症

病变累及多个器官和系统时，会引起各种并发症，主要有以下几种。

1. 肾衰竭

糖尿病累及肾脏引起的肾衰竭是常见的严重并发症。

2. 感染

代谢障碍和血管病变使组织缺血，患者极易发生感染，如疖、痈等化脓性感染，并可引起败血症。

3. 动脉粥样硬化引起的并发症

由于动脉粥样硬化及脂肪分布异常，可出现上身肥胖、冠心病、脑出血、脑软化及下肢坏疽等。

4. 视力改变

由于视网膜血管病变及纤维组织增生，易并发白内障、青光眼等，导致视力下降、视物模糊甚至失明。

5. 手脚麻痹、发抖

病变累及神经系统时，可出现顽固性手脚麻痹、发抖、手指活动不灵及阵痛感、剧烈的神经炎性脚痛，下肢麻痹、腰痛及自律神经障碍等症状。

6. 糖尿病酮症酸中毒、糖尿病昏迷

糖尿病酮症酸中毒、糖尿病昏迷多见于 1 型糖尿病。胰岛素严重缺乏，导致代谢紊乱引起蛋白质和脂肪分解代谢增强，产生大量酮体并引起代谢性酸中毒时称酮症酸中毒。由于酮症酸中毒、高血糖会引起脱水和高渗透压，因此患者易发生糖尿病昏迷。

习题

第十九章　传染病

思维导图

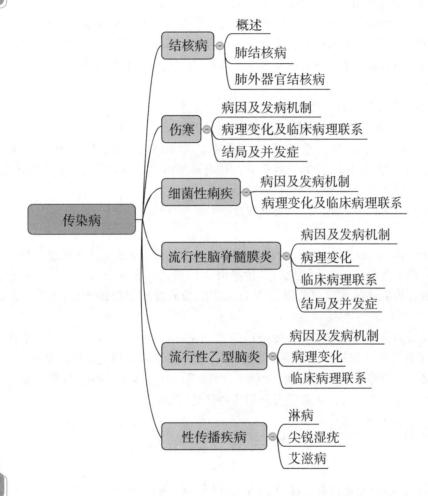

学习目标

1. 掌握结核病的病因、基本病理变化及转化规律；原发性肺结核和继发性肺结核的病理变化和结局；细菌性痢疾的病因、病理变化及临床病理联系；伤寒的病因、肠道及肠道外病理变化及临床病理联系；流行性脑脊髓膜炎和流行性乙型脑炎的病因、病理变化及临床病理联系；艾滋病、尖锐湿疣、淋病的病因、基本病理变化及临床病理联系。

2. 熟悉结核病的传播途径和发病机制；肺外器官结核病的病理变化；肾综合征出血热、梅毒和钩端螺旋体病的病理变化及临床病理联系。

3. 了解伤寒、细菌性痢疾、流行性脑脊髓膜炎、流行性乙型脑炎、肾综合征出血热、钩端螺旋体病、淋病、尖锐湿疣、梅毒和艾滋病的发病机制及结局与并发症；狂犬病、人禽流感、手足口病的病因、发病机制、病理变化及结局与并发症。

4. 能够区别原发性肺结核与继发性肺结核的特点；流行性脑脊髓膜炎与流行性乙型脑炎的特点，肠结核、伤寒与细菌性痢疾所致肠溃疡的特点；能够运用病理学知识阐述常见传染病的临床表现。

5. 能够根据常见传染病的三个基本环节，利用所学知识对常见传染病的预防开展宣传和健康教育。

病例讨论

[病例一] 患者，男性，32岁。幼年患过结核病，近期潮热、盗汗、乏力1个月余，咳嗽半个月，咯血3天入院。入院查体：体温38.2℃，X线检查示右肺上叶边缘模糊，中央密度增高，呈片状致密阴影及纤维条索状影。痰涂片及细菌培养检到大量抗酸结核杆菌。

问题：

1. 此患者属于什么类型的肺结核病？

2. 患者的痰与血中为何有结核杆菌？

[病例二] 患者，女性，25岁。7天前全身不适，发热，头痛并伴有腹泻，无脓血，病情逐渐加重。入院查体：体温40℃，脉搏80次/min，表情淡漠，脾大，在左肋缘下二横指可能及上腹部有少量散在红色皮疹，压之褪色。实验室检查：白细胞总数4.3×10¹²/L，分类中性粒细胞减少。

问题：

1. 此患者所患疾病的基本病变是什么？

2. 如何解释患者体温、脉搏、脾肿大、血细胞的变化？

[病例三] 患儿，男，5岁，急性发病，高热、剧烈头痛、喷射状呕吐。体检：T 40.5℃，P 122次/min，BP 114/72 mmHg。嗜睡，颈强直，外周血WBC 18.2×10¹²/L，中性粒细胞85%。脑脊液压力增高，葡萄糖低，蛋白高，有大量中性粒细胞。

问题：该患儿可能患何种疾病，脑有何病理改变？

传染病（infectious disease）是一类由病原微生物经一定的传播途径侵入易感机体所引起的具有传染性的疾病，可在人群中引起局部或广泛流行。传染源、传播途径和易感人群是传染病在人群中发生或流行的三个基本环节。传染病的病理过程取决于病原微生物的性质和机体的反应性，以及是否得到及时、适当的治疗。

随着社会的发展和科学技术的进步，传染病的发病率和死亡率均已明显下降，有的传染病已经消灭（如天花），有些接近消灭（如麻风、脊髓灰质炎等）。而一些原来得到控制的传染病，由于种种因素又死灰复燃，发病率又有上升趋势，如结核病、淋病、梅毒等，并出现了一些新的传染病如艾滋病、严重急性呼吸综合征和埃博拉出血热等。本章重点介绍几种常见传染病。

第一节　结核病

结核病（tuberculosis）是由结核杆菌引起的一种慢性传染病。全身各器官均可发生，但以肺结核最常见。典型病变是结核结节形成并伴有不同程度的干酪样坏死。临床表现为低热、盗汗、乏力、消瘦等全身中毒症状与咳嗽、咯血等呼吸系统症状。

结核病基本病变与转归

结核病曾威胁整个世界，由于有效抗结核药物的发明和运用，肺结核的死亡率一直呈下降趋势。20世纪80年代以来，由于艾滋病的流行和耐药菌株的出现，结核病的发病率又趋上升。近五年来WHO的流行病数据显示，全球每年新发肺结核900万~1000万例，150万~200万人死于结核病。结核病仍然是威胁人类生命的头号杀手，中国结核病患者仅次于印度和印度尼西亚，位居世界第三位。2030年可持续发展目标中的一个是终结全球结核病流行。

一、概述

（一）病因及发病机制

1. 病因

结核病的病原菌是结核分枝杆菌，主要是人型和牛型。人型感染的发病率最高，牛型次之。结核病主要经呼吸道传播，少数经消化道传播，极少数经皮肤伤口感染。结核病的传染源为患者和带菌者。肺结核患者，特别是空洞性肺结核患者，从呼吸道排出大量含结核杆菌的微滴，吸入即可造成感染。直径小于 5 μm 的微滴能到达肺泡，故其致病性最强。

2. 发病机制

结核病的发生发展取决于感染的菌量、细菌毒力及机体反应性。目前一般认为，结核病的免疫反应以细胞免疫为主。结核病的免疫反应与变态反应（IV 型超敏反应）同时发生并相伴出现，贯穿于整个病变过程。当菌量少、毒力弱，机体抵抗力强时，免疫反应占优势，病变局限，疾病趋向好转、痊愈；反之则以变态反应为主，局部病变恶化。

（二）基本病理变化

结核病是一种以肉芽肿形成为特征的慢性炎症，基本病变包括变质、渗出和增生。三种病变往往同时存在并以某一种改变为主，而且可以相互转化。结核病基本病变和机体免疫状态的关系见表 19-1。

表 19-1　结核病基本病变和机体免疫状态的关系

病变	机体免疫状态		结核杆菌		病理特征
	免疫力	变态反应	菌量	毒力	
渗出为主	低	较强	多	强	浆液性或浆液纤维蛋白性炎
增生为主	较强	较弱	少	较低	结核结节
变质为主	低	强	多	强	干酪样坏死

1. 以渗出为主的病变

出现在炎症的早期或机体免疫力低下、菌量多、毒力强或变态反应较强时，主要表现为浆液性或浆液纤维蛋白性炎。早期病灶内有中性粒细胞浸润，但很快被巨噬细胞取代。在渗出液和巨噬细胞中可查见结核杆菌。此型病变好发于肺、浆膜、滑膜、脑膜等。渗出物可完全吸收，不留痕迹，或转变为以增生为主或以坏死为主的病变。

2. 以增生为主的病变

当细菌量少、毒力较低或机体免疫反应较强时，则以增生为主，形成具有诊断价值的结核结节（图19-1）。肉眼观，单个结核结节小，直径约 0.1 mm，肉眼和 X 线检查不易看见，三四个结节融合成较大结节时才能见到。融合结节境界分明，约粟粒大小，呈灰白半透明状，微隆起于器官表面。镜下见，典型结核结节中央为干酪样坏死，周围有类上皮细胞、朗格汉斯细胞、大量淋巴细胞和少量反应性增生的成纤维细胞。吞噬了结核杆菌的巨噬细胞体积增大，逐渐转变为类上皮细胞，呈梭形或多角形，胞质丰富、淡染、境界不清。核呈圆形或卵圆形，染色质甚少，甚至可呈空泡状，核内可见 1~2 个核仁。多个类上皮细胞融合或核分裂而胞质不分裂则形成朗格汉斯细胞，直径可达 300 μm，胞质丰富。可有数十至上百个核，核排列在胞质周围呈花环状、马蹄状或密集于胞体的一端。

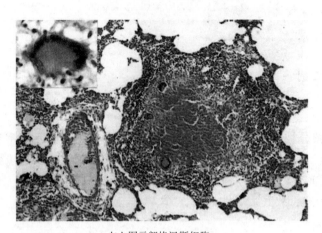

左上图示朗格汉斯细胞。

图 19-1　结核结节

3. 以坏死为主的病变

当细菌多、毒力强、机体免疫力低下或变态反应强时，可直接发生坏死，也可在渗出或增生为主的病变上继发坏死。结核坏死灶由于含大量脂质多呈淡黄色，均匀细腻，状似奶酪，故称干酪样坏死（caseous necrosis）。镜下观察可见红染无结构的颗粒状物。干酪样坏死对结核病的诊断具有一定的意义。

（三）基本病变的转化规律

1. 转向愈合

（1）吸收消散　为渗出性病变的主要愈合方式。渗出物经淋巴管吸收，病灶缩小或完全消散。X 线检查可见边缘模糊，密度不均，呈云雾状阴影，随渗出物的吸收阴影逐渐缩小并被分割成小块，以至完全消失，临床上称吸收好转期。较小的干酪样坏死灶和增生性病变如治疗得当也可吸收消散或缩小。

（2）纤维化、钙化　增生性病变和小的干酪样坏死灶可通过纤维化形成瘢痕愈合，大的干酪样坏死灶难以完全纤维化，而是通过周围纤维组织增生将坏死物包裹，继而坏死物逐渐干燥浓缩，并有钙盐沉积。钙化灶内常有少量结核杆菌残留，抵抗力低下时可复发进展。X 线检查可见纤维化病灶边缘清楚、高密度的条索状阴影；钙化灶为密度甚高、边缘清晰的阴影。临床称为硬结钙化期。

2. 转向恶化

（1）浸润进展　病变恶化时，病灶周围出现渗出性病变，范围不断扩大，并继发干酪样坏死。X 线检查可见原病灶周围出现絮状阴影，边缘模糊，临床上称为浸润进展期。

（2）溶解播散　病变恶化时，干酪样坏死物发生液化，可经自然管道（支气管、肾盂、输尿管）排出，使局部形成空洞。空洞内的干酪样坏死物中含大量结核杆菌，也可通过支气管、淋巴管、血管播散到其他部位，形成新的结核病灶。X 线检查可见阴影密度不均、透亮区（空洞）及大小不一的新病灶，临床上称为溶解播散期。

二、肺结核病

（一）原发性肺结核

原发性肺结核（primary pulmonary tuberculosis）是指第一次感染结核杆菌所引起的肺结核。多发生于儿童，又称儿童型肺结核，但也偶见于未感染过结核杆菌的青少年或成人。

原发病灶多位于肺上叶下部、下叶上部靠近胸膜处。多为单个，直径为 1.0～1.5 cm，病灶中心为干酪样坏死。病变通过淋巴管播散到肺门淋巴结，引起结核性淋巴管炎和肺门淋巴结炎，表现为淋巴结肿大和干酪样坏死。肺的原发病灶、淋巴管炎和肺门淋巴结炎三者合称原发综合征。X 线检查见哑铃状阴影。临床表现不明显，少数发热、盗汗倦怠。病程短，多能自愈。转归形式有以下几种。

1. 愈合

绝大多数患者因机体对结核杆菌的特异性免疫逐渐增强而自然痊愈，病灶可完全吸收或纤维化，较大的坏死灶则形成纤维包裹或钙化。

2. 恶化

少数患儿由于营养不良或同时患有其他疾病，机体免疫力下降，病情恶化，局部病灶扩大，并通过淋巴道、血道和支气管播散。此时中毒症状较明显。

（1）淋巴道播散 肺门淋巴结的结核杆菌可沿淋巴管蔓延到气管、支气管淋巴结及颈、纵隔淋巴结。病变淋巴结肿大，发生干酪样坏死，互相粘连成块、成串。重者干酪样坏死液化，可穿破皮肤，形成经久不愈的窦道。

（2）血道播散 大量结核杆菌侵入血流或经淋巴管由胸导管入血，可引起急性粟粒性肺结核。病变特点为各器官内密布大小一致、分布均匀、灰白灰黄色、境界清楚、圆形、粟米大小的结核结节（图 19-2）。

（3）支气管播散 干酪样坏死侵及相连的支气管，含菌的坏死物沿支气管在肺内播散，引起小叶性干酪性肺炎。原发性肺结核形成空洞和支气管播散者很少见，可能与儿童支气管未充分发育而易受外部病变压迫及管径较小易发生阻塞有关。

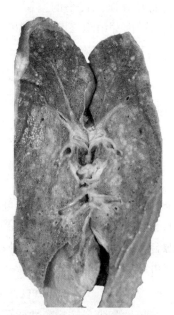

图 19-2 急性粟粒性肺结核

（二）继发性肺结核

继发性肺结核（secondary pulmonary tuberculosis）是指机体再次感染结核杆菌所引起的肺结核，多见于成年人，又称成人型肺结核。病变常始于肺尖，称再感染灶，大多数在初次感染后十年或几十年后由于机体免疫力下降使静止原发病灶再次活化。机体对结核杆菌既有免疫反应，又有变态反应，因此，病变常局限于肺内而不向肺外播散，播散以支气管播散为主。

1. 局灶型肺结核（focal pulmonary tuberculosis）

局灶型肺结核是继发性肺结核的早期病变。右肺多见，病变位于肺尖下 2~4 cm 处，有单个或多个结节状病灶，直径 0.5~1.0 cm，境界清楚。镜下见，病变以增生为主，中央为干酪样坏死，周围纤维包裹。患者常无自觉症状，属非活动性结核。

2. 浸润型肺结核（infiltrative pulmonary tuberculosis）

浸润型肺结核是临床上最常见的活动性、继发性肺结核，多由局灶型肺结核发展而来，少数病例也可开始即为本型结核。病灶多位于肺尖部锁骨下相应的肺组织，病变以渗出为主，中央有干酪样坏死。X 线检查示锁骨下可见边缘模糊的云雾状阴影，又称锁骨下浸润。临床表现为低热、盗汗、疲倦、咳嗽、咯血等。如及早发现，合理治疗，渗出性病变可完全或部分吸收；增生、坏死性病变可通过纤维化、钙化而痊愈。若病变继续发展，则干酪样坏死扩大（浸润进展），坏死物液化后经支气管排出，局部形成急性空洞，洞壁坏死层内含大量结核杆菌，经支气管播散可引起干酪性肺炎（溶解播散）。急性空洞一般易愈合。经适当治疗后，洞壁肉芽组织增生，洞腔逐渐缩小而闭合，最后形成瘢痕并愈合。若急性空洞经久不愈，则可发展为慢性纤维空洞型肺结核。

3. 慢性纤维空洞型肺结核（chronic fibro-cavernous pulmonary tuberculosis）

病变特点如下：①肺内有一个或多个厚壁空洞，多位于肺上叶，大小不一，不规则。壁厚可达 1 cm

以上。镜下见，洞壁分三层，内层为干酪样坏死物质，含大量结核杆菌；中层为结核性肉芽组织；外层为纤维结缔组织。②同侧或对侧肺组织可见很多新旧不一、大小不等、病变类型不同的病灶，越往下越新鲜。③后期肺组织严重破坏，广泛纤维化，胸膜增厚并与胸壁粘连，使肺体积缩小，肺变形、变硬，严重影响肺功能，甚至使肺功能丧失。

病变空洞与支气管相通，成为结核病的传染源，故此型有开放性肺结核之称。通过适当的治疗和患者抵抗力增强，较小的空洞通过纤维组织增生、瘢痕形成而愈合。较大的空洞内的坏死物质脱落排出，洞壁肉芽组织逐渐转化为纤维瘢痕组织，支气管上皮长入并覆在空洞的内面，成为开放性愈合。

4. 干酪性肺炎（caseous pneumonia）

干酪性肺炎是在机体抵抗力低下、对结核杆菌高超敏反应时，由浸润型肺结核恶化进展而来，亦可由急、慢性空洞内的结核杆菌经支气管播散所致。镜下见，病变主要为大片干酪样坏死灶，肺泡腔内有大量浆液纤维素性渗出物。根据病变范围可分为小叶性干酪性肺炎、大叶性干酪性肺炎。此型起病急剧，病情危重，中毒症状明显，病死率高，故有"奔马痨"或"百日痨"之称。

5. 结核球（tuberculoma）

结核球是指直径 2~5 cm，有纤维包裹的孤立的境界分明的球形干酪样坏死灶。常位于肺上叶，多为单个，也可为多个。X 线检查可见孤立、境界清楚的阴影，易与肺癌混淆。结核球可来自：①浸润型肺结核的干酪样坏死灶纤维包裹；②结核空洞的引流支气管被阻塞，空洞由干酪样坏死填充；③多个结核病灶融合。因有纤维包裹，抗结核药不易发挥作用，病变有进展恶化的可能，X 线检查有时需与肺癌作对比，可考虑手术治疗。

6. 结核性胸膜炎（tuberculous pleuritis）

结核性胸膜炎按病变性质可分为干性和湿性两种。湿性胸膜炎又称渗出性结核性胸膜炎，病变主要表现为浆液纤维蛋白性炎。一般经适当治疗可吸收，若渗出纤维蛋白多，则可因机化而使胸膜增厚、粘连。干性胸膜炎又称纤维蛋白性胸膜炎，常发生于肺尖，多为局限性，以增生性变化为主，一般通过纤维化而痊愈。

三、肺外器官结核病

（一）肠结核

肠结核可分为原发性和继发性两种。

1. 原发性肠结核

原发性肠结核很少见，常发生于小儿。一般因饮用含结核杆菌的牛奶或奶制品而感染，可形成肠原发综合征（肠原发性结核性溃疡、结核性淋巴管炎、肠系膜淋巴结结核）。

2. 继发性肠结核

继发性肠结核主要发生于活动性空洞型肺结核患者，因反复咽下含结核杆菌的痰液引起。好发于回盲部（85%），根据病变特点不同可分为两型：①溃疡型，此型多见。结核杆菌侵入肠壁黏膜淋巴组织，形成结核结节，结节融合并发生干酪样坏死，破溃形成溃疡。病变沿肠壁环形淋巴管播散，因此，典型的肠结核溃疡多为环形，与肠纵轴垂直。溃疡较浅，边缘不整齐，底部有干酪样坏死物，其下为结核性肉芽组织。溃疡愈合后，可形成环形瘢痕使肠腔狭窄。②增生型，较少见。以肠壁大量结核性肉芽组织形成及纤维组织增生为其病变特征。肠壁增厚、肠腔狭窄，黏膜面可有浅溃疡或息肉形成。临床可表现为不完全肠梗阻及右下腹包块，应注意与肠癌相鉴别。

（二）结核性腹膜炎

结核性腹膜炎青少年多见。继发于溃疡型肠结核、肠系膜淋巴结结核和输卵管结核。可分为：①湿

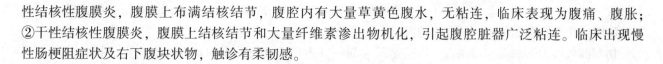

性结核性腹膜炎，腹膜上布满结核结节，腹腔内有大量草黄色腹水，无粘连，临床表现为腹痛、腹胀；②干性结核性腹膜炎，腹膜上结核结节和大量纤维素渗出物机化，引起腹腔脏器广泛粘连。临床出现慢性肠梗阻症状及右下腹块状物，触诊有柔韧感。

（三）结核性脑膜炎

结核性脑膜炎多见于儿童。因原发综合征的结核杆菌经血道播散引起，病变以脑底（脑桥、脚间池和视神经交叉）、蛛网膜下隙为主。蛛网膜下隙内可见黄色胶冻状渗出物及干酪样坏死物，另外有浆液、纤维素、巨噬细胞、淋巴细胞渗出，偶见结核结节。随后渗出物机化，使蛛网膜下隙粘连，脑脊液循环受阻引起脑积水。

（四）泌尿生殖系统结核

泌尿生殖系统结核多见于 20~40 岁男性，因肺结核经血道播散引起。病变多为单侧，始为肾皮质和髓交界处或乳头体内的局灶性结核病变，随后病变扩大并出现干酪样坏死，破入肾盂形成多个结核空洞，导致肾功能丧失。尿液中的结核杆菌常使得输尿管、膀胱及男性生殖系统相继受累，以附睾结核最多见，是男性不育的重要原因之一。女性生殖系统结核多由血道、淋巴道播散引起，也可由邻近器官结核病变直接蔓延扩散所致，以输卵管结核最多见，是女性不孕的原因之一，其次是子宫内膜和卵巢结核。

（五）骨、关节结核

骨、关节结核多由肺结核血行播散所致，多见于儿童和青少年。骨结核多侵犯脊椎骨、指骨及长骨骨骺（股骨下端和胫骨上端）等处。病变常由松质骨和红骨髓内的小结核病灶开始，可发展为干酪坏死型和增生型。前者可见明显的干酪样坏死和死骨形成，病变处干酪样坏死物溶解液化后可穿破骨质，在周围软组织中积聚形成结核性"脓肿"，因局部无红、肿、热、痛，故又称"冷脓肿"，病变累及皮肤后可形成经久不愈的窦道。增生型比较少见，主要形成结核性肉芽肿。骨结核累及椎体时，病变椎体因不能负重而发生塌陷，引起脊椎后突畸形。骨结核累及附近关节软骨、滑膜时，则引起关节结核，多发生于髋、膝、踝、肘等大关节。关节滑膜内有结核性肉芽肿形成，关节腔内有浆液、纤维蛋白性渗出物。游离的纤维蛋白凝块长期互相撞击可形成白色圆形或卵圆形小体，称为关节鼠。关节结核愈合时，关节腔被大量纤维组织填充造成关节强直而失去运动能力。

（六）淋巴结结核

淋巴结结核多见于儿童和青少年，病变多由肺门淋巴结结核经淋巴管播散所致，亦可来自口腔、咽喉部的感染灶。以颈部淋巴结多见，病变淋巴结肿大，常成群受累，病变晚期相邻淋巴结常相互粘连。

第二节 伤 寒

伤寒（typhoid fever）是由伤寒沙门菌引起的急性传染病，以全身单核巨噬细胞系统（mononuclear phagocyte system，MPS）增生为病变特征，尤以回肠末端淋巴组织的病变最为显著。临床主要表现为持续性高热、相对缓脉、脾大、皮肤玫瑰疹以及中性粒细胞和嗜酸性粒细胞减少等。

一、病因及发病机制

（一）病因

伤寒杆菌为沙门菌属革兰氏阴性杆菌，其菌体"O"抗原、鞭毛"H"抗原及表面"2个"抗原，能刺激机体产生相应抗体，临床上常通过血清凝集试验测定"O"抗体和"H"抗体的效价（肥达反应）来辅助诊断。伤寒杆菌菌体裂解所释放的内毒素为主要致病因素。

伤寒的传染源为患者和带菌者。传播途径为粪—口途径，由被污染的水、食物及生活接触传播。一般以儿童及青壮年患者多见，病后可获得较持久的免疫力。终年可见，以夏秋两季多见。

（二）发病机制

伤寒杆菌在胃内大部分被破坏，是否发病取决于到达胃的菌量。当感染的菌量较大时，伤寒杆菌未被彻底杀灭，得以进入小肠，穿过肠黏膜而侵入肠壁淋巴组织，尤其是回肠末端的集合淋巴小结或孤立淋巴小结，并沿淋巴管到达肠系膜淋巴结。进入淋巴组织中的伤寒杆菌被巨噬细胞吞噬，并在其中生长繁殖。部分细菌又可经胸导管进入血液引起菌血症。血液中的细菌很快就被全身单核巨噬细胞系统的细胞所吞噬，并在其中大量繁殖，致肝、脾、淋巴结肿大。之后伤寒杆菌再次入血引起败血症及毒血症。在胆囊内大量繁殖的细菌随胆汁再次进入小肠，并侵入已致敏的淋巴组织，引起强烈的过敏反应，致使肠黏膜坏死、脱落及溃疡形成。发病后4~5周，随机体免疫力的增强，细菌逐渐被消灭，全身中毒症状减轻，病变开始愈合。

二、病理变化及临床病理联系

伤寒是以巨噬细胞增生为特征的急性增生性炎。增生的巨噬细胞吞噬功能增强，胞质吞噬有伤寒杆菌、红细胞、细胞碎片，尤以吞噬红细胞最为显著。称这种巨噬细胞为伤寒细胞。伤寒细胞聚集成团，形成小结节，称伤寒肉芽肿或伤寒小结（图19-3），是伤寒的特征性病变，具有病理诊断价值。

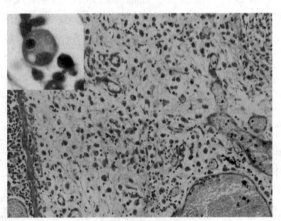

左上图示高倍镜视野下伤寒细胞。
图19-3 伤寒肉芽肿

（一）肠道病变

以回肠末端集合淋巴小结和孤立淋巴小结病变最为常见和显著，按病变自然进程分为四期，每期大约持续一周。

1. 髓样肿胀期

起病第一周。肉眼观，回肠下段淋巴组织肿胀，突起于黏膜表面，形似脑的沟回，色灰红，质软，以集合淋巴小结病变最为显著。镜下见，淋巴组织增生，伤寒结节形成。

2. 坏死期

起病第二周。肉眼观，病变部位灶状坏死，病变组织呈灰白色或黄绿色（坏死组织易被胆汁染成暗绿色）。镜下见，红染无结构物质。此期患者全身中毒症状明显。

3. 溃疡期

起病第三周。肉眼可见坏死组织崩解脱落，形成溃疡。溃疡长径与肠管长轴平行，边缘稍隆起，底部高低不平。溃疡一般深及黏膜下层，坏死严重者可深达肌层及浆膜层，甚至穿孔。病变如累及小动脉，可引起严重出血。此期属危险期。

4. 愈合期

起病第四周。溃疡处肉芽组织增生填充缺损，溃疡周边上皮再生覆盖而愈合。愈合后形成的瘢痕与肠道平行，一般不引起梗阻。此期患者症状渐消。

临床上患者可有食欲减退、腹部不适、腹胀、便秘或腹泻及右下腹轻压痛等症状。目前由于抗生素的早期使用，临床上典型四期病变已很难看到。

（二）其他脏器病变

肠系膜淋巴结、脾、肝及骨髓由于巨噬细胞活跃增生而肿大。镜下可见伤寒肉芽肿和灶性坏死。骨髓中巨噬细胞吞噬病菌多、存在时间较长，故骨髓细菌培养阳性率可高达90%。心肌纤维水肿，严重者可出现病毒性心肌炎，表现为相对缓脉。免疫球蛋白及补体沉积于毛细血管壁引起免疫复合物性肾炎，肾小管上皮细胞水肿，临床出现蛋白尿，细菌培养阳性（3~4周约25%阳性率）。皮肤出现玫瑰疹，呈淡红色小丘疹，可检出伤寒杆菌。膈肌、腹直肌和股内收肌常发生凝固性坏死，又称腊样变性，临床上有肌痛和皮肤感觉过敏。大多数患者胆囊临床症状不明显或有轻度炎症，即使患者临床症状消失，伤寒杆菌仍可在胆汁中大量繁殖，并通过胆汁由肠道排出，成为重要的传染源。

三、结局及并发症

伤寒患者可出现如下并发症。

1. 肠出血和肠穿孔

多发生于溃疡期。出血严重者可引起失血性休克。肠穿孔是伤寒最严重的并发症，可引起弥漫性腹膜炎。

2. 支气管肺炎

小儿患者多见。通常是抵抗力降低继发感染，极少由伤寒杆菌引起。

3. 其他

偶见伤寒杆菌及其毒素经血道感染其他器官，如肾、脑膜、骨髓、关节等。

如无并发症，本病一般经4~5周即可痊愈。3%左右的患者成为慢性带菌者。老年人、婴幼儿、营养不良者、明显贫血者或有严重并发症者愈后差，甚至死亡。

第三节　细菌性痢疾

细菌性痢疾（bacillary dysentery）简称菌痢，是由志贺菌引起的肠道传染病。夏秋季多见，临床主要表现为发热、腹痛、腹泻、黏液脓血便和里急后重。

一、病因及发病机制

（一）病因

痢疾杆菌是一种革兰氏阴性杆菌，常见有福氏、宋氏、鲍氏志贺菌，能产生内毒素（志贺菌还产生外毒素），致病力强。

细菌性痢疾的传染源为患者及带菌者。主要经粪—口途径传播，苍蝇对传播有重要意义。人群普遍易感，多见于儿童，其次是青壮年，老年患者较少。食物和饮用水的污染有时可引起菌痢的暴发流行，夏秋季多见。

（二）发病机制

志贺菌通过污染的水、食物等侵入消化道后，大部分细菌可被胃酸杀灭，仅有少量进入肠道，但不会引发疾病。当机体抵抗力低下时，肠道内的细菌经上皮细胞侵入肠黏膜，在黏膜固有层内大量繁殖并释放内毒素，引起全身中毒反应及局灶纤维蛋白性炎。

二、病理变化及临床病理联系

细菌性痢疾病变部位主要为大肠，尤其是乙状结肠和直肠，很少累及肠道以外的组织，可分为急性、中毒性、慢性细菌性痢疾三类。

（一）急性细菌性痢疾

病变早期呈急性卡他性炎，表现为黏膜充血、水肿，中性粒细胞和巨噬细胞浸润，黏液分泌增加，可见点状出血。病变进一步发展，黏膜浅表坏死，大量纤维蛋白渗出。坏死组织与渗出的纤维蛋白、中性粒细胞、红细胞和细菌混杂在一起形成本病特征性假膜。假膜首先出现于黏膜皱襞的顶部，呈灰白色糠皮样，随着病变的扩大可融合成片（图19-4）。发病一周左右，在中性粒细胞释放的蛋白酶作用下，假膜溶解液化并成片脱落，形成大小不一的浅表溃疡。病变趋向愈合时，坏死组织和渗出物逐渐被吸收、排出，由周围健康组织再生，使溃疡愈合。临床可出现发热、腹痛、腹泻、里急后重和黏液脓血便，偶尔可见排出片状假膜。急性菌痢自然病程为1~2周。经适当治疗大都痊愈，少数患者伴有并发症或转为慢性菌痢。

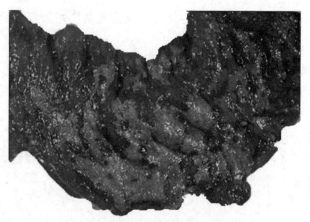

图19-4 急性细菌性痢疾

（二）中毒性细菌性痢疾

以2~7岁儿童多见，常由毒力弱的福氏、宋氏志贺菌引起。起病急骤，全身中毒症状明显，但局部肠道病变和症状轻微，如卡他性直肠炎（肠壁淋巴小结滤泡增生）。发病数小时后，患儿即可因出现中毒性休克或呼吸衰竭等死亡。

（三）慢性细菌性痢疾

菌痢病程超过2个月者称为慢性细菌性痢疾，多由急性菌痢转变而来，以福氏志贺菌感染者居多。肠道病变此起彼伏，新旧病灶混杂。肠壁各层组织有慢性炎症细胞浸润、纤维组织增生，甚至瘢痕形成，使肠壁不规则增厚、变硬，严重者可致肠腔狭窄。黏膜常因反复炎症损伤刺激而过度增生形成息肉。临床上可出现不同的肠道症状，如腹痛、腹胀、腹泻或便秘与腹泻交替出现，可有黏液或少量脓血便。炎症加剧时，可出现急性菌痢的症状，称为慢性菌痢急性发作。少数患者可无明显症状和体征，但大便培养持续阳性，成为慢性带菌者及传染源。

第四节　流行性脑脊髓膜炎

流行性脑脊髓膜炎（epidemic cerebrospinal meningitis）简称流脑，是由脑膜炎球菌引起的急性化脓性脑膜炎。多为散发，在冬春季可引起流行，患者多为儿童及青少年。临床表现为发热，头痛，呕吐，皮肤瘀点、瘀斑和脑膜刺激征，甚至出现中毒性休克。

一、病因及发病机制

脑膜炎球菌有荚膜，能抵抗白细胞的吞噬作用，并能产生内毒素，引起小血管出血和坏死，使皮肤、黏膜出现瘀点、瘀斑。该菌存在于患者和带菌者的鼻咽部，借飞沫通过呼吸道传播。脑膜炎球菌进入呼吸道后，大多数人只引起局部炎症或成为带菌者，部分患者因机体抵抗力低下，细菌得以入血引起菌血症或败血症。2%~3%的患者可因细菌到达软脑膜引起化脓性炎症。

二、病理变化

肉眼观，脑脊膜血管高度扩张充血，蛛网膜下腔充满灰黄色脓性渗出物，病变严重的区域脓性渗出物覆盖脑沟、脑回，以致结构模糊不清。边缘病变较轻的区域渗出物多沿血管分布，渗出物可阻塞脑脊液循环通路，引起脑室扩张。镜下见，蛛网膜血管高度扩张充血，增宽的蛛网膜下腔内充满大量中性粒细胞、纤维蛋白和少量单核细胞及淋巴细胞（图19-5）。脑实质一般并不受累，邻近的脑皮质可有轻度水肿，内毒素的弥漫作用可使神经元发生不同程度的变性。脑膜及脑室附近脑组织小血管周围可见少量中性粒细胞浸润。病变严重者，动、静脉管壁可受累并发生脉管炎和血栓形成。

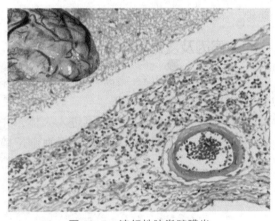

图 19-5　流行性脑脊髓膜炎

三、临床病理联系

在临床上除了发热、寒战等感染性全身性症状以外，常有下列神经系统症状。

1. 脑膜刺激征

脑膜刺激征表现为颈项强直、角弓反张和屈髋伸膝征（Kernig征）阳性，这是因为炎症累及蛛网膜、软脑膜及软脊膜，使神经根在通过椎间孔处受压，当颈部或背部肌肉运动时可引起疼痛。颈项强直是颈部肌肉做出的保护性痉挛状态。在婴幼儿时期，由腰背肌肉发生的保护性痉挛可引起角弓反张。腰骶节段神经根受炎症波及而受压时，屈髋伸膝征阳性。

2. 颅内压升高

颅内压升高表现为剧烈头痛、喷射性呕吐，小儿前囟饱满等，主要由脑膜血管充血，蛛网膜下隙脓性渗出物堆积，脑脊液吸收蛛网膜颗粒障碍所致。若伴有脑水肿，则颅内压升高更加显著。

3. 脑脊液改变

脑脊液改变表现为压力升高，浑浊或呈脓性，细胞数及蛋白含量增加，糖量减少，涂片及培养均可找到脑膜炎球菌。

4. 脑神经麻痹

基底部脑膜炎累及脑神经，引起相应的脑神经麻痹如视力障碍、斜视和面神经麻痹等。

四、结局及并发症

经及时治疗和有效抗菌药的应用，大多数患者可痊愈。只有极少数患者并发脑积水、脑神经受损、麻痹及脑梗死等后遗症。

暴发型流脑起病急骤，病情危重，见于少数病例（多见于儿童）。根据临床病理特点可分为暴发型脑膜炎球菌败血症和暴发型脑膜炎球菌脑膜脑炎，前者主要表现为败血症休克，脑膜的炎症病变较轻，短期内即出现皮肤和黏膜的广泛出血点、瘀斑及周围循环衰竭等严重临床表现；后者病变波及软脑膜下脑组织，在内毒素的作用下，使脑微循环障碍和血管通透性增加，引起脑组织淤血和大量浆液渗出，进而发展成脑水肿，颅内压急骤升高。若抢救不及时，可危及生命。

第五节　流行性乙型脑炎

流行性乙型脑炎（epidemic encephalitis type B）简称乙脑，是由乙型脑炎病毒感染所致的急性传染病。儿童多见，尤以 10 岁以下儿童为多。主要病变为神经元变性、坏死。临床表现为高热、嗜睡、抽搐、昏迷等。本病起病急，病情重，死亡率高。

一、病因及发病机制

乙型脑炎病毒为 RNA 病毒。蚊虫为其传播媒介和长期储存宿主，在我国主要为三带喙库蚊。传染源为患者和病毒携带者，另外牛、马、猪也是重要的传染源和储存宿主。

当带病毒的蚊子叮人时，病毒进入人体，并在血管内皮及单核巨噬细胞系统中繁殖，然后入血引起短暂的病毒血症。当机体抵抗力低下及血脑屏障不健全时，病毒侵入中枢神经系统，引起脑实质变质性炎症。

二、病理变化

病变广泛累及中枢神经系统灰质，但以大脑皮质及基底核、视丘最为严重，小脑皮质、延髓及脑桥次之，脊髓病变最轻，常仅限于颈段脊髓。

肉眼观，脑膜血管充血，脑水肿明显，脑回变宽，脑沟变窄。切面见皮质深层、基底核、视丘等部位有粟粒大小、半透明状的软化灶，界限清楚，弥漫或灶状分布。

镜下见，脑实质血管高度扩张充血，有时可见小灶性出血。血管周围间隙增宽，脑组织水肿。炎症细胞（以淋巴细胞、单核细胞和浆细胞为主）在变性、坏死的神经元细胞周围浸润或围绕血管周围间隙形成血管套。神经细胞肿胀，内氏小体消失，胞质内空泡形成，核偏位等。重者神经细胞可发生核固缩、核溶解，可见卫星现象（一个神经元由 5 个或 5 个以上少突胶质细胞围绕的现象）和噬神经细胞现象（坏死的神经元细胞被小胶质细胞或巨噬细胞吞噬）。病变严重时神经组织坏死、液化，形成圆形或卵圆形镂空筛网状软化灶，边界清楚，具有一定的诊断价值。小胶质细胞增生，可形成小胶质细胞结节，多位于小血管或坏死的神经细胞附近。

三、临床病理联系

由于神经细胞广泛受累，患者出现嗜睡、昏迷症状。颅神经核受累导致患者出现颅神经麻痹症状。脑血管扩张充血、血液淤滞及血管内皮细胞受损，使血管通透性增加而引起脑水肿和颅内压升高，患者出现头痛、恶心、呕吐等症状。严重的颅内压升高可引起脑疝，其中小脑扁桃体疝可致延髓呼吸和心血管中枢受压，引发呼吸、循环衰竭而死亡。

本病患者经过治疗，大多数在急性期后可痊愈，脑部病变逐渐消失。病变较重者，出现痴呆、语言

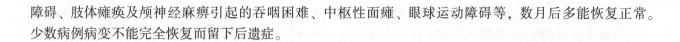

障碍、肢体瘫痪及颅神经麻痹引起的吞咽困难、中枢性面瘫、眼球运动障碍等，数月后多能恢复正常。少数病例病变不能完全恢复而留下后遗症。

第六节　性传播疾病

性传播疾病（sexually transmitted disease，STD）简称性病（veneral disease），是指通过性接触传播的一类疾病。传统的性病包括梅毒、淋病、软下疳、性病淋巴肉芽肿等。近十余年 STD 谱增宽，其病种已有 20 余种。本节仅介绍淋病、尖锐湿疣和艾滋病。

一、淋病

淋病（gonorrhea）是由淋球菌感染引起的急性化脓性炎症，是最常见的性传播疾病。

（一）病因及传播途径

淋球菌为革兰阴性双球菌，具有极强的传染性，主要侵犯泌尿生殖器官。传染源为患者和无症状带菌者。主要通过性接触直接传染，也可通过接触染菌的手指、毛巾或污染的衣裤、床上用品、浴盆和马桶等间接感染，少部分病例可经血行播散引起身体其他部位的病变。

（二）病理变化及临床病理联系

1. 急性淋病

受感染 2~7 天后，生殖道、尿道和尿道附属体出现急性化脓性炎症。肉眼观，尿道口、女性外阴及阴道口充血、水肿并有脓性渗出物流出。镜下见，黏膜充血、水肿，伴溃疡形成，黏膜下有大量中性粒细胞浸润。患者有尿急、尿频、尿痛等急性尿道炎症状，病变局部疼痛及有烧灼感。1%~3% 的患者可发生菌血症，表现为皮疹，严重者可发生淋球菌性败血症。

2. 慢性淋病

感染后未经治疗或治疗不彻底，可逐步转变成慢性淋病，表现为慢性尿道炎、慢性输卵管炎等。淋球菌可长期潜伏于病灶处，引起急性淋病反复发作。

二、尖锐湿疣

尖锐湿疣（condyloma acuminatum）是由人乳头状瘤病毒（human papilloma virus，HPV），主要是 HPV-6 型和 HPV-11 型引起的良性增生性疣状疾病，多见于 20~40 岁的青壮年。近年来，尖锐湿疣在我国的发病率剧增，年增长率为 22.5%，在性传播疾病中仅次于淋病而居第二位，已引起广泛重视。

（一）病因及传播途径

人乳头状瘤病毒具有高度宿主和组织特异性。传染源为患者和病毒携带者，患病期 3 个月内传染性最强。主要通过性接触传播（约 60%），也可通过接触带有病毒的污染物或非性行为接触而间接感染。

（二）病理变化及临床病理联系

本病的潜伏期为 3 周至 8 个月，平均为 3 个月。HPV 易在人体温暖、潮湿的部位生长繁殖。在男性常见于冠状沟、龟头、包皮、包皮系带、尿道口或肛门附近；在女性多见于阴唇、阴蒂、宫颈、阴道和会阴部及肛周。临床表现为局部瘙痒，发病初期为小而尖的突起，逐渐扩大，呈疣状或乳头状突起，有时较大呈菜花状生长。色暗红或淡红，质软，表面凹凸不平。镜下见，表皮角质层轻度增厚，细胞角化不全，棘层肥厚，有乳头瘤样增生，偶见核分裂，表皮浅层可见具有诊断意义的挖空细胞（koilocyte）。挖空细胞较正常细胞大，核增大居中，深染，呈圆形、椭圆形或不规则形，核周胞质空化或有空晕，可见双核或多核。真皮层水肿，毛细血管、淋巴管扩张，淋巴细胞浸润（图 19-6）。

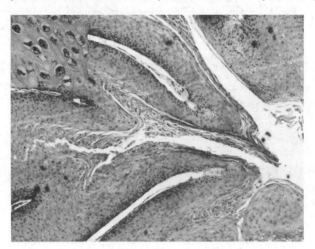

左上图示高倍镜视野下挖空细胞。

图 19-6　尖锐湿疣

三、艾滋病

艾滋病（acquired immunodeficiency syndrome，AIDS）即获得性免疫缺陷综合征，是由人类免疫缺陷病毒（human immunodeficiency virus，HIV）感染引起的以全身性严重免疫缺陷为主要特征的致命性传染病。

（一）病因及发病机制

本病由 HIV 感染引起，HIV 属于逆转录病毒科的慢病毒亚科，为单链 RNA 病毒。患者和无症状病毒携带者是本病的传染源，病毒存在于宿主的血液、精液、子宫、阴道分泌物和乳汁中。可通过以下途径传播。

1. 性传播

性传播是艾滋病最主要的传播途径，约占所有病例的 75%。性接触者越多，感染艾滋病的危险性越高。

2. 母-婴传播

约 1/3 感染了 HIV 的妇女会通过妊娠、分娩和哺乳把艾滋病传染给胎儿及婴幼儿。

3. 血行传播

共用注射器是经血液传播艾滋病的重要危险行为，输入或注射被艾滋病病毒污染的血液或血液制品可感染艾滋病，使用被艾滋病病毒污染而又未经消毒的注射器、针灸针或剃须刀等器械都可能感染艾滋病。

HIV 与 CD4 分子有高度亲和性，HIV 选择性地与 CD4$^+$T 细胞结合，在这些细胞内复制、储存并释放。HIV 释放的同时受感染的细胞溶解死亡，致使 CD4$^+$T 细胞大量消失，巨噬细胞和树突细胞数目减少（这两种细胞表面有少量 CD4 分子），引起细胞免疫缺陷（AIDS 发病的中心环节），最终导致机会性感染和恶性肿瘤发生。

（二）病理变化

AIDS 的病理变化可归纳为全身淋巴组织的变化、继发性感染和恶性肿瘤三方面。

1. 淋巴组织的变化

早期淋巴结肿大，镜下见淋巴滤泡明显增生，生发中心活跃；晚期淋巴结荒芜，镜下见淋巴细胞明显减少，仅有一些巨噬细胞和浆细胞残留。

2. 继发性感染

多发机会性感染是本病的另一特点，感染范围广、累及脏器多是本病的主要死亡原因。其中卡氏肺孢菌感染最常见，也可见弓形虫、新型隐球菌、巨细胞病毒、结核杆菌感染等。

3. 恶性肿瘤

艾滋患者易患恶性肿瘤，尤其是卡波西肉瘤、非霍奇金淋巴瘤及女性的宫颈癌。

（三）临床病理联系

1. 急性期

发生感染后 2~6 周，出现咽痛、发热、肌肉酸痛等类似感冒症状。此时病毒在体内大量复制，由于机体有较好的免疫反应能力，2~3 周症状可自行缓解。

2. 潜伏期

可持续 2~10 年（平均 5 年），仅出现抗 HIV 抗体阳性，而无临床症状。

3. 艾滋病前期

患者出现全身淋巴结肿大、发热、体重下降，Th 细胞数下降，Th/Ts 比例倒置（从正常比值 2∶1 下降至 1∶2）。

4. 艾滋病全盛期

Th 细胞严重缺陷，出现致命性的机会性感染，导致各种恶性肿瘤发生。

目前艾滋病的治疗多采用联合用药的方法，但即使采用最优化的方案仍不能完全清除患者淋巴细胞内的 HIV 病毒。由于不同患者之间 HIV 的基因多态性、抗原决定簇的选择等多种因素存在，有效疫苗制备尚需时日。因此，在全社会大力开展防治艾滋病的健康教育是防止艾滋病流行的重要手段。

习题

病理学名词英中文对照

A

abscess	脓肿
acid-base balance	酸碱平衡
acid-base disturbance	酸碱平衡紊乱
active hyperemia	主动性充血
actual bicarbonate	实际碳酸氢盐
acute diffuse proliferative glomerulonephritis	急性弥漫增生性肾小球肾炎
acute gastritis	急性胃炎
acute infectious gastritis	急性感染性胃炎
acute inflammation	急性炎症
acute hemorrhagic gastritis	急性出血性胃炎
acute pyelonephritis	急性肾盂肾炎
acute renal failure, ARF	急性肾衰竭
acute respiratory distress syndrome, ARDS	急性呼吸窘迫综合征
acute thyroiditis	急性甲状腺炎
adhesion molecule, AM	黏附分子
adaptation	适应
adenocarcinoma	腺癌
adenoma	腺瘤
air embolism	空气栓塞
acquired immunodeficiency syndrome, AIDS	获得性免疫缺陷综合征
amniotic fluid embolism, AFE	羊水栓塞
anemic hypoxia	贫血性缺氧
anemic infarct	贫血性梗死
anion gap, AG	阴离子隙
angina pectoris	心绞痛
α_1-antitrypsin, α_1-AT	α_1-抗胰蛋白酶
aortic insufficiency	主动脉瓣关闭不全
aortic stenosis	主动脉瓣狭窄
apoptosis	凋亡
arachidonic acid, AA	花生四烯酸
atherosclerosis	动脉粥样硬化
arterial hyperemia	动脉性充血
arteriolith	动脉石

arterial partial pressure of oxygen, PaO_2	动脉血氧分压
Aschoff cell	风湿细胞
atypia	异型性
atypical hyperplasia	非典型增生
atrophy	萎缩
autoimmune thyroiditis	自身免疫性甲状腺炎

B

bacillary dysentery	细菌性痢疾
bacteremia	菌血症
basal cell carcinoma	基底细胞癌
base excess, BE	碱剩余
benign hypertension	良性高血压
biliary cirrhosis	胆汁性肝硬化
breast carcinoma	乳腺癌
brain edema	脑水肿
brain death	脑死亡
bronchopneumonia	支气管肺炎
brown induration of lung	肺褐色硬变
buffer base, BB	缓冲碱

C

Caisson disease	凯松病
calcification	钙化
calcium paradox	钙反常
calcium overloading	钙超载
carbon dioxide narcosis	二氧化碳麻醉
carcinoma	癌
carcinoma in situ	原位癌
carcinoma of bladder	膀胱癌
carcinosarcoma	癌肉瘤
cardiac edema	心源性水肿
caseous necrosis	干酪样坏死
caseous pneumonia	干酪性肺炎
cavity	空洞
cell death	细胞死亡
cellular swelling	细胞肿胀
cervical cancer	子宫颈癌
chemotaxis	趋化作用
chorea minor	小舞蹈症
choriocarcinoma	绒毛膜癌
chronic bronchitis	慢性支气管炎

chronic cervicitis	慢性子宫颈炎
chronic cor pulmonale	慢性肺源性心脏病
chronic fibro-cavernous pulmonary tuberculosis	慢性纤维空洞型肺结核
chronic fibrous thyroiditis	慢性纤维性甲状腺炎
chronic gastritis	慢性胃炎
chronic hypertension	缓进性高血压
chronic hypertrophic gastritis	慢性肥厚性胃炎
chronic inflammation	慢性炎症
chronic lymphocytic thyroiditis	慢性淋巴细胞性甲状腺炎
chronic pyelonephritis	慢性肾盂肾炎
chronic renal failure, CRF	慢性肾衰竭
chronic sclerosing glomerulonephritis	慢性硬化性肾小球肾炎
chronic atrophic gastritis	慢性萎缩性胃炎
chronic fibrous thyroiditis	慢性纤维性甲状腺炎
circulatory hypoxia	循环性缺氧
coagulative necrosis	凝固性坏死
colorectal carcinoma	大肠癌
complete recovery	完全康复
compensatory stage of shock	休克代偿期
condyloma acuminatum	尖锐湿疣
congestion	淤血
congestive liver cirrhosis	淤血性肝硬化
coronary atherosclerosis	冠状动脉粥样硬化
coronary atherosclerotic heart disease	冠状动脉粥样硬化性心脏病
coronary artery heart disease, CHD	冠状动脉性心脏病
corrosive gastritis	腐蚀性胃炎
crossed embolism	交叉性栓塞
cytokine	细胞因子

D

dead cavity ventilation	无效腔样通气
death	死亡
decompression sickness	减压病
degeneration	变性
degree of differentiation	分化程度
dehydration	脱水
diabetes mellitus	糖尿病
diffuse colloid goiter	弥漫性胶样甲状腺肿
diffuse hyperplastic goiter	弥漫性增生性甲状腺肿
diffusion disorder	弥散障碍
direct extension	直接蔓延

disease	疾病
disseminated intravascular coagulation，DIC	弥散性血管内凝血
diver disease	潜水员病
doubling time	倍增时间
duodenal ulcer，DU	十二指肠溃疡
dysoxidative hypoxia	氧利用障碍性缺氧
dystrophic calcification	营养不良性钙化
dry gangrene	干性坏疽

E

edema	水肿
embolism	栓塞
embolus	栓子
empyema	脓胸
encapsulation	包裹
endocrine system	内分泌系统
endogenous pyrogen，EP	内源性热原
endotoxin，ET	内毒素
enterogenous cyanosis	肠源性发绀
epidemic cerebrospinal meningitis	流行性脑脊髓膜炎
epidemic encephalitis type B	流行性乙型脑炎
Epstein-Barr virus，EBV	EB 病毒
erosion	糜烂
essential hypertension	原发性高血压
esophageal carcinoma	食管癌
etiology	病因
exophthalmic goiter	突眼性甲状腺肿
exudation	渗出

F

fat embolism	脂肪栓塞
fatty degeneration	脂肪变性
fever	发热
fibrinous thrombus	纤维蛋白性血栓
fibrinoid necrosis	纤维素样坏死
fibrinous inflammation	纤维蛋白性炎
fibrosarcoma	纤维肉瘤
fibroma	纤维瘤
fibrous repair	纤维性修复
filtration fraction，FF	滤过分数
fistula	瘘管
fixed acid	固定酸

focal pulmonary tuberculosis	局灶型肺结核
functional renal failure, FRF	功能性肾衰竭
functional shunt	功能性分流

G

γ-aminobutyric acid, GABA	γ-氨基丁酸
gastric cancer	胃癌
gangrene	坏疽
gas embolism	气体栓塞
gastric ulcer, GU	胃溃疡
gastritis	胃炎
gastritis verrucous	疣状胃炎
giant cell thyroiditis	巨细胞性甲状腺炎
glomerular hyperfiltrati theory	肾小球高过滤学说
glomerulonephritis, GN	肾小球肾炎
gonorrhea	淋病
granulation tissue	肉芽组织
granulomatous inflammation	肉芽肿性炎症
granulomatous thyroiditis	肉芽肿性甲状腺炎
growth fraction	生长分数

H

Hashimoto thyroiditis	桥本甲状腺炎
helicobacter pylori, Hp	幽门螺杆菌
hemangioma	血管瘤
hemic hypoxia	血液性缺氧
hemoglobin oxygen saturation	血红蛋白氧饱和度
hemorrhage	出血
hemorrhagic infarct	出血性梗死
hemorrhagic inflammation	出血性炎
hepatic edema	肝性水肿
hepatic encephalopathy	肝性脑病
histogenous hypoxia	组织性缺氧
Hodgkin disease, HD	霍奇金病
Hodgkin lymphoma, HL	霍奇金淋巴瘤
human herpes virus 8	人类疱疹病毒8型
human immunodeficiency virus, HIV	人类免疫缺陷病毒
human papilloma virus, HPV	人乳头状瘤病毒
human T cell leukemia virus, HTLV	人T细胞白血病病毒
hyaline degeneration	透明变性
hyaline thrombus	透明血栓
hydatidiform mole	葡萄胎

hydropic degeneration	水样变性
hydrops	积水
hyperacute inflammation	超急性炎症
hyperemia	充血
hyperkalemia	高钾血症
hyperplasia	增生
hyperplasia of prostate	前列腺增生
hypertension	高血压
hyperthyroidism	甲状腺功能亢进
hypertrophy	肥大
hypokalemia	低钾血症
hypokinetic hypoxia	低动力性缺氧
hypotonic dehydration	低渗性脱水
hypotonic hypoxia	低张性缺氧
hypoxia	缺氧
hypoxic hypoxia	乏氧性缺氧

I

IgA nephropathy	IgA 肾病
incomplete recovery	不完全康复
induced factor	诱因
infarct	梗死
inflammation	炎症
inflammatory cell exudation	炎症细胞渗出
inflammatory mediator	炎症介质
inflammatory hyperplasia	炎症增生
infection	感染
infectious disease	传染病
infiltrative pulmonary tuberculosis	浸润型肺结核
injury	损伤
insulin-dependent diabetes mellitus，IDDM	胰岛素依赖型糖尿病
intact nephron hypothesis	健存肾单位学说
interstitial pneumonia	间质性肺炎
intraepithelial carcinoma	上皮内癌
intraepithelial neoplasia	上皮内瘤变
intraductal carcinoma in situ	导管内原位癌
invasive ductal carcinoma	浸润性导管癌
invasive lobular carcinoma	浸润性小叶癌
invasive mole	侵蚀性葡萄胎
irreversible injury	不可逆损伤
ischemia reperfusion injury	缺血再灌注损伤

isotonic dehydration	等渗性脱水
isotonic hypoxia	等张性低氧

K

karyolysis	核溶解
karyorrhexis	核碎裂
keratin pearl	角化珠
koilocyte	挖空细胞

L

labile cells	不稳定细胞
Langhans giant cell	朗汉斯巨细胞
leiomyoma	平滑肌瘤
leiomyosarcoma	平滑肌肉瘤
leukotriene，LT	白细胞三烯
lipocortin	脂皮质蛋白
lipoid nephrosis	脂性肾病
lipoma	脂肪瘤
lipopolysaccharide	脂多糖
liposarcoma	脂肪肉瘤
lipoxin	脂氧素
liquefactive necrosis	液化性坏死
liver cirrhosis	肝硬化
lobar pneumonia	大叶性肺炎
lobular carcinoma in situ	小叶原位癌
lobular pneumonia	小叶性肺炎
lung carcinoma	肺癌
lymphangioma	淋巴管瘤

M

malignant lymphoma	恶性淋巴瘤
mature teratoma	成熟畸胎瘤
melanoma	黑色素瘤
membranoproliferative glomerulonephritis，MPGN	膜增生性肾小球肾炎
membranous glomerulonephritis	膜性肾小球肾炎
mesangial proliferative glomerulonephritis	系膜增生性肾小球肾炎
metabolic acidosis	代谢性酸中毒
metabolic alkalosis	代谢性碱中毒
metaplasia	化生
metastatic calcification	转移性钙化
metastasis	转移
microangiopathic hemolytic anemia	微血管病性溶血性贫血
microthrombus	微血栓

minimal change glomerulonephritis	轻微病变性肾小球肾炎
mitral insufficiency	二尖瓣关闭不全
mitral stenosis	二尖瓣狭窄
mixed acide-base disturbance	混合性酸碱平衡紊乱
mixed thrombus	混合血栓
moist gangrene	湿性坏疽
mucoid degeneration	黏液样变性
mucinous tumor	黏液性肿瘤
multiple organ dysfunction syndrome，MODS	多器官功能障碍综合征
multiple organ failure，MOF	多器官功能衰竭
multiple system organ failure，MSOF	多系统器官功能衰竭
mycoplasma pneumonia	支原体肺炎
myocardial fibrosis	心肌纤维化
myocardial infarction，MI	心肌梗死
myocardial stunning	心肌顿抑

N

nasopharyngeal carcinoma，NPC	鼻咽癌
necrosis	坏死
nevus pigmentosus	色素痣
NO	一氧化氮
no-reflow phenomenon	无复流现象
nodular goiter	结节性甲状腺肿
nodular hyperplasia of the prostate	前列腺结节状增生
non-Hodgkin lymphoma，NHL	非霍奇金淋巴瘤
noninsulin-dependent diabetes mellitus，NIDDM	非胰岛素依赖型糖尿病
nontoxic diffuse goiter	非毒性弥漫性甲状腺肿
nutmeg liver	槟榔肝

O

obstructive hypoventilation	阻塞性通气不足
organization	机化
organum vasculosum of lamina terminalis，OVLT	终板血管器
osteosarcoma	骨肉瘤
ovarian immature teratoma	卵巢未成熟畸胎瘤
oxygen capacity of blood	血氧容量
oxygen content of blood	血氧含量
oxygen intoxication	氧中毒
oxygen paradox	氧反常

P

Paget disease	佩吉特病
papilloma	乳头状瘤
paraneoplastic syndrome	副肿瘤综合征

parenchymal renal failure	器质性肾功能衰竭
partial pressure of oxygen in venous blood	静脉血氧分压
passive hyperemia	被动性充血
pathogenesis	发病机制
pathologic calcification	病理性钙化
pathologic pigmentation	病理性色素沉着
peptic ulcer	消化性溃疡
permanent cell	永久性细胞
platelet-activating factor，PAF	血小板活化因子
pH paradox	pH 值反常
phagocytosis	吞噬作用
phlebolith	静脉石
phlegmonous inflammation	蜂窝织炎
pneumonia	肺炎
portal cirrhosis	门脉性肝硬化
portal hypertension	门静脉高压症
postnecrotic cirrhosis	坏死后肝硬化
primary carcinoma of liver	原发性肝癌
primary diabetes mellitus	原发性糖尿病
primary healing	一期愈合
primary pulmonary tuberculosis	原发性肺结核
precancerous lesion	癌前病变
programmed cell death，PCD	程序性细胞死亡
progressive stage of shock	休克进展期
proliferative inflammation	增生性炎症
prostaglandin，PG	前列腺素
prostate cancer	前列腺癌
pulmonary carnification	肺肉质变
pulmonary edema	肺水肿
pulmonary emphysema	肺气肿
pulmonary encephalopathy	肺性脑病
pulmonary-renal syndrome	肺出血-肾炎综合征
purulent inflammation	化脓性炎
pyelonephritis	肾盂肾炎
pyknosis	核固缩

R

rapidly progressive glomerulonephritis，RPGN	急进性肾小球肾炎
recanalization	再通
red infarct	红色梗死
red thrombus	红色血栓

refractory stage of shock	休克难治期
regeneration	再生
rehabilitation	康复
renal cell carcinoma	肾细胞癌
renal edema	肾性水肿
renal insufficiency	肾功能不全
reperfusion arrhythmia	再灌注心律失常
respiratory acidosis	呼吸性酸中毒
respiratory alkalosis	呼吸性碱中毒
respiratory failure	呼吸衰竭
restrictive hypoventilation	限制性通气不足
retrograde embolism	逆行性栓塞
reversible injury	可逆性损伤
risk factor	危险因素
rheumatic arteritis	风湿性动脉炎
rheumatic arthritis	风湿性关节炎
rheumatic endocarditis	风湿性心内膜炎
rheumatic fever	风湿热
rheumatic myocarditis	风湿性心肌炎
rheumatic pericarditis	风湿性心包炎
rheumatism	风湿病

S

sarcoma	肉瘤
scar tissue	瘢痕组织
secondary diabetes mellitus	继发性糖尿病
secondary healing	二期愈合
secondary hypertension	继发性高血压
secondary pulmonary tuberculosis	继发性肺结核
septicemia	败血症
septicopyemia	脓毒败血症
serous cystadenoma	浆液性囊腺瘤
serous inflammation	浆液性炎
severe acute respiratory syndrome，SARS	严重急性呼吸综合征
sexually transmitted disease	性传播疾病
Sheehan syndrome	希恩综合征
shock	休克
simple acide-base disturbance	单纯性酸碱平衡紊乱
simple goiter	单纯性甲状腺肿
sinus	窦道
squamous cell carcinoma	鳞状细胞癌

stable cell	稳定细胞
standard bicarbonate，SB	标准碳酸氢盐
stress ulcer	应激性溃疡
subacute inflammation	亚急性炎
subacute thyroiditis	亚急性甲状腺炎
subhealth	亚健康
sudden coronary death	冠状动脉性猝死
superoxide dismutase，SOD	超氧化物歧化酶
systemic inflammatory response syndrome，SIRS	全身炎症反应综合征

T

toxic diffuse goiter	毒性弥漫性甲状腺肿
toxemia	毒血症
trade-off hypothesis	矫枉失衡学说
transcytosis	穿胞作用
transitional cell tumor	移行细胞瘤
thromboembolism	血栓栓塞
thrombosis	血栓形成
thrombus	血栓
tuberculoma	结核球
tuberculosis	结核病
tuberculous pleuritis	结核性胸膜炎
tumor	肿瘤
typhoid fever	伤寒

U

ulcer	溃疡
undifferentiated carcinoma	未分化癌
undifferentiated sarcoma	未分化肉瘤
uremia	尿毒症
urothelial tumor	尿路上皮肿瘤

V

valvular diseases of the heart	心脏瓣膜病
vascular endothelial growth factor，VEGF	血管内皮生长因子
veneral disease	性病
venous admixture	静脉血掺杂
venous hyperemia	静脉性充血
ventilation-perfusion imbalance	通气-灌流失衡
viral hepatitis	病毒性肝炎
volatile acid	挥发性酸

W

water intoxication	水中毒
white infarct	白色梗死
white thrombus	白色血栓
wound healing	伤口愈合

参考文献

[1] 和瑞芝. 病理学 [M]. 北京：人民军医出版社，2003.

[2] 陈主初. 病理生理学 [M]. 北京：人民卫生出版社，2001.

[3] 李玉林. 分子病理学 [M]. 北京：人民卫生出版社，2002.

[4] 李雍龙. 人体寄生虫学 [M]. 6版. 北京：人民卫生出版社，2004.

[5] 陈杰，李甘地. 病理学 [M]. 2版. 北京：人民卫生出版社，2010.

[6] 刘彤华. 诊断病理学 [M]. 2版. 北京：人民卫生出版社，2006.

[7] 石增立，李著华. 病理生理学 [M]. 北京：科学出版社，2006.

[8] 彭文伟. 传染病学 [M]. 6版. 北京：人民卫生出版社，2006.

[9] 刘新民. 实用内分泌学 [M]. 2版. 北京：人民军医出版社，1997.

[10] 邹仲之，李继承. 组织学与胚胎学 [M]. 7版. 北京：人民卫生出版社，2008.

[11] 王连唐. 病理学 [M]. 北京：高等教育出版社，2008.

[12] 王斌，陈命家. 病理学与病理生理学 [M]. 7版. 北京：人民卫生出版社，2014.

[13] 李桂源. 病理生理学 [M]. 2版. 北京：人民卫生出版社，2010.

[14] 陈瑞芬，刘红刚，徐庆中，等. 临床病理学 [M]. 2版. 北京：科学出版社，2010.

[15] 靳晓丽. 病理学基础 [M]. 2版. 北京：高等教育出版社，2010.

[16] 张文选. 病理学基础 [M]. 北京：人民军医出版社，2010.

[17] 黄敬堂，黄绪山. 病理学 [M]. 武汉：华中科技大学出版社，2012.

[18] 步宏. 病理学与病理生理学 [M]. 3版. 北京：人民卫生出版社，2012.

[19] 金惠铭，王建枝. 病理生理学 [M]. 7版. 北京：人民卫生出版社，2008.

[20] 金鲁明，尹秀花. 病理学 [M]. 2版. 北京：中国医药科技出版社，2013.

[21] 金惠铭. 病理生理学 [M]. 2版. 北京：人民卫生出版社，2010.

[22] 李玉林. 病理学 [M]. 8版. 北京：人民卫生出版社，2013.

[23] 丁言雯. 护理学基础 [M]. 北京：人民卫生出版社，1999.

[24] COTRAN R S, KUMAR V, COLLINS T. Robbins pathologic bases of disease [M]. 6th ed. Philadelphia：WB Saunders, 1999.

[25] 乐杰. 妇产科学 [M]. 6版. 北京：人民卫生出版社，2004.

[26] 李甘地. 病理学 [M]. 北京：人民卫生出版社，2001.

[27] 彭文伟. 传染病学 [M]. 5版. 北京：人民卫生出版社，2002.

[28] 叶任高，陆再英. 内科学 [M]. 6版. 北京：人民卫生出版社，2004.

[29] 杨光华. 病理学 [M]. 5版. 北京：人民卫生出版社，2002.

[30] 张玉丽，方义湖，覃建峰. 病理学 [M]. 上海：同济大学出版社，2018.